U0004390

改變你的心智

HOW TO CHANGE YOUR MIND: WHAT THE NEW SCIENCE OF PSYCHEDELICS TEACHES US ABOUT CONSCIOUSNESS, DYING, ADDICTION, DEPRESSION, AND TRANSCENDENCE

用啟靈藥物新科學探索意識運作、治療上癮及憂鬱、面對死亡與看見超脫

麥可・波倫——著
謝忍翾——譯

MICHAEL POLLAN

改變你的心智：用啟靈藥物新科學探索意識運作、治療上癮及憂鬱、面對死亡與看見超脫 / 麥可.波倫(Michael Pollan)著；謝忍翾譯. -- 初版. -- 新北市：大家, 遠足文化, 2020.02
面；　公分. -- (Common ; 53)
譯自：How to change your mind : what the new science of psychedelics teaches us about consciousness, dying, addiction, depression, and transcendence
ISBN 978-957-9542-88-3(平裝)
1.神經系統藥物 2.精神疾病

418.21　　109000101

common 53

How to Change Your Mind: What the New Science of Psychedelics Teaches Us About Consciousness, Dying, Addiction, Depression, and Transcendence

改變你的心智：用啟靈藥物新科學探索意識運作、治療上癮及憂鬱、面對死亡與看見超脫

作者・麥可・波倫（Michael Pollan）｜譯者・謝忍翾｜美術設計・蔡佳豪｜校對・魏秋綢｜責任編輯・楊琇茹｜行銷企畫・陳詩韻｜總編輯・賴淑玲｜出版者・大家出版／遠足文化事業股份有限公司｜發行・遠足文化事業股份有限公司（讀書共和國出版集團）231新北市新店區民權路108-2號9樓　電話・(02)2218-1417　傳真・(02)8667-1065｜劃撥帳號・19504465　戶名・遠足文化事業有限公司｜法律顧問・華洋法律事務所　蘇文生律師｜定價・550元｜初版一刷・2020年02月｜初版三刷・2024年06月｜有著作權・侵害必究｜本書如有缺頁、破損、裝訂錯誤，請寄回更換｜本書僅代表作者言論，不代表本公司／出版集團之立場與意見

How to Change Your Mind: What the New Science of Psychedelics Teaches Us About Consciousness, Dying, Addiction, Depression, and Transcendence by Michael Pollan
Copyright © 2018 by Michael Pollan
Complex Chinese copyright © 2020 by Walkers Cultural Enterprise, Ltd (Common Master Press)
Published by arrangement with Michael Pollan care of ICM Partners through Bardon-Chinese Media Agency, Taiwan
All rights reserved

本書圖片出自"Homological scaffolds of brain functional networks," by G. Petri, P. Expert, F. Turkheimer, R. Carhart-Harris, D. Nutt, P. J. Hellyer, and F. Vaccarino, Journal of the Royal Society Interface, 2014

本書所述，乃作者對於裸蓋菇、麥角酸二乙胺（俗稱LSD）、5-甲氧基二甲基色胺類藥物（俗稱5-MeO-DMT或蟾蜍）之調查報導，及對自身進行之相關實驗。除經政府准予用於研究外，製造、持有或供應前述一或多項物質，於美國、臺灣及其他許多國家皆觸犯刑法，得處徒刑或併科罰金。有鑑於此，須知本書之目的，在於傳遞作者之經驗，並介紹前述物質相關研究之背景及現況，而非鼓勵讀者以身試法。除合法准許之臨床試驗外，不應基於任何目的使用前述物質。如因本書內容而直接或間接導致任何個人或其他方面的法律責任、損失或風險，本書作者及出版社皆明文表示免責。為保護作者及其他當事人，書中部分人名及地名採化名處理。

獻給我的父親

靈魂之門應永遠半啟
——艾蜜莉・狄金森（Emily Dickinson）

序曲　一扇新門　009
第一章　復興　027
第二章　自然史　著了「蘑」道　081
第三章　歷史　第一波浪潮　129
第四章　旅行誌　地下之旅　201
第五章　神經科學　服用啟靈藥後的大腦　265
第六章　靈遊療法　心理治療中的啟靈藥　299
尾聲　謳歌神經多樣性　357

名詞解釋　372
謝辭　380

引用書目　xxxviii
出處附註　xx
翻譯詞彙表　ii

序曲　一扇新門

二十世紀走至半途，出現了兩種特殊的新分子，這兩種有機化合物有驚人的家族相似性，在西方投下了震撼彈，假以時日將改變社會、政治、文化史的走向，以及數百萬人的個人史——這些人最後終將任由這兩種分子進入他們的大腦。說來也巧，這些足以翻天覆地的化學物質出現時，正碰上另一場轟動世界史的大爆炸——原子彈爆炸。有些人比較二者，特別著重其中關聯，認為大千世界，既同時而生，則必有因緣交會[1]。無比巨大的新能量闖進了這世間，萬事萬物從此再與以前不同。

前述兩種分子，第一種其實是無心插柳的科學產物。*麥角酸二乙胺，俗稱ＬＳＤ，最初於一九三八年由艾伯特‧霍夫曼合成，其後不久物理學家就首次分離了鈾原子。霍夫曼當時服務於瑞士藥廠「山德士」，他尋尋覓覓的目標，其實是能刺激血液循環的藥物，而非能對精神產生作用的物質。ＬＳＤ誕生五年以後，霍夫曼無意間攝入了極為微小的量，這時才明白自己創造的這種新化學物質竟有如此威力，一時間又是害怕又是驚異。

1　因緣交會（cosmic synchronicity）：從字面可譯為「宇宙共時性」。共時性（synchronicity）是由瑞士心理學家榮格（Carl Gustav Jung）於一九二〇年代所提出的概念，指出現時間相近但看似無因果關係的事物，其實彼此間有具意義的關聯。——譯註第二種分子則已存在數千年*，只是已開發國家中無人知曉。製造這種分子的，並非化學家，而是毫不起眼的棕色小蕈菇，後來大家稱這種分子為裸蓋菇鹼[2]。曾有數百年的時間，墨西哥及中美洲原住民將此菇作為聖物使用，阿茲特克人稱其為「提歐那納卡托」，亦即「神之肉身」。西班牙人征服當地之後，這種蕈菇遭羅馬教廷大力掃蕩，從此轉為地下。一九五五年，也就是霍夫曼發明LSD十二年後，曼哈頓銀行家兼業餘真菌學家羅伯特．高登．華生在墨西哥南部瓦哈卡州的瓦烏特拉鎮初嘗這種神奇蘑菇。兩年後，他在《生活》雜誌上發表了十五頁長的文章*，談這種「使人眼觀異象的蘑菇」，這也是普羅大眾第一次接觸到有關「意識的新形態」的消息。（一九五七年，知道LSD的多半僅限於研究人員以及心理健康相關專業的圈子。）此事的影響有多大，大家要再過好些年才會明白，但西方的歷史早已就此轉向。

上述兩種分子所造成的衝擊極大，一九五〇年代科學家發現了神經傳導物質在大腦中扮演的角色，掀起腦科學革命，而此次革命其實與LSD的發展有關。過去總認為精神疾患的源頭是心理因素，但科學家發現，不過幾微克的LSD便能導致類似精神病的症狀，於是開始探尋精神疾患的神經化學原理。與此同時，精神治療領域開始使用啟靈藥[3]治療酗酒、焦慮、憂鬱等多種疾患。一九五〇年代的多數時間，一直到一九六〇年代初期，精神醫學界許多人都認為LSD和裸蓋菇鹼是仙丹妙藥。

這兩種分子的出現，也被人認為和一九六〇年代「反文化」運動興起有關，尤其影響了反文化的調性與風格。歷史上年輕人首次有了完全屬於自己的成年禮：LSD靈遊[4]。從前的成年禮多半是要把年輕人塞入成人世界，但這場成年禮卻帶他們到達一個大多數成年人甚至都不知道存在的、心智的國度。這對於社會的影響，說得客氣點，「具有顛覆性」。

不過，雖然這些分子掀起了社會及政治的大浪，但到了一九六〇年代末期，浪潮似乎已經消散，轉而出現大量關於啟靈藥陰暗面的報導：惡性靈遊、精神崩潰、瞬間幻覺重現、自殺。一九六五年以降，對於這類新藥的興奮之情不再，取而代之的是道德層面的恐慌。文化界、科學界曾迅速張開雙臂擁抱啟靈藥，現在轉身摒棄的速度卻也一樣快速。啟靈藥在許多地方曾經合法，但到了十年後已被劃為非法，不得不走入地下。看來，二十世紀的兩顆震撼彈至少有一顆已被拆除了引線。

然後發生了一件事，出乎眾人意料之外，卻又頗富深意。大部分人都不知道，有一群科學家、心理治療師，以及所謂的「腦航員」認為這是科學和文化的嚴重損失，自一九九〇年代起決心要加以恢復。

今天，歷經數十年打壓與忽視之後，啟靈藥逐漸復興。新一代的科學家正在測試啟靈藥是否有可能治癒憂鬱、焦慮、創傷、成癮等心理疾病，他們許多人都是因為自身曾接觸過這類化合物才有此靈感；也有其他科學家則搭配運用啟靈藥與新興的大腦造影工具，藉此探索大腦與心智間的關聯，希望能揭開意識的部分謎團。

要想了解一個複雜的系統，加以擾動再看看會如何是不錯的做法。粒子加速器藉由粉碎原

2 裸蓋菇鹼（psilocybin）：亦音譯為「西洛西賓」。——譯註

3 啟靈藥（psychedelics）：中文多以「迷幻藥」稱呼ＬＳＤ及裸蓋菇鹼等物質，但近來漸有人提倡psychedelics應譯為「啟靈藥」，取其希臘字源「啟示、顯露心靈」之義（見本章最末之討論），本書亦採用此譯法，除彰顯字源外，也與強調幻覺的「致幻劑」（hallucinogen）區分。——譯註

4 靈遊（acid trip）：ＬＳＤ全名麥角酸二乙胺，在英文中又俗稱acid（酸），acid trip便為服下ＬＳＤ之後的經驗。靈遊一詞的中譯，亦有取「迷幻藥」之「幻」字譯為「幻遊」者，但本書中配合「啟靈藥」之譯法，譯為「靈遊」，亦即「心靈旅遊」。——譯註

子，使原子吐露祕密；腦神經科學家則藉由小心校準劑量、施用啟靈藥物，大幅干擾志願受試者正常、清醒時的意識，消融其「自我」結構，帶來可謂「神祕」的體驗。與此同時，造影工具則能觀察到大腦活動以及連結模式的改變。這樣的研究工作，已經有了一些令人驚奇的發現，讓人看到「我之為我的感覺」與靈性體驗間的「神經相關性」。一九六〇年代有句陳腔濫調，說啟靈藥提供了理解（還有「拓展」）意識的一把鑰匙，而今這樣的說法不再顯得荒謬可笑。

《改變你的心智》說的就是這場復興運動的故事。雖說動筆時並非如此打算，但所記之史卻橫跨公私領域——或許注定如此。在認識種種關於啟靈藥的第三人稱歷史的過程中，每件事都讓我想用第一人稱來探索這片心智的新奇景觀，看看這些分子對意識造成的改變會帶來何等實際感受？有沒有讓我對自己的心智多一分了解？若有，是什麼？又可能對我的人生有何種貢獻？

◆ ◆ ◆ ◆ ◆

事態的變化全在我的意料之外。前面簡述的啟靈藥史，我並未親身經歷。一九五〇年代啟靈藥首次闖進美國人的世界，而我生於一九五五年，五〇年代正好過了一半。然而等我第一次認真考慮要嘗試ＬＳＤ時，六十歲已近在眼前——身為嬰兒潮世代的一員，這聽起來不太可能，這是沒盡到自己這世代的責任。然而，一九六七那年我才十二歲，年紀太小，不論是「愛之夏」[5]還是「舊金山ＬＳＤ測試」[6]，頂多只是模模糊糊略有所聞。十四歲的我要去胡士托音樂節的唯一辦法，就是看父母要不要載我去。一九六〇年代發生的事情，我大多透過《時代》雜誌於紙上體驗。等到我有意識地開始思考要不要嘗試ＬＳＤ的時候，ＬＳＤ在媒體上早已風風火火地一路從精神醫學的萬靈丹、反文化運動的聖餐禮，變為殘害年輕心智的凶手。

應該是我唸國中的時候，某個科學家曾提出ＬＳＤ會導致染色體紊亂＊（後來證實這說法是錯的），而這件事情，所有的媒體，還有我的健康教育課老師，都不忘時時刻刻對我們耳提面命。幾年後，電視節目主持人阿特・林克萊特認為正是ＬＳＤ害他的女兒從公寓窗口跳下身亡，於是開始大肆抨擊ＬＳＤ。據說曼森家族連續殺人案也和ＬＳＤ有牽連。到了一九七〇年代我上大學的時候，無論聽到什麼跟ＬＳＤ有關的新聞，似乎都是刻意要令人害怕。這點對我倒頗為奏效，與其說我是一九六〇年代的啟靈藥之子，啟靈藥所引發的道德恐慌對我影響反而更深。

我之所以對啟靈藥敬而遠之，也有很個人的理由。我青少年時期過得焦慮不已，我（還有至少一名精神科醫師）忍不住懷疑自己是否能維持正常神智。等到上了大學，我覺得自己比從前堅定了，但要拿啟靈藥物來一賭自己的精神狀況，似乎仍然很不明智。

多年以後，快三十歲且覺得精神已經更加穩定時，我確實吃過兩三次啟靈蘑菇。有個朋友送了我一個梅森罐，玻璃儲物罐裡裝滿皺巴巴的乾燥裸蓋菇。某幾次難忘的時刻，我跟當時的女友（現在的老婆）茱迪絲吞下兩、三條，反胃作嘔的感覺湧上，稍忍住一會兒，接下來四、五小時的時間，熟悉的現實世界會開始放大增強，十分美妙，我們就在彼此的陪伴下徜徉其中。

啟靈迷大概會將那樣的經驗歸類為低劑量的「美學體驗」，而非經歷自我崩解的完整旅程。我倆的確沒有離開已知的宇宙，也沒有感受到所謂的神祕體驗，但那樣的經驗確實很有趣。印象

5 愛之夏（Summer of Love）：一九六七年夏天，高達十萬的年輕人在舊金山灣區，主張愛、和平、反戰以及不遵循主流的生活方式，後來被視為是「嬉皮文化」的中心。——譯註

6 舊金山ＬＳＤ測試（San Francisco Acid Tests）：作家肯・克西於一九六〇年代中期在舊金山灣區舉辦的一連串派對，主要目的為推廣ＬＳＤ。——譯註

最深的，就是森林中的植物豔綠鮮翠不似凡物，尤其蕨類，嫩綠嬌黃，柔軟如天鵝絨。我感到一股強烈的渴望，忍不住想到戶外去，褪去衣物，離金屬、塑膠製品越遠越好。當時我倆獨居鄉間，所以這點完全可行。後來又有一次，我們去了曼哈頓河濱公園，那天是周六，做了什麼大抵沒什麼印象了，只記得沒那麼好玩，也沒那麼忘我，心裡老想著不知道其他人能否看出我們嗑了藥正茫。

一種藥物，兩種體驗。當時我還不知道，這樣的差異其實顯示了啟靈藥很重要也很特殊的一個特色，也就是深受心境與場景的影響。心境指的是體驗時所抱持的心態或期待，而場景指的則是體驗時的周遭環境。由於啟靈藥往往針對大腦內、外的既有事物進行加強，因此相較於其他藥物，啟靈藥對人的影響很少重複。

兩次短短的靈遊後，那罐蘑菇就一直放在我們家的食品櫃裡，好幾年無人聞問。拿一整天來進行啟靈體驗已經變得不可思議。那時我們剛開始了新工作，工時很長，大學（無業）時代大把大把沒有行程安排的時光早已是回憶。同一時期出現了另一種類型非常不同的藥物，更容易融入曼哈頓職場人士的生活：古柯鹼。與古柯鹼雪白的粉末一比，皺縮的棕色蘑菇便顯得土氣、難以預測，而且用起來太費勁。某個周末清廚房櫃子時，我們無意間看到了那個早已遺忘的玻璃罐，便把罐子和用完的香料、一袋袋的過期食品一同扔進了垃圾袋。

快轉到三十年後，此刻我真希望自己沒扔。我願付出很高代價，只為換取一整罐啟靈蘑菇。我開始思考，這些殊異的分子，拿來用在年輕人身上，或許是糟蹋了，也許要等到年齡稍長，心智習慣及日常行為都定型以後，才能從中得到更多收穫。榮格曾寫道，需要「體驗靈祕」以便應對人生下半場的，是中年人而非年輕人。

待我安然活到五十歲，人生似乎一直沿著幾條舒適的深溝在走：多年美滿的婚姻，還有同樣多年、十分滿意的職涯。無論家庭生活還是職業生涯拋出什麼難題，我都和大部分人一樣，早已發展出一套頗為可靠的心智演算法來導引方向。我的人生，少了什麼嗎？我想不到。直到有一天，我聽到了有關於啟靈藥的新研究，讓我忍不住想，或許從前自己並沒有看出這些分子其實有可能成為了解心智甚至改變心智的工具。

• • • • •

資料當中，有三點讓我確信正是如此。

二〇一〇年春天*，《紐約時報》頭版新聞標題〈致幻劑再度吸引醫生目光〉（Hallucinogens Have Doctors Tuning In Again），文中提到研究人員給癌症末期病患服用高劑量的裸蓋菇鹼（啟靈蘑菇當中的活性化合物），幫助他們應對臨終時的「生死之苦」。

上述實驗同時在約翰霍普金斯大學、加州大學洛杉磯分校和紐約大學進行，讀來不僅難以置信，甚至瘋狂。若被診斷出疾病末期，我最不可能做的就是服用啟靈藥物，這麼做就等於交出自己的心智掌控權，然後在心理脆弱的狀態之下，直視深淵。然而，許多志願受試者卻表示，在那一趟有人引導的啟靈「旅程」中，他們重新思考了自己如何看待罹癌，又如何思考可能不久人世，還有好些人說他們的死亡恐懼完全消失了。為何有如此轉變，報導中提到的原因妙則妙矣，卻又有點玄。文中引述某位研究人員的話說：「個人超越了自身對於肉體的主要認同，感受到無我的狀態。」他們「歸來時觀點一新，也深切接受了現況」。

我將那篇報導收了起來。一兩年後，有天我跟茱迪絲到加州柏克萊後山的一棟宅邸參加晚宴，與十來人同坐一桌，桌子另一頭有位女性談起了自己的靈遊。她看來與我同年，據說是著名的心理學家。本來我和人聊天聊得正起勁，但是一聽到L、S、D幾個音飄到我坐的這頭，便忍不住側耳傾聽（還真的把手放到耳畔）。

一開始我以為她一定是挖出大學時代的一些逸事，並經過好一番潤飾。但並非如此。我很快發現，這裡所說的靈遊，只不過是幾天或幾周前的事，而且還是她的第一次，眾人都詫異地瞪大了眼睛。她丈夫是退休的工程師，兩人發現偶爾使用LSD既能刺激頭腦，使頭腦靈光，對工作也有助益。尤其她身為心理學家，覺得LSD讓自己更能理解年幼的孩童如何感知世界。成人在感知事物時，中間會隔著一層過去經歷過、做過的經驗所形成的預期和慣例，孩子卻不然。她解釋說，我們成人的頭腦並非單純去領會世界的原貌，而是有憑有據地去猜測。猜測的憑據是過去的經驗，藉此替頭腦節省時間、精力，比如去弄明白視覺區裡那些綠點點構成的零碎圖樣是什麼（大概是樹上的葉子吧！）。LSD則顯然會使這種慣例化、簡略化的感知失效，如此一來，當我們在體驗現實時，便能找回孩子般的直觀，找回那種詫異驚嘆，彷彿萬事萬物皆是人生初見（是樹葉！）。

這些想法牢牢吸引了在座所有人的注意，我突然出聲問她有沒有打算寫下來？她哈哈一笑看著我，那神色應該是說：「你怎能如此天真？」LSD可是附表一管制品[7]，意思就是政府認為這是受到濫用的藥物，且不允許醫療用途。像她那般地位的人，若是白紙黑字提出啟靈藥對於哲學或心理學可能有那麼一絲貢獻，說不定是探索人類意識之謎的寶貴工具，當然過於魯莽。五十年前蒂莫西・利里的哈佛裸蓋菇鹼計畫一敗塗地，不久後大學院校中探討啟靈藥的正經研究大抵已遭掃蕩一空，就連柏克萊似乎也未準備好再次涉足——至少目前還沒有。

第三點：晚宴席間的一番話勾起了我模糊的回憶，依稀記得幾年前有人用電子郵件寄給我一篇關於裸蓋菇鹼研究的科學論文，當時我忙於其他事務，連點都沒點開，不過快快搜了搜「裸蓋菇鹼」一詞，就立刻把論文從電腦上那堆虛擬的廢棄郵件當中撈了出來。寄論文給我的，是其中一名共同作者，叫鮑勃·傑斯。我並不認識他，或許他讀過我談精神活性植物的文章，覺得我可能有興趣。先前提過，霍普金斯大學有個研究團隊讓癌症病患使用裸蓋菇鹼，而寫作這篇論文的，也正是同一支團隊。文章剛於期刊《精神藥理》上發表，以經過同儕審查的科學論文而言*，標題頗不尋常：〈裸蓋菇鹼引發的神祕型體驗具有重大且持久的個人價值及靈性意義〉[8]。

「裸蓋菇鹼」一詞無關緊要，真正引人注目之處，在於一本精神藥理學期刊中竟出現「神祕」、「靈性」、「意義」等詞。標題隱隱指出了研究領域中一塊引人好奇、尚待開發的邊陲地帶，橫跨了「科學」與「靈性」這兩個大家一貫認為水火不容的世界。

我一頭栽進了霍普金斯大學的這篇論文之中，讀得津津有味。研究找來三十名從未使用過啟靈藥的志願者，給他們一顆藥丸，當中或許含有合成的裸蓋菇鹼，也或許含有「活性安慰劑」派醋甲酯，也就是利他能，讓他們誤以為自己服用了啟靈藥。接著他們戴著眼罩躺在沙發上，用耳機聽音樂，整個過程中都有兩名治療師陪在身旁。（眼罩、耳機能幫助這趟體驗更專注於內在。）約三十分鐘後，吃下裸蓋菇鹼藥丸的人，腦海中出現了十分奇特的事物。

這項研究顯示，利用高劑量的裸蓋菇鹼能安全且可靠地「導致」神祕體驗。說到神祕體驗，多半指人的「自我」消融了，然後感到與自然或宇宙合一。對於服用啟靈藥物的人，還有對於那些最早在一九五〇、六〇年代就研究過啟靈藥的研究人員而言，這或許算不上新聞，但在二〇〇

7 美國《管制物質法》依照有無醫療用途及濫用可能性高至低，將多數藥物區分成附表一至附表五。——編註

8 "Psilocybin Can Occasion Mystical-type Experiences Having Substantial and Sustained Personal Meaning and Spiritual Significance." Written by Griffiths RR, Richards WA, McCann U, Jesse R. *Psychopharmacology*. 2006 Aug;187(3):268-83. ——作者註

六年論文發表之際，不論是對於現代科學還是我本人而言，可就不是那麼理所當然了。

文中所提到的研究結果中，最引人注意的，是受試者表示使用裸蓋菇鹼是他們人生中最有意義的一次經歷，可與「第一個孩子出生或父母過世」相提並論。有三分之二的受試者把那次經歷列為人生中前五大「最富靈性意義的體驗」，有三分之一的人將其評為第一，且十四個月後排名僅稍稍下滑。志願者表示，他們在「個人身心安適、人生滿意度、行為正向改變」方面，都有顯著進步，而家人、朋友也證實確有此事。

雖然彼時還無人知曉，但啟靈藥研究此刻的復興正始於那篇論文的發表。文章發表後，直接促成了霍普金斯及其他多所大學一系列的試驗，利用裸蓋菇鹼來治療癌症病患的焦慮及憂鬱現象、尼古丁及酒精成癮、強迫症、憂鬱、飲食疾患等多種適應症。這一連串的臨床研究最令人詫異的是其前提：研究認為改變人的心智的關鍵，並非藥物本身的藥理效果，而是藥物所導致的心智體驗，其中包含個人自我的短暫消融。

◆ ◆ ◆ ◆ ◆

我呢，不確定自己是否曾有任何具「靈性意義」的體驗，更別說次數要多到足夠排名，因此這篇二〇〇六年的論文雖勾起了我的好奇心，卻也讓我滿腹懷疑。許多志願者描述自己得以進入另類現實，那是個一般物理法則並不適用的「超凡境地」，宇宙靈識或神靈紛紛在此現形，真切無疑。

以上種種我都覺得有點難接受（這難道不是藥物引發的幻覺而已？），但同時又覺得稀奇，還有點希望那是真的，不管「那」到底是什麼。這令我大感意外，畢竟我從不認為自己是特別有靈性慧根的人，更別說對神祕體驗有興趣了。之所以如此，我想一部分是因為世界觀不同，一部分也是因為沒去留心。自己從未投注多少時間探索靈性之路，成長過程也沒有接觸到宗教。我的預設觀點是哲學上的唯物論者，認為世界基本由物質所構成，並服膺物理法則，而這些法則應能解釋所發生的一切。我的出發點是認定自然就是自然，其種種現象終歸會有科學的解釋。話雖如此，我對科學唯物論觀點的種種限制並非渾然不覺，也認為自然（包含人類的心智）仍深藏許多奧祕，科學對此嗤之以鼻，有時顯得太過傲慢且並無道理。

一趟啟靈體驗，靠的不過就是服下一顆藥丸或一小張吸墨紙上的藥劑，有可能在前述的世界觀中衝撞出凹痕嗎？有可能改變人對於道德的認知嗎？能長久改變一個人的心智嗎？

這樣的想法深深吸引了我，彷彿是熟悉的房間（自身心智的房間）中，有人指出了另一扇門，這扇門你以前不知怎地從未注意，而且你所信任的人（科學家！）還告訴你在門的另一頭，有另一種全然不同的思考（存在！）方式在等著你，你只消轉開門把走進去即可。誰不會感到好奇？我或許並不打算改變人生，但能了解與人生有關的新事物，用新觀點來看舊世界，這樣的念頭開始在我腦中徘徊不去。也許我的生命裡真的少了些什麼，只是過去我未曾指認出來。

那樣的門我已略有所知，畢竟早年我寫過與精神活性植物有關的文章。我頗為驚異地發現，原來想要改變意識竟是普世人類的渴望，並在《欲望植物園》中花相當篇幅探討這種渴求。世界上沒有哪個文化（好吧，有一個[9]）不利用某種植物來改變心中所思所想，那也許是種療法，也

9 生活在北極圈周圍的因努特人似乎是此準則之例外，不過這也只不過是因為他們所居之處長不出具精神活性的物質（至少目前還沒有）。——作者註

許是習慣，又或者是種信仰儀式。這種奇特且似乎不利於適應的欲望，竟然與想吃、愛美、渴性的欲望共存（以演化而言，後三者有道理多了），實在亟需找出一番解釋。最簡單的解釋就是這些物質有助於減緩疼痛、排解無聊，然而以這類具精神活性的植物為中心，圍繞著種種強烈的情緒以及繁複的禁忌和儀式，在在顯示應該不只如此。

我發現，人類自古就廣泛利用能夠大幅改變意識的植物及蕈類，那是治療心靈及幫助青少年度過成人儀式的工具，也是人與超自然或與靈界溝通的媒介。這類用途在許多文化中都十分古老也深受崇敬，但我要大膽提出另一個用途：挑出幾個人，送他們出發，不管他們去了什麼地方，都用他們帶回的嶄新想法與視界，去豐富集體的想像力。

◆ ◆ ◆ ◆ ◆

你或許會想，既然現在我已能從知識的角度欣賞這類精神活性物質的潛在價值，應該會迫不及待想親自試試。我也不知道自己在等什麼，勇氣吧，又或許是對的時機，然而這樣的時機，在大多時候都謹守法紀的忙碌生活中似乎永遠也沒法出現。不過，等我開始權衡風險與所聽說的可能益處，就發現沒想到啟靈藥雖然令人害怕，卻沒那麼危險。最惡名昭彰的幾種危害中，有許多不是誇大，就是傳言。舉例來說，其實不管是LSD還是裸蓋菇鹼，服用過量都不可能致死，而且二者都不具成癮性，動物試過一次之後並不會想再多找點來吃，人類如果多次服用也會喪失效果。[10]有些人服用啟靈藥會出現可怖體驗，這也的確有可能使高風險族群罹患精神病，因此有精神病家族史或傾向的人都不應使用。然而，因啟靈藥送急診的病患少之又少*，而且許多經醫師診斷為精神崩潰的病例最終也發現不過是暫時驚嚇過度。

另外，嗑了啟靈藥的人比較容易做蠢事、以身犯險，比如：走進車流當中、從高處跳下，偶爾也有少數人害自己葬送了性命。有份大型問卷調查詢問了使用啟靈藥物的人有何體驗，結果顯示「惡性靈遊」十分真實，還可能是「一生當中最難受的經歷」。[11]然而，我們應當要區分在未受控制的情境中、無人留意心境與場景的情況下使用這類藥物可能會如何，而在臨床的狀況中、有人做審慎篩選及監督的情況下又會如何。一九九〇年代合法的啟靈藥研究開始復興，此後已有近千名志願者用藥*，嚴重的負面事件卻連一起也沒有聽說。

• • • • •

此時此刻，「搖動雪花玻璃球」（套用一個神經科學家的描述）的想法對我來說雖然依舊嚇人，但吸引力卻變得更大了。

一個人的「自我」，也就是腦中那永遠存在的聲音，那永不停息的評論、詮釋、貼標籤、辯護，幾乎可說是如影隨形，在半個多世紀之後變得或許有些太過熟悉。我這裡談的，並非「自知」這麼深的概念，我指的只不過是人如何隨著時間，逐漸將自己因應生活中各類狀況的方式調

10 David J. Nutt, *Drugs Without the Hot Air: Minimising the Harms of Legal and Illegal Drugs* (Cambridge, U.K.: UIT, 2012)。正因如此，「微量服用」啟靈藥的人從來不會接連數天服用。——作者註

11 Theresa M. Carbonaro et al., "Survey Study of Challenging Experiences After Ingesting Psilocybin Mushrooms: Acute and Enduring Positive and Negative Consequences," *Journal of Psychopharmacology* (2016): 1268–78。此份調查發現，有7.6%的填答者「服用裸蓋菇鹼的體驗不佳，認為因此導致了一或多種心理症狀」，曾去治療。——作者註

整到最好，並使其成為慣例。無論是分類、處理日常經驗，還是解決問題，每個人都發展出自己一套簡便的方法，這雖然無疑可說是種適應能力（幫助我們不慌不亂做好事情），最終卻也變得僵化，使我們鈍化，注意力逐漸萎縮。

習慣無疑是有用的工具，讓我們每回面對新的任務或狀況時，不需要在腦袋中重跑一次複雜的程序。然而，習慣也讓我們不再需要清醒地面對世界，不再需要刻意地去關注、感受、思考，然後行動。（這裡說的是自然而然這麼做，而不是被迫如此。）全然落入心智的習慣，會讓人對實際體驗視而不見，要是覺得這點難以體會，就找個陌生的國度去走一遭——你一下子全醒了！日常生活的種種運算法則全部重來，彷彿從零開始。也正因如此，將啟靈體驗比為旅行遊歷的種種譬喻才會這麼貼切。

成人的頭腦很有效率，這點儘管有用，卻也讓人看不見當下。我們常常會提前跳到下一件事。我們處理經驗的方法，很類似人工智慧（ＡＩ）程式，大腦不斷用從前的語言解譯目前的資料，不斷追溯過往以提取相關經驗，然後藉此做出最佳推斷，以決定如何預測、確定未來的方向。

我們之所以讚揚旅行、藝術、自然、修行以及某些藥物，是因為這些事物能堵住所有回首過去、展望未來的心智路徑，讓我們沉浸於「奇」、「妙」的當下。這般不受干擾的新鮮眼光、首次所見，副產品正是驚「奇」嘆「妙」，而成人的大腦卻早已對此關上大門（太沒效率啦！）。唉，我大多數時候都處於「近期未來式」中，精神的溫度計則設在低溫燜燉，隨時都在預期未來，而且太常憂慮發愁。好處是我很少吃驚，而壞處也是我很少吃驚。

此處我絞盡腦汁想描述的，是我認為自己的意識有怎樣的預設模式。這模式夠用，也絕對能把該做的事做完，但萬一這不是度過此生的唯一方式，或者不盡然是最好的方式呢？啟靈藥研究有個前提，那就是這類特殊分子能讓我們進入意識的其他模式，而這些模式可能帶來某些好處，或具有療效，或能提升靈性，又或許能激發創意。當然，要進入這些意識的其他形式，啟靈藥並非唯一法門，我也將在書中探討啟靈藥以外的替代方法，但啟靈藥似乎確實是比較容易掌握、容易開啟的門把。

擴展人的意識狀態並非前所未有的概念，印度教、佛教便精通此道，即便是西方科學也有好些引人入勝的先例。一個多世紀以前，美國心理學先驅、《宗教經驗之種種》作者威廉・詹姆士就曾一探前述領域，之後斷定人每天醒著時的意識「只不過是意識的一種特殊類型，在其四周以極薄的屏障與其相隔的，是意識的各種全然不同的可能形式」。

我明白了，詹姆士所說的，正是人的心智中那扇尚未開啟的門。在他認為，能使那扇門敞開而現出門後風景的，是笑氣（一氧化二氮）。（當時的研究人員已有從南美仙人掌提煉出的致幻化合物麥斯卡林[12]可用，不過詹姆士顯然不敢嘗試。）

「談論宇宙，若忽視此處所言意識之其他型態，則不可能得出定論。」

詹姆士認為這其他種種狀態與本頁的白紙黑字同樣真實，最後總結道，由於尚有其他狀態，因此「無論如何，敘說真實時不可太早蓋棺論定」。

我第一次讀到這句話時，就知道詹姆士看穿了我的心思：我信奉唯物論，又已經有點年紀，何謂真實，我大抵已蓋棺論定。或許，這言之尚早，而現在，有人想讓我把那蓋上的棺再揭開。

12　麥斯卡林（mescaline）：學名「三甲氧苯乙胺」（3,4,5-trimethoxyphenethylamine）由美國西南及墨西哥西北部的仙人掌烏羽玉（peyote）所提煉出，又有「南美仙人掌素」或「南美仙人掌毒鹼」的俗稱。——譯註若每天醒著時的意識只不過是建構世界種種可能方式當中的一種，那麼培養更多的「神經多元性」或許有其價值。《改變你的心智》以此為出發點，從多個角度來探討主題，並採用多種敘事模式，有社會及科學史、自然史、回憶錄、科學報導，也有志願受試者及病患的個案研究。這趟旅程當中，我也將以心智遊記的形式，說說自己的第一手研究（或者該說是探尋）。

述說啟靈藥研究的過去與現在時，我並未打算一網打盡。若從科學與社會史的角度切入，啟靈藥這個主題太廣，不可能全數塞入一本書中。我在敘事時並不打算把所有與啟靈藥復興有關的人物都介紹給讀者認識，而是追隨少數幾位構成一支特殊科學系譜的先驅者，如此一來，其他人的貢獻難免著墨較少。此外，為求敘事連貫，我主要介紹某幾種藥物，其他則只能捨棄。比如MDMA（又叫快樂丸）在本書中的篇幅就很少。MDMA在治療創傷後壓力症候群方面大有可為，有些研究人員將其歸類為啟靈藥，但多數人並不如此分類，我也依循了後者的做法。MDMA在大腦中透過另一組路徑運作，且其社會史也與所謂的典型啟靈藥大相逕庭。典型啟靈藥方面，我主要著重科學家最關注的幾種，也就是裸蓋菇鹼以及LSD。換言之，其他同樣引人入勝、強效但較難帶進實驗室的藥物（比如死藤水），出現的次數則較少。

最後談談事物的命名。人類開始注意裸蓋菇鹼及LSD這類分子（也包含麥斯卡林、二甲基色胺等）後的數十年間，曾以許多名字來稱呼。一開始叫「致幻劑」（hallucinogen），但是除了導致「幻覺」之外，此類分子還有很多效果（而且其實很少出現全面的幻覺），因此研究人員很快開始尋找更為精確而面面俱到的用詞，過程將會在第三章依時間先後詳述。我主要採用「啟靈藥」（psychedelics）*，但這個詞彙也有缺點：由於深獲一九六〇年代青睞，啟靈藥這個名字背負了太多「反文化」的包袱。有些研究人員希望能擺脫上述聯想，並強調這些藥物的靈性層面，於是提出應改稱為「宗教顯靈劑」（entheogens），其希臘文詞源為「內在之神」。在我看來，這語氣又太過強烈了。啟靈藥一詞創於一九五六年，儘管一九六〇年代為該詞增添了些意涵，但詞源本身卻很精確，其希臘文詞源僅有「展露心靈」之義，而這也正是這些奇特分子的力量所在。

CHAPTER ONE

A Renaissance

第一章

復興

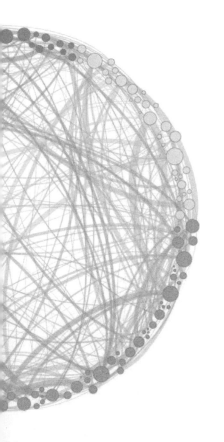

啟靈藥物研究的現代復興，若真能精準定出始自何時，定在二〇〇六年應該不錯，只不過對於當時的人而言，所謂復興，並非昭然若揭。那年並沒有法案通過，也沒有取消某項規定或宣布某個發現，沒有什麼可以代表如此具歷史意義的轉變。但就在這一年間，瑞士巴賽爾、美國華盛頓特區及馬里蘭州巴爾的摩先後發生三件互不相干的事，較為敏銳的人就能聽出，這塊冰封已久的領域開始發出裂開的聲音。

第一個事件承先啟後：慶祝艾伯特・霍夫曼誕生一百年。霍夫曼於一九四三年無意間發現自己（在五年前）找到了某種具精神活性的分子，後來大家稱此分子為LSD。這場百歲慶典很是特殊，竟請到壽星本人出席——當時霍夫曼已走入人生第二個世紀*，出現在眾人面前的他行動敏捷、思緒清晰，狀況極佳，在這場慶典中相當活躍，包括慶生會及後續三天的研討會。研討會的開幕式辦在一月十三日，也就是霍夫曼百歲生日的兩天之後（他享年百歲有二）。巴賽爾會議中心坐滿了兩千人，當一位瘦削、駝背、身高一百五十公分出頭的男人穿著黑西裝、打著領帶緩緩穿過舞台就座，眾人都起立鼓掌。

出席者包括世界各地的兩百名記者，還有從事治療的人、嚮往此道的人、探詢神祕的人，有精神科醫師、藥理學家、意識研究人員，還有神經科學家。半世紀前，這位男人從蘑菇中萃取出奇特分子，而這些人的生命多半都因此種分子而改變。他們來此向他祝賀，也謳歌他的好友——瑞士詩人暨醫師沃特・福格特口中「二十世紀唯一令人歡欣的發明」。*對於在場的人而言，這話可算不上誇飾。據在場一位美國科學家表示，許多人來此是為了「敬拜」艾伯特・霍夫曼，而這場活動也的確帶有宗教儀式的諸多特徵。

LSD如何發現的故事，在場所有人幾乎都已熟爛於心，但霍夫曼還是應邀重述了一次這則造物神話。（他曾於一九七九年出版的回憶錄《LSD：我的問題孩子》中說過，令人難忘。）

當年他是個年輕化學家*，服務於山德士藥廠實驗室旗下某單位。這個單位負責分離藥用植物中的化合物，以找出新藥，而霍夫曼的工作則是將麥角所產生的生物鹼當中的分子一一合成出來。麥角是一種會感染穀類（通常是黑麥）的真菌，人類吃下受感染的穀類製成的麵包後，偶爾有人會狀似瘋癲或中邪。（有個關於塞勒姆女巫審判的理論就認為，當時遭指控的女性所出現的行為，其實起因於麥角中毒。）不過，自古以來產婆就使用麥角引產及幫助產後止血，也因此山德士希望能從這種真菌的生物鹼當中分離出可在市面販售的藥物。一九三八年秋季，霍夫曼做出了這系列分子中的第二十五種分子，取名為麥角酸二乙胺（lysergic acid diethylamide），簡稱LSD-25。經動物測試後發現，此種化合物的前景似乎不太有望（會讓動物變得躁動不安，僅此而已），LSD-25的配方於是被束之高閣。

這一放就放了五年*，直到一九四三年的某一天。彼時大戰方興未艾，這天霍夫曼突然「有某種古怪的預感」，覺得LSD-25值得再看一眼。故事說到這裡，出現了略帶神祕意味的轉折。霍夫曼說明道，通常化合物若看來不具發展前景，就會遭到永遠棄置，但他「很喜歡LSD分子的結構」，而且不知怎地總覺得「這物質可能具有某些特質，第一次研究時並未發現」。第二次合成LSD-25時，又發生了一件神祕的反常事件。麥角的毒性如此之強，過去霍夫曼操作類似的物質時總是十二萬分小心，但此次他「突感異常，致使工作中斷」，想必是陰錯陽差經由皮膚吸收了少許化學物質。

霍夫曼回到家中，躺在沙發上，「如夢似幻中，閉著眼……見到一連串奇幻圖樣，連綿不絕，形狀殊異，顏色鮮艷，幻變如萬花筒。」在二戰最黑暗的時刻，世界上第一趟LSD靈遊在中立國瑞士拉開序幕，這也是人類唯一一次在絲毫沒有預設期待的狀況下所進行的LSD之旅。

霍夫曼大感好奇，決定幾天以後拿自己來做個實驗——這在當時並非不尋常。他將〇・二五毫克的ＬＳＤ（一毫克等於千分之一克）溶於一杯水中服下，認為這麼做是極其小心。換作其他藥物，這樣的劑量只是微乎其微，但沒想到ＬＳＤ的效力是人類已發現的精神活性化合物中最為強烈的，僅僅數微克（一微克等於千分之一毫克）的劑量就具有活性。很快地，這場令人驚異的事件就激發了科學家，他們開始探索為何如此少量的分子竟能對心智產生如此強烈的影響，並最終找到了大腦中的受體，還發現體內自生的化學物質「血清素」能像鑰匙開鎖一樣啟動這些受體。霍夫曼的發現便以此種及他種方式推動了一九五〇年代的現代腦科學。

當霍夫曼陷入他自認為一定無可挽回的瘋狂時，世上第一場「惡性」ＬＳＤ靈遊便於焉展開。*他跟實驗室助理說自己得回家一趟。戰時限用汽車，於是他騎著單車，也不知用什麼方法回到了家中躺下，而助理則叫來了醫生。（現在每年到了四月十九日，ＬＳＤ迷都會慶祝「單車日」。）霍夫曼描述「熟悉之事物及家具出現怪異形貌，狀甚駭人，不斷動作，彷彿因內在騷動不安而活動起來」。他感受到外在世界的崩解以及自我的消融。「有邪魔入侵，占據我身、心、靈。我上竄下跳、高聲叫嚷，試圖擺脫，但接著又垮了下來，無助躺在沙發上。」霍夫曼開始堅信，自己將因此一輩子精神失常，或者說不定其實已離死不遠。「我的自我空懸在某處，看見肉身躺在沙發上，已經死去。」*醫生到了，一檢查卻發現霍夫曼的生命徵象（心跳、血壓、呼吸）全都無比正常，唯一顯得不對勁的，只有放到極大的瞳孔。

急性效應消退以後，霍夫曼感到一種「餘暉」，啟靈體驗之後經常會有這種感受，和宿醉正好相反。他走到外頭，自家花園春雨剛過，「光線清亮，照得萬物閃耀，世界彷彿新造。」*從那次以後，大家發現啟靈藥的體驗深受個人預期的影響，比其他類型的藥物更易受到外力左右。後來的人在敘述ＬＳＤ體驗時，總帶有東方或基督教的意味。所有ＬＳＤ的體驗當中，唯有霍夫曼從未受到先前說法的影響，也因此並未陷入這樣的慣例，這點十分耐人尋味。不過，他體驗到熟悉的物品活了過來，世界「彷彿新造」，這有如亞當初見天地的迷醉時刻（十年後赫胥黎在《眾妙之門》中將有生動的描繪），將在後人的啟靈體驗中頻繁出現。

靈遊歸來，霍夫曼對幾點深信不疑：其一，是LSD找到了他，而不是他找到了LSD。其二，LSD將很可能因為提供了思覺失調症的模型給研究人員，而在醫療上（尤其精神醫學）產生莫大價值。當時他從未想到最終被他視為「問題孩子」的LSD，日後也會成為「娛樂用藥」，並遭到濫用。

話雖如此，霍夫曼後來也認為，一九六〇年輕人文化之所以使用LSD，其實可以理解。那是對虛無感的回應，而那股虛無感來自他口中「唯物論、工業化、靈性貧乏又不再親近自然的社會」。所有學科中，最「唯物論」的或許就是化學，而這位化學大師在體驗過LSD-25之後，深信此種分子將能藉由「在唯物論的理性結構當中」*（此處借用他朋友兼譯者強納森・奧特的說法）開出一道孔隙，成為替文明療傷止痛的膏藥，不但可能具有療效，還能啟迪靈性。

霍夫曼是傑出的科學家，卻和自己的許多追隨者一樣，變得帶有神祕主義思想，不斷宣揚心靈復甦、天人再次合一的福音。二〇〇六年那天，有人在巴賽爾獻給科學家霍夫曼一束鮮花，這時他對現場群眾說：「這種『眾生為一體』的感受，應該更完整地進入我們的意識當中，去制衡唯物論、荒謬的科技發展，好讓我們能回歸玫瑰、花朵、自然，回歸自身歸屬。」*聽眾爆出掌聲。

若現場有人對此次活動心存懷疑，認為台上這個小老頭是某個新宗教的創始人，而觀眾則是他的教眾，那他可就大錯特錯。不過，這若是個宗教，將會有個明顯不同的特點。一般而言，能夠宣稱自己因親炙神聖而擁有權威的，只有創始人，或許再加幾個早年入教的護法。後來加入的人若要想從故事、聖禮的象徵和信念中分一杯羹，能分的只有薄薄的稀粥。歷史沖淡了神靈原初的力量，今時今日必須由教士充當中間人，然而「啟靈藥教派」的許諾非同一般：保證任何人、任何時候都能夠藉由聖禮得到最原初的宗教體驗，而這聖禮恰巧是種精神活性分子。至於信念，則屬多餘。

這場慶典中有股追求靈性的暗湧，但說來或許有些不協調：與這股暗湧一起流動的，還有科學的潮流。為霍夫曼慶生後，主辦單位在那個周末還辦了一場研討會，由不同領域（包括神經科學、精神醫學、藥理學、意識研究以及藝術）的研究人員一同探討霍夫曼的發明對於社會、文化的影響，以及在拓展人類對意識的認識、治療多種難治的精神疾患方面又蘊含何種可能。當時，針對啟靈藥對人類的影響，瑞士與美國已經通過或正在進行幾項研究案，而研討會中科學家都表示，希望啟靈藥研究的長期中斷可以到此為止。被興奮沖昏了頭或許是這個領域的工作者常見的「職業傷害」，不過二〇〇六那一年其實有很好的理由認為風向的確變了。

◆　◆　◆　◆　◆

二〇〇六年第二個分水嶺事件發生在五星期後*，當時美國最高法院做出全數通過的判決，並由新任首席大法官小約翰・羅勃茲撰寫判決書，表示即便死藤水中含有附表一管制品二甲基色胺，以死藤水作為聖餐的小教派「UDV」仍可以進口這種飲料。此次判別的依據是《一九九三年宗教自由恢復法》，美國原住民世世代代都在儀式中使用南美仙人掌素，而此法的目的就是釐清他們（受《憲法第一修正案》宗教自由條文保護）的相關權利。該法規定，政府唯有在攸關其「必要利益」之時，方能干預個人的宗教活動。UDV教派一案中，布希政府主張，只有美國原住民因其與政府間有「獨特關係」，方有權在祭典中使用啟靈藥，而且即便如此，國家仍能限縮此項權利。

法院斷然拒絕接受政府的主張，將該法解讀為若非攸關國家必要利益，否則聯邦政府不得禁止獲得承認的宗教團體於儀式中使用啟靈物質。某些相對新興的小宗教團體正是以某種啟靈聖餐或者「草藥」為信仰中心——死藤水薩滿（*ayahuasqueros*）都稱教內飲用的茶水為草藥。此次的法律解釋顯然也納入了這類團體。ＵＤＶ屬基督教靈恩派，一九六一年由若瑟．加百列．德科斯塔成立於巴西。此人是橡膠割膠工人，兩年前服用亞馬遜薩滿所給的死藤水後，體驗到種種天啟，因而大受啟發。該教派宣稱目前在六個國家有一萬七千名成員，不過在判決之時，ＵＤＶ教派在美教徒僅有一百三十人。（ＵＤＶ全名為União do Vegetal，意為「植物聯盟」，這是因為死藤水是由兩種亞馬遜植物「南美皮卡木」及「綠九節」混合煎煮而成。）

此次法院判別在美國引發了一場以死藤水為中心的宗教覺醒運動。今天，ＵＤＶ教派有將近五百二十五名美國教徒，在九個地方都有自己的社區。為供應教徒所需，ＵＤＶ教派已經開始在夏威夷種植製作死藤水所需的植物，並可暢通無阻地運送給美國本土的各個團體。然而，不僅僅是ＵＤＶ教派，從那之後美國參與其他死藤水儀式的人數也迅速增長，隨便哪天晚上都有幾十甚至幾百場儀式在美國舉行（主要集中於舊金山灣區及紐約布魯克林區）。聯邦政府似乎已不再起訴持有或進口死藤水的案件——至少目前如此。

二〇〇六年做出判別之後，最高法院似乎從宗教角度替啟靈藥合法化開出一條路，此路雖窄，卻有《權利法案》的深厚路基，至少宗教團體可以合法用啟靈藥當聖餐。這條路是否會越走越寬、越走越順，還有待觀察，不過確實讓人忍不住好奇，要是哪天美國的若瑟．加百列．德科斯塔在啟靈中窺見天機，並想將這樣的啟示化為新宗教，再以具精神活性的化學物質為聖餐，屆時政府以及法院會如何處理？「認知自由」（如某些推崇啟靈藥的圈子所稱）的法理學雖然仍很不足且受到限制（僅限於宗教），但既然已獲認可，就等於是在反毒戰爭的龐大體制中敲出一條新裂縫。

◆ ◆ ◆ ◆ ◆

本書序文曾提及，二〇〇六年夏季《精神藥理學》刊出一篇論文（就是傑斯寄給我而我懶得打開的那篇），而當年將啟靈藥從數十年沉睡中喚醒的三起事件中，影響最為深遠的，莫過於此事。這起事件的參與者也深具靈性色彩，雖然文中介紹的研究是出自嚴謹且深受敬重的科學家羅蘭・格里菲斯之手。格里菲斯原本是最不可能研究啟靈物質的人，而原來他之所以會去探討裸蓋菇鹼引起「神祕型」感受的能力，竟也是受到自身神祕體驗的啟發。

格里菲斯這篇劃時代的研究〈裸蓋菇鹼引發的神祕型體驗具有重大且持久的個人價值及靈性意義〉是四十多年來（甚至是有史以來）第一篇經嚴謹設計、控制安慰劑因素、採雙盲測試探討啟靈藥如何影響心理的臨床研究。此次研究獲得了一小波媒體報導，報導口吻多半熱切，讓人忍不住好奇一九六〇年代末期的啟靈藥道德恐慌是否終於過去。媒體報導筆調之所以正面，很大一部分無疑是因為期刊在格里菲斯力勸下請來世界上最重要的幾位藥物研究者來評論這場實驗（當中幾人在反毒戰爭中可是戰功赫赫），讓記者能從觀念的角度切入，寫出不少相關報導。

評論者全都視此篇論文為大事。赫伯特・克勒貝爾曾於老布希時代擔任反毒主將威廉・班內特的副手，其後又擔任哥倫比亞大學物質濫用研究組的主任，他讚許此篇論文研究方法嚴謹，也承認啟靈物質研究或許「大有可能用於治療」*，「值得國立衛生研究院支持」。查爾斯・舒斯特曾在兩任共和黨總統手下擔任國家藥物濫用研究院院長，他則指出「啟靈」一詞暗指能拓展心智體驗，表示「期望此篇劃時代論文亦有『開疆闢土』之效」*，並提到或許最終會證實，這類『極有意思』的藥物及其導致的靈性體驗，能有效治療成癮症狀。

• • • • •

格里菲斯這篇論文及所受到的迴響，鞏固了所謂典型啟靈藥（LSD、DMT、麥斯卡林）與較常受濫用、已知具有毒性且可能致癮的藥物中間的那條重要分野。就連美國藥物研究機構都在圈內數一數二的期刊當中表示前述啟靈藥物值得另眼相待，並表明「若使用得當，此類化合物能產生顯著且可能有益的效果，確實值得進一步研究」*（此處引用其中一名評論者的話）。

此篇論文的緣起，其實很有意思，能從中看出科學與另一個領域間的緊張關係。人類想要探究，但科學卻向來十分鄙夷，且往往不想捲入的領域，也就是「靈性」。格里菲斯這篇研究是第一篇關於裸蓋菇鹼的現代研究。通常研究人員若希望還MDMA等禁用物質一個清白，往往著眼於藥物可能有哪些治療用途，格里菲斯則不然，他把重點放在服藥得到的體驗會如何影響所謂健康正常人的靈性。這麼做有什麼好處？

格里菲斯的論文還附了一篇社評，芝加哥大學的心理學家暨藥物濫用專家哈莉特·德維特試圖在文中處理前述衝突，她指出，追求「使人脫離每日所知所感，以追尋普世真相及領悟」的體驗*，為人性之一環，亙古不變，然而「主流科學界卻甚少認可」。她提出，現在科學是該「承認有這類特殊的主觀體驗……即便其中關於終極實在之說法，有時會落於科學範疇之外」。

• • • • •

格里菲斯或許是大家最難想像會和啟靈藥扯上關係的科學家，這也確實有助於解釋他為何能成功讓啟靈藥研究重獲科學界敬重。格里菲斯七十多歲，身高逾一八〇，瘦如竹竿，腰板站得挺直，身上唯一不按規矩來的地方，是一頭亂蓬蓬的白髮，濃密得大概連梳子都會卡住。若能讓他開口談那些終極大哉問，他整個人會亮起來，但在那之前，他看來都像端正剛直的人：嚴肅，認真，有條有理。

格里菲斯生於一九四四年，在加州灣區瑟利托長大，大學就讀西方學院，主修心理學，其後赴明尼蘇達大學攻讀精神藥理學。一九六〇年代就讀明尼蘇達大學時期受史金納的影響。史金納是激進的行為學派，一直出力將心理學研究的焦點由探索內在狀態及主觀體驗轉向研究外在行為及行為受到何種條件的影響。行為主義沒什麼有興趣探究人類精神的幽深處，但其取徑對於研究藥物使用及藥物依賴等行為十分有用，而這兩者也成為格里菲斯的研究專長。無論正規課堂還是課餘研習，啟靈藥在他的教育背景中都沒有一席之地。到了研究所時期，利里惡名昭彰的哈佛啟靈藥研究計畫早已因醜聞而一敗塗地，「我幾個導師的態度都很清楚，這些化合物並無前景可言。」

一九七二年，格里菲斯一從研究所畢業就獲約翰・霍普金斯大學聘用，服務至今。他研究多種合法及非法藥物的依賴機制，在研究界打響名號，包括：鴉片類藥物、所謂的鎮靜安眠藥（如：煩寧）、尼古丁、酒精、咖啡因等。他獲得國家藥物濫用研究院補助，讓動物（通常是狒狒或老鼠）可以利用操作桿自行以靜脈注射施打藥物，開同類研究的先河。此類研究十分有用，讓研究人員得以探討增強、依賴、偏好（要吃午飯，還是來更多古柯鹼？）、戒斷等現象。他一共發表五十五篇探討咖啡因致癮特性的論文，徹底改變了相關領域，有助於我們不再視咖啡為食品，而是藥物，也使得咖啡因戒斷症候群登上最新版的《精神疾病診斷與統計手冊》（亦即

《DSM 5》）。一九九四年格里菲斯滿五十歲，科學家生涯正處於巔峰，也已是領域泰斗。

然而，那一年格里菲斯偶然接觸了兩項事物，使他的職涯出現了意料之外的變化。首先，他在朋友引介下接觸了悉達瑜伽。儘管科學家生涯以行為學派為本，格里菲斯對於哲學家口中的「現象學」（意識的主觀體驗）卻一直很有興趣。讀研究所時，他試過冥想，不過發現「自己坐到發狂，三分鐘感覺像三小時」。然而等到一九九四年再次嘗試時，「我開竅了。」他開始經常冥想，還去閉關靈修，也慢慢摸索多種東方的靈性傳統。他發現自己「益發深入此種神祕之中」。

期間，格里菲斯有過一次神祕體驗，他謙稱為「一次有趣的覺醒」。我們第一次會面約在他辦公室，我很意外格里菲斯提到這件事，因此就沒有追問，但即便跟他稍稍變熟以後，他仍不大願意多談談當時到底發生了什麼事，再說我這人從沒有過這類經驗，無論他的想法是什麼，我大概都很難理解。他肯告訴我的，就只有那場體驗發生在他的冥想過程中，讓他知曉了「某種事物，遠超出物質世界觀之外，難以與同事討論，因為當中牽涉到的譬喻或假設，讓我這個科學家坐立難安」。

隨著時間過去，他在冥想時所領悟到的那些「意識及存在的奧祕」，似乎比他的科學研究更令他著迷。他開始覺得有些格格不入：「我親近的人中，沒有人對於思考這些問題有興趣，這類問題屬於靈性的範疇，而我又實在不理解那些虔誠的信徒。」

「而我，我恰好是正教授，論文一篇篇發不停，四處奔走參加重要會議，內心卻覺得自己是騙子。」他成年以後的生活都繞著研究打轉，此刻卻開始對研究失去興趣。「我是可以去研究一種新的鎮靜安眠藥，學學跟腦部受體有關的新知，再次擔任美國食品藥物管理局的委員，參加另一場會議，但那又怎樣？這裡還有另一條路，不管情感上還是知識上，我對這條路會通往哪裡都更為好奇。我的藥物研究開始顯得空洞，工作成了例行公事。我更有興趣的是晚上回家冥想。」唯一還能讓自己有動力繼續寫案子申請經費的方法，就是把這件事想成是在「服務」自己帶的研究生還有博士後。

以他的咖啡因研究而言，從前格里菲斯對於自己經驗中的某個層面感到好奇（為什麼每天都忍不住喝咖啡？），並將這股好奇轉化為一系列成果豐碩的科學探索，然而冥想讓他打開意識的諸多層面，他的好奇日益加深，卻想不到可以用什麼方式來處理。「我從沒想到這世上有什麼方法可以從科學角度來研究意識的各種層面。」在停滯不前、百無聊賴之下，他開始思考是否要告別科學，前往印度的修行會所。

差不多這個時候，剛從國家藥物濫用研究院院長位子退下來的老友兼同事舒斯特說自己最近在依沙蘭中心認識了一個名叫傑斯的年輕人，建議格里菲斯可以去跟他聊聊。傑斯才剛安排了一小群研究人員、治療師、宗教學者到這所位於碧蘇爾的傳奇靜修中心，一同討論啟靈藥物可能的靈性及治療效用，以及可以如何重建啟靈藥物的地位。傑斯本人並非醫學專業，也不是科學家，而是電腦工程師，在甲骨文公司擔任業務發展副總。他以復興啟靈藥科學為己任，想讓這種藥物成為工具，但不是醫學上的工具，而是培養靈性的工作。

先前格里菲斯曾稍稍與舒斯特提過自己在進行的靈修，還向他坦承自己對傳統藥物研究逐漸感到不滿。

舒斯特告訴他：「你應該去跟這人談談。關於使用宗教顯靈劑，他們有些想法很有意思。你們或許有共通之處。」

◆ ◆ ◆ ◆ ◆

當世人將第二波啟靈藥研究寫入史冊時，將會把傑斯和另外一人相提並論。二人都是美國科學界的圈外人（說真的，應該是業餘愛好者兼怪才），孜孜矻矻要讓研究成功，且往往隱身幕後。二人都在令人脫胎換骨的啟靈藥體驗後找到天命，因為體驗過，所以相信這些物質可能治療的不僅僅是個人，而是全人類，而要想恢復啟靈藥的地位，最好的途徑便是可信的科學研究。很多時候，是這些未受過訓練的研究者率先憑空想出了實驗，再找到（並資助）科學家來操作。你往往會在論文上看到他們的名字，通常是最後一位。

二人當中，瑞克・德布林投入此道的時間較長，也更為知名。早在一九八六年那個黑暗年代，他就創立了「啟靈藥跨領域研究協會」。前一年MDMA剛被宣告為非法，而且當時有智之士多半堅信啟靈藥研究毫無希望重啟。

德布林生於一九五三年，外表不修邊幅，確定了想做的事就像狗見了骨頭一樣緊咬不放。一九八七年，他從佛羅里達州新學院畢業後不久就開始進行遊說工作，希望能改變政府對於啟靈藥的看法。他在大學時代試用過LSD，後來又試過MDMA，從此決定此生天命便是成為啟靈藥治療師。然而，一九八五年MDMA遭禁用之後，聯邦法規若是不改，這個夢想就無法實現，於是他決定最好先到哈佛大學甘迺迪學院拿個公共政策博士學位。他在那裡掌握了食藥局藥物批准流程中的複雜細節，並在博士論文中規劃了通往官方認可的艱辛道路，目前裸蓋菇鹼及MDMA走的就是這個路。

德布林坦率得令人放下心防，或許也坦率得無可救藥，面對記者也十分樂意公開大談自己那些影響他性格的啟靈藥體驗，以及政治方面的戰略、戰術。德布林和利里一樣，是最樂天的戰士，無時無刻不掛著微笑並展現對工作的高度熱情——在成年以後都在同一件事上徒勞無功的人身上，你不會期待見到這樣的熱情。德布林的辦公室位於麻州貝爾蒙，就設在他那個七彎八拐、殖民時期風格的家中，在閣樓裡擺張桌子，頗有狄更斯小說的味道，桌上四十多年累積的手稿、期刊文章、相片還有紀念物堆到天花板高。他早年就決定了要終結教派間爭鬥，最好的方法就是把MDMA藥錠郵寄給世界上的宗教領袖（MDMA為人所知的特色，便是能打破人與人的藩籬，並激發同理心），桌上的紀念物當中，有些紀念的就是這項事蹟。差不多同一時期，他還設法將一千劑MDMA寄給當時與雷根總統協商武器管制的蘇聯軍方代表。

◆ ◆ ◆ ◆

德布林認為，MDMA及裸蓋菇鹼獲食藥局核准用於醫療已指日可待。在他看來，讓食藥局核准啟靈藥的醫療用途是手段，將能成就另一項野心更大也更具爭議的目標，也就是讓啟靈藥不僅用於醫療，更成為美國社會及文化的一部分。大麻除罪化運動所遵循的也是同一套致勝策略：先以醫療用途改變大麻形象，然後大眾就能更普遍地接受。

在這個社群中，比較謹慎的人（包括傑斯）聽聞此類言論自然滿心不快，但在推動啟靈藥合法使用上，德布林可不打算低調行事，接受採訪時甚至不考慮要求記者不得公開引用他的話。這讓他獲得許多媒體關注，至於對達成目標有多少幫助，則見仁見智。話雖如此，近幾年德布林確實替許多重要研究爭取到許可及經費，MDMA的相關研究尤多。MDMA是跨領域啟靈藥研究協會的一大重點，協會贊助了好些小型的臨床試驗，證實了MDMA在治療創傷後壓力症候群方面的價值。（德布林對啟靈藥的定義十分寬鬆，連MDMA甚至大麻都算進去，其實二者在腦內作用的機制與典型啟靈藥十分不同。）不過，除了幫助創傷後壓力症候群及其他適應症病患之外（協會目前贊助了加州大學洛杉磯分校的一項研究，其中包含以MDMA治療成年自閉症者），德布林還深信人類無論有無宗教信仰、信仰為何，意識中皆有靈性層面，而啟靈藥能夠藉由揭開此一層面，使人類變得更好。他很喜歡說一句話：「神祕主義，就是基本教義派的解方。」

◆ ◆ ◆ ◆ ◆

和德布林一比，傑斯就成了修士，找不出一絲邋遢或草率。傑斯五十來歲，不苟言笑，不愛上新聞，喜歡字斟句酌，彷彿拿著鑷子選字。他做事不愛受矚目，寧可待在他那位於舊金山北邊連綿小丘上的獨居小屋，屋內只有一個房間，除了高速網際網路之外，沒有任何公共水電設施。凱瑟琳・麥克萊恩曾跟我說：「傑斯就像是操偶師。」麥克萊恩是心理學家，二〇〇九至二〇一三年間任職於格里菲斯的實驗室。「他是在幕後做事的人，負責提出遠景。」

我按照傑斯鉅細靡遺的指示，從灣區開車向北，最終蜿蜒開到一條泥土窄路的盡頭，至於這條路位於哪個郡，他要求我別寫。我把車停在某道小徑的入口，經過那面「非請勿入」的告示牌，順著一條步道往山丘上走，來到他在山頂的營地，景致如畫。我覺得自己彷彿要去拜訪巫師。小屋整理得井井有條，塞兩個人就太擠了，於是傑斯在冷杉與巨石間擺了幾張舒適的沙發還有桌椅。他還建了戶外廚房，並在一塊能看到壯麗山景的突出岩石上建了戶外淋浴間，讓這營地有種內外翻轉的感覺。

時值初春，那天我們大部分的時間都待在戶外，在他的客廳中一面啜飲青草茶，一面討論他發起的運動：恢復啟靈藥的名譽。這起運動明顯安靜許多，而在整體規畫中，擔任主角的是格里菲斯。他開口說：「我不太喜歡照相，所以拜託不要拍照或錄影之類的。」

傑斯身材修長精瘦，長方臉，灰髮，平頭修得極短，臉上掛著無框長方形眼鏡，有型而不張揚。他很少微笑，有種我認為工程師常有的拘謹，不過有時會突然流露出一絲激動，讓人詫異。這時他會很快說明：「你可能注意到了，一想到這個主題，我眼眶就有點濕濕的，讓我解釋一下原因……」他不僅對用字遣詞極為謹慎，還堅持對方也該如此，比如我順口說了「娛樂用」（recreational use）一詞，才說到一半就被他打住。「這個詞，也許我們得重新檢視一下。通常，用它是為了貶低某個體驗，可是為什麼要這樣呢？『recreation』[1]這個詞，在字面上還代表某種絕非無關緊要的事物。我們還有很多事情要說，這個就先放到下次再談吧。請繼續。」根據我的筆記，我們這第一次談話，傑斯有時說這段可以寫，下段又變成不能寫，前前後後改了五六次。

傑斯在巴爾的摩城外長大，後來去了約翰・霍普金斯大學讀計算機科學及電機工程。二十來歲在貝爾實驗室服務了好些年，每天從巴爾的摩通勤到紐澤西上班。他在這段期間出櫃，還說服管理階層承認公司的第一個同志員工團體（當時母公司AT&T共有員工約三十萬人）。其後又說服AT&T管理階層在同志自豪周時在總部掛上彩虹旗，並派代表團參加遊行。此次成就構成了傑斯對於如何爭取權利的認知，讓他深感不吵吵鬧鬧、不邀功討賞，在幕後默默做事也有其價值。

一九九〇年，傑斯搬到灣區，進入甲骨文公司，成為第八七六六號員工，雖不是最早的一批，卻也早到足以拿到公司一大筆股票。不久，甲骨文組隊參加舊金山的同志自豪遊行，而在傑斯輕輕推了高層主管一把後，甲骨文也成為《財星》雜誌五百大企業中第一家提供福利給員工同志伴侶的公司。

傑斯第一次對啟靈藥感到好奇，是高中科學課上到藥物教育單元的時候。老師告訴他，這類藥物並不具生理及心理成癮性（說得很對），接著又開始介紹此類藥物的作用，包括改變意識及視覺，讓傑斯十分驚異。他回想道：「我能感覺到，除了他們告訴我們的之外，還有別的。於是我暗暗記在心裡。」然而，一直要到很久以後，他才準備好親眼見識啟靈藥到底是什麼。為什麼？他用第三人稱回答：「一個還沒出櫃的同志孩子，或許是害怕他要是放下了心防，會洩露什麼。」

二十來歲在貝爾實驗室工作時，傑斯在巴爾的摩結識了一群朋友。這群人決定要用最審慎的方式試試啟靈藥，每次總會有個人維持在「最不嗨的狀態」，以免有哪個人需要幫忙，或者門鈴突然響了。此外，劑量也採逐步增加。試藥總選在周六下午，就在其中一次，在巴爾的摩的一間公寓中，當時二十五歲的傑斯服用了高劑量的LSD，有了一次震撼的「不二經驗」，後來證實那次經驗讓他脫胎換骨。我請他談談，他嗯嗯啊啊猶豫一陣之後——「希望你會省略比較敏感的部分」，然後緩緩說起那段往事。

「我當時平躺在一棵榕樹下。我知道，這次感受會很強烈。然後有那麼一刻，我那小小的自我就這麼開始消散，渾然不覺自己躺在巴爾的摩某間公寓的地板上，也分不清眼睛是睜著還是閉著。在我面前開啟了一個——我想不到更好的詞，姑且說是空間吧，但那不是我們一般概念上的空間，而只是單純意識到有那樣一個領域，沒有形體，一片無有。然後有個天外的實體進入了那個領域，有形世界冒出來了。就像大霹靂，但沒有轟然一聲，也沒有刺目強光。那是有形宇宙的誕生。某方面來說很驚心動魄，或許是史上發生過最重要的事，但它就這麼發生了。」他回憶道。

1 Recreation的字面可以拆解為re（再次）及creation（創造）。最初的字義為「使人痊癒或煥然一新」。——譯註

我問他，整個過程中他在哪裡。

「我是擴散到四處的觀察者。我與世界的誕生同在。」到此，我告訴他，我迷糊了。他靜默了很久。「我現在很猶豫，因為文字太笨拙了。文字顯得太綁手綁腳了。」無以名狀，這當然是神祕經驗的一大特點。「那種覺知超越了任何一種感官的形態。」他補充說明，不過沒什麼幫助。嚇人嗎？「沒有恐懼，只有驚嘆跟敬畏。」他打住。「嗯，或許有一點害怕。」

接著，傑斯就「看著」（或隨你怎麼稱呼那狀態）……萬物誕生，一個接一個以壯闊的次序展開，宇宙塵首先出現，於是恆星形成了，然後是太陽系，接著生命出現，「我們所謂的人類」也在這時候現身，再來發明了語言，展露了覺知，「一路推到人的自我，就在這房間裡，身旁圍繞著我的朋友。」我已經一路回到原本所在之處。時鐘走了多長時間？不知道。

「最引起我注意的，就是自己體驗到的『覺知』的質地，那跟我一直以來認為的傑斯完全不同。這種拓展過的覺知，該怎麼放到事物的範疇裡？在某種程度上，我認為這次的經驗是真實的（這點我還不確定），那麼它告訴我的是，意識是有形宇宙的首要。其實，還先於宇宙。」他現在相信意識存在於大腦之外？他不確定。「但，從一心認定恰恰相反（認定意識是人腦灰質的產物），到變得不確定，那可是極大的轉變。」我讀過達賴喇嘛所說的一段話，他說科學家多半毫不質疑就接受意識由大腦所創，而這個想法「只是形而上的假定，而非科學事實」，我問傑斯是否贊同。

傑斯說：「沒錯。而對於我這種取向的人，也就是不可知論者、迷戀科學的人，這一點就改變了一切」。

◆ ◆ ◆ ◆ ◆

像傑斯那樣的經驗，有一點我不明白：你到底為什麼會信以為真？我不明白，為什麼不單純將之歸類為「有趣的夢」或者「藥物引發的幻想」。然而除了無可名狀的感覺之外，無論造成神祕經驗的是藥物、冥想、禁食、鞭笞，還是剝奪某種感官能力，深信自己窺看到某種深刻、客觀的真實，也是這類經驗的一大特色。這種信念，威廉・詹姆士稱之為「知悟性」。*覺得自己窺見天機，這種確信的感覺揮之不去。就像詹姆士所寫的：「夢境禁不起如此試煉。」*無疑，正是因為如此，有過這種經驗的人有些會創立宗教，有些會改變歷史的走向，更常見的則是改變自己人生的走向。「無疑」便是關鍵。

要解釋這樣的現象，我能想出好幾個說法，但都無法讓人全然滿意。最直截了當卻也最難讓人接受的解釋是，這就是真的。改變過的意識狀態向人揭露了真實，而我們其他人卻困在清醒時的意識中，根本看不見。然而，科學卻難以處理這樣的解釋，因為無論感知到的是什麼，都無法用科學慣用的工具來驗證。這實際上就是奇聞軼事，也因此毫無價值。科學對於個人的證詞興趣缺缺，也不甚包容。說來有趣，就這方面來說，科學倒很像是已組織嚴明的宗教，這樣的宗教也難以認定一個人是否真的得到天啟。不過，有件事值得一提：有時科學也不得不仰賴個人證詞，研究主觀意識時便是如此，由於科學的工具不得其門而入，因此只能由體驗過的人來描述。這時現象學就是最為重要的資料。然而，要查明大腦以外的世界的真假虛實，就不是這麼一回事了。

神祕經驗之所以真假難定，癥結的確在於這類經驗似乎經常抹去內外的界線，於是傑斯那「擴散開來的覺知」似乎既屬於他，卻又存在於他之外。這就帶出知悟感的第二種可能解釋：在服用高劑量啟靈藥的經歷中（還有在資深修行者的冥想中），對主觀的「我」的感知會瓦解，而這種時候，就不可能去區分何為主觀真實、何為客觀真實。你都不是「我」了，還有誰來懷疑這一切？

◆ ◆ ◆ ◆ ◆

傑斯經歷了第一次的震撼啟靈之旅後，在接下來數年間又有一連串的體驗改變了他人生的走向。他住在舊金山時正值一九九〇年代初期，當時的銳舞場合也可見他的身影。他發現辦得最好的徹夜舞會，無論有沒有致幻「物質」，都能消融「主客二元對立」，開啟新的靈性視野。傑斯開始探索各式各樣的靈性傳統，從佛教、貴格教派到冥想等，也發現自己生命的優先事項逐漸改變了。「我開始想，或許投入這個領域，其實要比我過去擔任電腦工程師一直在做的事情還要重要許多，也更令人滿足。」

休假暫離甲骨文時（後來他於一九九五年離職），傑斯創辦了非營利組織「靈修會」，目的是要「讓更多人能直接體驗神聖的靈性」。他們的網站淡化了靈修會對推廣宗教顯靈劑的興趣（傑斯偏好以此稱呼啟靈藥），但也的確意有所指地介紹了自己的宗旨：「找出並培養可安全且有效運用的做法，獲得原初宗教體驗。」網站（csp.org）提供了啟靈藥相關研究的精彩書目，並定期更新約翰・霍普金斯大學研究的近況。後來發生的ＵＤＶ訴訟案（最終導致二〇〇六年的最高法院判決），靈修會也有提供支援。

靈修會的誕生，是源於傑斯搬到舊金山不久後便開始有系統地探索啟靈藥相關文獻及灣區的相關社群。傑斯以他那極其慎重、稍帶偏執、無比客氣的方式，聯繫了此地區無數的「啟靈界長老」。在大部分藥物都隨著一九七〇年《管制物質法》通過而成為禁藥，ＬＳＤ及裸蓋菇鹼也以極可能遭濫用、不具受認可的醫療用途而被列入附表一管制品之前，這些形形色色的人物都曾深入鑽研相關研究及療法。其中詹姆斯・法迪曼是出身史丹佛的心理學家，曾於加州門洛帕克的國際先進研究基金會率先研究啟靈藥與問題解決法，一直到一九九六年基金會的工作遭食藥局喊停才告終。（一九六〇年代初期，史丹佛進行的啟靈藥研究和哈佛一樣多，只不過沒有利里這種大砲型的人物出來侃侃而談。）還有法迪曼在基金會的同事麥倫·斯杜拉洛夫，他是著名的矽谷電機工程師，原先在磁帶錄製設備製造商安培擔任高階行政主管，後來因為某次LSD靈遊的啟發，決心放棄工程事業（跟傑斯很像），改從事啟靈藥研究及治療。傑斯也躋身薩沙·舒爾金及安·舒爾金的小圈子，這對夫婦是灣區的傳奇人物，每周宴請一群治療師、科學家及其他對於啟靈藥有興趣的人吃晚飯。（薩沙·舒爾金卒於二〇一四年，是傑出的化學家，持有美國緝毒局執照，可合成新型啟靈化合物，而出自他手的化合物數量也多得驚人。MDMA於一九一二年由默克藥廠申請專利後便遭世人遺忘，之後第一位合成MDMA的人正是舒爾金。他看到MDMA具有精神活化的作用，便以宗教顯靈劑的名義將MDMA引入灣區的心理治療界。之後MDMA才變成夜店用藥，名曰「快樂丸」。）傑斯還和比較宗教學學者休斯頓·史密斯交上了朋友。史密斯是在一九六二年於麻省理工學院擔任講師之時，見識到啟靈藥的靈性潛力。當時他志願參加「聖周五實驗」，事後深信因藥物而產生的神祕體驗和其他類型的神祕體驗並無二致。

傑斯透過這些「長老」及自學，著手挖掘第一波啟靈藥研究的豐富內容，當中有許多都已湮沒在科學界。他發現，一九六五年之前曾有上千篇科學論文討論啟靈藥物*，涵蓋四萬種以上的研究主題。自一九五〇年代起，一路到一九七〇年代初期，啟靈化合物曾被人用於治療酗酒、憂鬱、強迫症、臨終焦慮等各種問題，成效往往令人眼睛一亮。不過，以現代標準而言，只有少數研究受到良好控制，而且有部分研究的可信度由於研究者的一頭熱而打了折扣。

讓傑斯更感興趣的是，早年的研究中，有些探討的是啟靈藥是否可能「讓健康的人過得更好」——這裡套用他的說法，而這說法相當引人注目。有些研究探討的是「健全正常人」的藝術、科學創造力還有靈性，其中最知名的，就是一九六二年由沃特·潘克主持的聖周五實驗，又稱為馬許教堂實驗。潘克是精神科醫師也是牧師，當時他正在哈佛寫博士論文*，指導教授正是利里。那是個雙盲實驗，在波士頓大學校內馬許教堂的聖周五禮拜中舉行。二十名神學生各拿到一顆裝有白色粉末的膠囊，其中十顆裝著裸蓋菇鹼，另外十顆則裝著活性安慰劑，這次放的是菸鹼酸，會讓人產生刺麻感。拿到裸蓋菇鹼的十名學生中，有八人表示經歷了強烈的神祕體驗，對照組中則只有一人。（要區分二者並不難，也因此使雙盲設計變得有些虛有其表：服下安慰劑的人鎮定地坐在教堂長椅上，其他人不是躺在地上，就是在小教堂內四處遊走，口中喃喃唸著「神無處不在」還有「啊，那天國榮光！」之類的話。）潘克的結論是，相比文獻中所記載的典型神祕體驗，拿到裸蓋菇鹼的人所經歷的「即便不完全相同，也難以區分」。史密斯表示贊同。一九六六年他接受採訪時曾說：「一直到聖周五實驗前，我都沒有親身直接接觸過神。」*

一九八六年，德布林做了聖周五實驗的後續研究。*他追蹤了在馬許教堂領到裸蓋菇鹼的神學生，並請他們來進行訪談。所有人只有一人沒出現。多數人都表示，那次經驗重塑了他們的生命，並產生深遠持久的影響。不過，德布林也發現潘克發表的文章有嚴重缺失：並未提及幾名受試者在過程中出現嚴重焦慮，其中一人深信自己獲選要去宣布彌賽亞降世的消息，並逃出小教堂，往校門外的聯邦大道跑去，實驗方因此不得不將他壓制住，並注射強效的抗精神病藥托拉靈。

之後德布林又回顧了利里指導的另一個實驗*，這次探討的是麻州州立康科德監獄的累犯行為。兩次回顧，德布林都質疑哈佛裸蓋菇鹼計畫的研究品質，表示實驗人員過於熱切，污染了發表的結果。傑斯得出結論：此類研究如要捲土重來並獲看重，進行研究時就得大幅提高嚴謹及客觀程度。話雖如此，聖周五實驗的結果卻又頗富深意，值得複製，而傑斯和格里菲斯也很快就做出這個決定。

先前由於正式研究暫停、非正式研究轉為地下，啟靈藥相關知識都因而散佚，整個一九九〇年代初期，傑斯都在挖掘這類知識。這方面，他有點像文藝復興的學者，在修道院收藏的寥寥幾份手稿中重新發現大量失落的古典思想，只不過這次由於歷時不久，那些知識都還留在法迪曼、斯杜拉洛夫、威利斯・哈曼（也是轉職成啟靈藥研究者的灣區工程師）等在世者的腦中，也留在圖書館及資料庫的科學論文中，只消去問、去查就好了。前面提到，中世紀的修道院曾救下大量古典思想，使其免於湮沒，若真要如此類比，那麼這座現代版修道院將會是加州碧蘇爾的傳奇靜修中心「依沙蘭」。

依沙蘭中心坐落於俯瞰太平洋的懸崖上，彷彿僅稍稍附著於大陸，一九六二年成立後便成為美國所謂「人類潛能運動」[2]的重心，新世紀運動的非官方首都。多年來此地孕育、教授了眾多治療及靈修模式，包含啟靈藥可能的療癒及靈性用途。來自捷克的流亡精神科醫師、以LSD輔助心理治療的先驅史坦尼斯拉弗・葛羅夫自一九七三年起在依沙蘭擔任駐校學者，不過早些年他就在那裡辦過工作坊。葛羅夫帶領過數千堂LSD療程，曾預測啟靈藥「之於精神醫學，將如同顯微鏡之於生物學，或望遠鏡之於天文學。這些工具讓人得以研究正常情況下無法直接觀察的重要過程」。*數以百計的人來到依沙蘭，希望能透過那顯微鏡一窺堂奧，他們往往是來參加葛羅

2 人類潛能運動（human potential movement）：興起於一九六〇年代的反文化大環境中，認為人身上還有諸多潛能尚未開發，若能加以發展就能使個人更為快樂、完滿、富創造力，因此也能連帶增進社會福祉。在開發自己潛能的同時，許多追隨者也開始協助他人開發潛能。——譯註

夫的工作坊，工作坊的目標對象則是希望能在執業時加入啟靈藥的心理治療師。今日在私底下進行此法的治療師、靈遊嚮導，有許多（甚可說大部分）都是在依沙蘭的「大屋」中拜在葛羅夫門下習得此套技藝。

LSD成為禁藥之後，依沙蘭是否仍繼續進行此項工作，不得而知，縱使有也不令人意外。此處位於大陸偏遠的邊陲，讓人不禁覺得聯邦執法也鞭長莫及。不過，至少在檯面上，當法律禁用LSD之時，此類工作坊也畫下句點。葛羅夫改為教授所謂的「整體自療呼吸法」，此法不靠藥物，而是藉由深沉、快速、有節奏的呼吸，通常還伴著響亮的鼓聲，來進入意識啟靈的狀態。話雖如此，依沙蘭在啟靈藥史上的地位並未隨著藥物遭禁而告終。有些人希望能推動此類分子重回文化之中，或用於輔助治療，或用來培養靈性，而依沙蘭就成了這些人聚會籌辦活動的地點。

一九九四年一月，傑斯設法讓自己受邀參加了一場依沙蘭聚會。那是某個周五晚上，在舒爾金家，聚餐後傑斯正在幫忙洗碗，這時他聽說有群治療師及科學家將要去碧蘇爾討論是否有可能復興啟靈藥研究。一九六〇年代末期華府關上了研究的大門，但當時有跡象顯示這扇門或許要開了，縱然只是開個小縫。從食藥局新上任的主管寇帝斯・萊特的態度看來（他正巧是格里菲斯從前在約翰・霍普金斯大學的學生），未來將會對啟靈藥的研究提案一視同仁，也就是只根據研究價值來評判。為了試試水溫，新墨西哥大學精神科醫師瑞克・斯特拉斯曼申請研究DMT（二甲基色胺）對於生理的影響，並獲得了許可。DMT是一種強效啟靈化合物，可於許多植物中找到，而此次的小型試驗則代表一九七〇年代之後啟靈化合物實驗第一次獲得聯邦政府許可，事後回想，確實是道分水嶺。

差不多同一時期，德布林和加州大學洛杉磯分校的精神科醫師查爾斯・葛洛普也成功說服政府通過MDMA的第一次人體試驗。（葛洛普是最早提倡啟靈藥重回心理治療的精神科醫師之一，並在之後進行了裸蓋菇鹼治療癌症患者的首次現代試驗。）*在葛洛普跟德布林一起參加依沙蘭聚會的前一年，普渡大學化學家暨藥理學家大衛・尼可斯發起成立海夫特研究院（紀念於一八七九年首次發現麥斯卡林的德國化學家海夫特），想取得資金贊助嚴謹的啟靈藥科學研究，只不過如這樣的壯志在當時還無法實行（之後海夫特研究院資助了許多裸蓋菇鹼的現代試驗）。一九九〇年代初期，如此零零星星的跡象顯示復興啟靈藥研究的條件逐漸成熟，讓人心生希望。整個黑暗時期一直懷抱著如此夢想的這一小群人開始小心試探，不動聲色地組織起來。

傑斯雖然初來乍到，既不是科學家也不是治療師，但還是開口詢問自己能否參加依沙蘭的聚會，並表示不會當閒人，就算要他倒水也沒關係。那次聚會討論的大都是啟靈藥有何可能應用於醫療，還有要展開基礎神經科學研究有哪些需求。傑斯發現，大家竟然不大留心這類化合物可能有的靈性價值。離開時他打定主意：「好，這裡有些操作的空間。我本來希望這些人能接手，但他們都忙著別的事。於是我決定向甲骨文請假。」一年後，傑斯的靈修會上路了。兩年後，一九九六年的一月份，靈修會在依沙蘭召開自己的會議，目的是在這場恢復啟靈藥地位的運動中開闢第二戰場。

那次聚會辦在依沙蘭的馬斯洛室——選在這裡倒也合適，因為會議室的名稱正是為了紀念心理學家馬斯洛，他提出了人類的需求層次，強調自我實現中「巔峰經驗」的重要性。聚會共十五人參與，多為「啟靈界長老」，也就是法迪曼、威利斯・哈曼這樣的治療師及研究人員，席間還有當時服務於甘迺迪學院的藥物政策專家（也是德布林的論文指導教授）馬克・克萊曼，以及史密斯、大衛・斯坦德拉修士、傑佛瑞・布朗夫曼等宗教界人士，其中布朗夫曼是美國UDV教會會長，也是西格拉姆酒業集團資產的繼承人。不過傑斯很明智，還邀請了圈外人查爾斯・「鮑勃」・舒斯特一同與會。舒斯特曾於雷根及老布希總統任內擔任國家藥物濫用研究院院長，傑斯跟他一點也不熟，兩人只在某場會議上聊過幾句，但那次碰面後傑斯就覺得舒斯特或許會願意受邀。

反毒戰爭背後一向有學院的建制派撐腰，而舒斯特正是學院的領袖，他究竟為何願意到依沙蘭來討論啟靈藥可能的靈性價值，這一直是個謎，直到有一天我有機會跟他的遺孀克莉絲艾琳・約翰森聊聊。約翰森也研究藥物，她描繪的舒斯特是個興趣廣泛、有無窮好奇心的人。

她笑著告訴我：「鮑勃這人太過開明，跟誰都願意聊。」舒斯特正如同國家藥物濫用研究院那個圈子的很多人，都知道啟靈藥不符合濫用藥物的特性，若讓動物選擇，動物並不會自行服用啟靈藥超過一次，而且典型啟靈藥的毒性極低。格里菲斯跟我說過，他覺得舒斯特自己很可能服用過啟靈藥，我問約翰森是否真有此事。（格里菲斯說：「他以前是玩爵士樂的，我不會意外。」）不過約翰森說沒有。她說：「他絕對感到很好奇。但我覺得他太害怕了。我們是喝馬丁尼的那種人。」我問，他是否追求靈性？「不算，不過我覺得他應該會希望自己是。」

傑斯不大確定舒斯特會如何看待那次聚會，於是安排心理學家法迪曼作陪，並要法迪曼探他口風。「第二天一早，詹姆斯就來找我說：『老鮑，任務完成。你挖到寶了。』」

據他夫人說，舒斯特在依沙蘭的那段時間十分開心。他參加了傑斯安排的團體擊鼓（沒擊過鼓，就不算去過依沙蘭），很驚異地發現竟能如此容易就不知不覺進入出神狀態。不過，眾人討論商議時，舒斯特也提出好些重要意見。他警告傑斯別碰ＭＤＭＡ，認為ＭＤＭＡ對大腦具有毒性，況且當時ＭＤＭＡ早已被認為是夜店藥物，名聲不佳。此外他也建議裸蓋菇鹼比ＬＳＤ更適合用於研究，主要是因為政治因素：聽過的人少得多，也因此沒有ＬＳＤ的政治和文化包袱。

等到聚會結束時，依沙蘭這群人已經定下幾個候選目標。有些目標定的比較低，比如起草靈性嚮導的倫理守則；有些則定的比較高，比如「找無可挑剔的研究者，在機構公開進行無可指摘的研究」，而且最好能「不藉由臨床治療的名義」。

傑斯告訴我：「當時並不確定那是否可能做到。」不過他跟同行都認為「若僅用於醫療，會是天大的錯誤」。為何說是錯誤？因為到頭來，傑斯對於人的心理問題並不是那麼有興趣，他有興趣的是人的心靈安適，是利用宗教顯靈劑讓健康的人過得更好。

依沙蘭那次會議後不久，舒斯特做了一件事，後來成為他最重要的貢獻：他向傑斯介紹自己的好友格里菲斯，說他正是傑斯要找的「無可挑剔的研究者」，還是「第一流的科學家」。

傑斯回憶舒斯特說過：「格里菲斯不論做什麼都全心投入，修練冥想也不例外。我們覺得冥想對他改變很大。」格里菲斯曾告訴舒斯特，自己對於科學日漸不滿，對於自己冥想時浮現的那類「終極大哉問」則越來越有興趣。舒斯特接著打電話給格里菲斯，跟他說自己在依沙蘭剛認識了一個有意思的年輕小夥子，說他兩人都對靈性有興趣，建議他們見個面。幾封電子郵件往返後，傑斯搭飛機到巴爾的摩與格里菲斯會合，一同到約翰・霍普金斯大學灣景醫學院院區的學生餐廳吃午飯，從此開始了一連串對話及聚會，最終二人於二〇〇六年合作進行約翰・霍普金斯大學那篇探討裸蓋菇鹼及神祕體驗的研究。

◆ ◆ ◆ ◆ ◆

然而這盤棋及這支科學團隊尚缺一子。格里菲斯過去所做的藥物試驗，用的多半是狒狒等非人靈長類，人類臨床研究的經驗相較之下少很多。他知道這個研究案需要找到厲害的治療師，用他的話來說，就是要找到「臨床高手」。正巧，幾年前傑斯在一場啟靈藥研討會中認識了一位心理師，不但符合資格，還住在巴爾的摩。更幸運的是，這位名喚比爾・理查茲的心理師在一九六〇、七〇年代帶領大量啟靈旅程，經驗可能是所有還在世的人當中除了葛羅夫以外（他也曾與葛羅夫共事過一次）最為豐富的。事實上，最後一劑合法的裸蓋菇鹼就是理查茲於一九七七年春天在春林州立醫院的馬里蘭精神醫學研究中心替一名美國人施打的。理查茲住在巴爾的摩一個林木蓊鬱的地區，叫溫莎山，此後十年，他一直在家中替人進行較為傳統的心理治療，一面靜候時機，耐心等待這世界想通，這樣或許哪天他就能再開始運用啟靈藥。

我第一次到他住家的辦公室跟他見面時，他跟我說：「長遠來看，這些藥物已存在至少五千年之久，好幾次冒出頭來，又遭到打壓，所以這是另一場循環。不過這種菇仍在生長，最終這類做法又會再度出現——至少我是這麼希望。」一九九八年他接到傑斯的電話，很快就和格里菲斯碰面，當時他不太敢相信自己竟如此好運。「那太令人激動了。」

理查茲七十開外，異常樂天開朗。他是串聯兩代啟靈藥治療的橋樑。他結婚時，伴郎是潘克。他曾在春林與葛羅夫密切共事，還去過紐約的密爾布魯克拜訪利里，利里被逐出哈佛後就在當地落腳。儘管他半世紀前就離開了中西部，但他仍然保有密西根州鄉下地方（他一九四〇年在該地出生）的說話模式。今天的理查茲留著白色山羊鬍，咯咯的笑聲很有感染力，許多句子最後都要加一句樂呵呵、宏亮的：「對齁？」

理查茲有心理學及神學的碩博學位，第一次接觸啟靈藥是在一九六三年就讀耶魯大學神學院時。那年他在德國哥廷根大學研習，發現自己對精神醫學系很有興趣，並在那裡聽說了一項研究計畫，計畫用了一種叫做裸蓋菇鹼的藥。

「我完全不知道那是什麼，不過我有兩個朋友參加了，經驗很有趣。」其中一人的父親死於戰時，那次經驗中他回到童年，發覺自己坐在父親的腿上。另外一人則產生納粹親衛隊在街上行軍的幻覺。理查茲呵呵笑著說：「當時我從沒有過像樣的幻覺，也想要更深入看看自己的童年。

那段時期我把自己的心智看作心理實驗室，於是決定志願參與。」

「當時大家還不了解心境跟場景的重要性。有人把我帶到地下室的一個房間，替我注射，然後放我一個人在那兒。」這明明是製造惡性靈遊的配方，理查茲的體驗卻恰恰相反。「我覺得自己陷入一幅畫面中，畫面非常細膩，看起來像伊斯蘭建築，寫著阿拉伯文，至於寫些什麼，我一無所知。然後我不知怎地就變成了這些精細繁複的圖樣，失去了一貫的身分。只能說神祕意識的永恆光輝現形了。我的覺知瀰漫著愛、美、和平，超越我從前所知或所能想像。只剩『敬畏』、『榮光』、『感恩』這些詞語是適切的。」

對於這類經驗的描述，聽起來總有些空洞，至少與試圖要傳遞的情緒衝擊相比是空洞了些——遇上了改變一生的事件，字詞是有可能顯得渺小。我跟理查茲提了這點，他微微一笑。「你得這麼想，假設有個穴居的原始人被傳送到曼哈頓中心，看見公車、手機、摩天大樓、飛機，然後嗖的一下，他被送回原本的山洞裡。關於剛才的經驗，他會說什麼？『很大，很厲害，很吵。』他的詞彙裡沒有『高樓大廈』、『電梯』、『手機』，也許他直覺感到那個場景有某種意義或秩序，但所需的字詞還不存在。需要五千種色調的時候，卻只有五枝蠟筆。」

旅程到了一半，有個精神科住院醫師路過房間，停下腳步想看看理查茲的狀況。醫師要他坐起來，檢查他的反應能力，用小小的橡膠槌輕輕敲了敲他膝蓋的肌腱。理查茲記得自己「憐惜還在襁褓中的科學。研究人員毫不知道我內在感受的世界發生了什麼事，不知道那說不出的美，也不知道這對我們所有人可能有多重要。」之後過了幾天，理查茲回到實驗室，問：「你們給我用的是什麼藥？怎麼拼寫？」

「我此後的一生，都是註腳。」

然而，儘管之後他又用了幾次裸蓋菇鹼，都無法再產生一次神祕體驗。理查茲開始想，或許他誇大了第一次的靈遊。過了一段時間，潘克剛寫完和利里在哈佛進行的研究生論文，來到理查茲的大學，二人交上了朋友。（二人在德國時，理查茲帶潘克經歷了他第一次的啟靈之旅，之前潘克在哈佛顯然從未服用過LSD和裸蓋菇鹼，覺得這有可能會影響聖周五實驗的客觀性。）潘克建議理查茲再試一次，不過這次所在的房間有輕柔的燈光，有植物，還有音樂，使用的劑量也較高。理查茲又一次得到「深刻得不可思議的體驗。明白自己並沒有誇大第一次的旅程，實際上還忘了八成」。

理查茲對我說：「我從未懷疑這些實驗的效度。這就是商羯羅口中，還有普羅提諾、聖十字若望及埃克哈特大師[3]筆下的神祕意識領域。這也是馬斯洛所謂的『巔峰經驗』，只不過他不靠藥物就能達成。」理查茲到布蘭戴斯大學攻讀心理學時，就拜在馬斯洛門下。「馬斯洛是天生的猶太神祕主義者，只要躺在後院就有神祕體驗。啟靈藥是給我們這些比較沒有慧根的人用的。」

從最初幾次啟靈探索之旅歸來後，理查茲就對三件事深信不疑。其一，偉大的神祕主義者和經歷過高劑量靈遊的人，兩者口中的神聖體驗是同一種體驗，而且是「真實」體驗，也就是說，那並非僅是憑空想像。

「只要在意識裡走得夠深或夠遠，就能邂逅神聖。那不是人造出來的，而是在那裡等著人去發現。而且這會真切地發生在信徒及非信徒身上。」其二，無論是由藥物還是其他方法所導致，這些神祕意識的經驗都極有可能就是宗教最初的基礎。（理查茲之所以認為啟靈藥應該融入神學生教育，有部分就是基於這個原因。）其三，意識屬於宇宙而非大腦。就這個問題而言，他與法國哲學家柏格森看法一致。柏格森認為人類的心智是某種無線電接受器，能夠接收到外界的能量及訊息頻率。理查茲打個比方：「你若想找到昨晚報新聞的那個金髮女郎，不會到電視機裡頭去找人。」電視機跟人腦一樣，一定要有，但有了還不夠。

一九六〇年代理查茲唸完研究所，在巴爾的摩城外的春林州立醫院找了份研究員的工作。啟靈藥研究最難以置信、最違反事實的歷史就在那兒靜靜展開，遠離那些圍繞著利里的喧囂及光環。的確，利里的那套說法太過強大，歪曲了大家所認知的歷史，讓我們許多人都以為利里來到哈佛之前世上並無正規的啟靈藥研究，在他被開除之後也沒有。理查茲替最後一名志願者施用裸蓋菇鹼是在一九七七年，其實在那之前，春林醫院一直積極進行一項（沒有那麼多爭議的）啟靈藥研究計畫，經費大多來自國家心理衛生研究院。此研究案很有雄心壯志，研究的對象包括：思覺失調症者、有酗酒及其他成癮問題者、飽受焦慮之苦的癌症病患、宗教及心理健康專業人士，以及嚴重人格違常的患者。一九六〇年代初期至七〇年代中期，有數百名病患及志願者在春林醫院接受了啟靈藥治療，許多案例的研究設計完善，研究人員從中獲得極佳成果，也經常在《美國醫學會雜誌》及《一般精神醫學彙刊》等同儕審查期刊上發表。（格里菲斯的意見是這些研究大多「可疑」，不過理查茲跟我說：「這些研究並沒有格里菲斯那些人暗指的那麼差。」）今天約翰·霍普金斯大學、紐約大學等地的研究，多少都已先在春林出現過，這相當了不起。確實，當代啟靈藥實驗中，要找到一九六〇或七〇年代未曾在馬里蘭做過的，還真不容易。

春林的啟靈藥研究曾大獲民眾支持，至少在一開始是如此。一九六五年，哥倫比亞廣播公司播出了一段一小時的「特別報導」，讚許該院的酗酒者相關研究，片名叫做《ＬＳＤ：春林實

3 商羯羅（Shankara，西元七八八年至八二〇年）是印度婆羅門教的哲學家及神學家。普羅提諾（Plotinus，西元二〇四或五年至二七〇年）為希臘化時期的重要哲學家。聖十字若望（Saint John of the Cross，西元一五四二至一五九一年）為西班牙神祕主義者、加爾默羅會修士和神父。埃克哈特大師（Meister Eckhart，西元一二六〇至一三二六年）德國神學家、哲學家、神祕主義者。——譯註

驗》。節目迴響十分正面，甚至還促使馬里蘭州議會在春林州立醫院院區設置了造價數百萬美元的研究機構「馬里蘭精神醫學研究中心」，聘請葛羅夫、潘克、理查茲來協助營運，此外還有數十名治療師、精神科醫師、藥理學家及行政職員。還有一件今天聽來也一樣難以置信的事，理查茲告訴我：「不論在何時，新人到職以後，職務訓練都包括幾堂ＬＳＤ療程。我們可是握有權力的人！不這麼做，要怎麼敏銳看出病患的心智發生了什麼事？真希望今日我們在霍普金斯也能這麼做。」

春林如此雄圖的研究計畫一直持續到一九七〇年代，由此可看出啟靈藥研究之所以受到壓制，原因要比傳統那套說法更複雜。有些研究案（比如法迪曼在帕羅奧圖進行的創造力試驗）的確遭華府喊停，不過其他拿長期經費的案子則獲准繼續進行到經費用完，最終也的確因經費用罄而告終。啟靈藥圈子裡有許多人以為政府終止了所有研究，實則不然，政府只是讓拿到許可變得更為困難，而財源也逐漸枯竭。隨著時間過去，研究人員發現除了政府官僚體制及財源的重重關卡之外，還必須扛得住別人的竊笑——要是告訴同事，你在做ＬＳＤ的實驗，他們會有什麼反應？到了一九七〇年代中期，啟靈藥已變成科學之恥，倒不是因為沒有做出成果，而是因為在世人眼中，啟靈藥往往等同於反文化，也等同於利里等不光彩的科學家。

然而一九六〇至七〇年代春林所做的啟靈藥研究並無任何可恥之處。彼時彼地，看起來卻像是大勢所趨。理查茲回想當年情景：「我們覺得這是精神醫學最不可思議的一塊新領域。大家會圍著會議桌坐下，討論這項工作將會需要幾百、甚至幾千名治療師，該怎麼訓練他們——而且你瞧，我們今天又談起這件事了！那時還有國際的啟靈藥研究會議，歐洲各地都有同行在進行類似的工作。這個領域正在起飛。但是到了最後，社會形勢還是比人強。」

一九七一年，尼克森總統公開表示窮途末路的心理學教授利里是「全美頭號危險份子」。啟靈藥孕育了反文化，而反文化又削弱了美國年輕人參戰的意願。啟靈藥是反文化的神經化學基礎建設，尼克森政府想藉著打擊這一塊來削弱反文化的勢力。

啟靈藥研究終究免不了遭到打壓嗎？我訪問過的許多研究人員都認為，若是這些藥物沒有跳出實驗室的牆，或許尚可避免，而無論是否公允，大多數的人都把這事怪到利里的「譁眾取寵」、「品性不端」、「狂熱傳道」上。

葛羅夫認為，啟靈藥解放了一九六〇年代美國的「酒神成分」，威脅到這個國家的清教徒價值，但這樣的價值原本就注定會被丟棄。（他告訴我，他認為同樣的事可能會再次上演。）格里菲斯則指出，美國並非第一個感覺遭啟靈藥威脅的文化。羅伯特・高登・華生之所以得重新發掘墨西哥的神奇蘑菇，就是因為西班牙人將其視為異教的危險工具，於是加以打壓，而且成效卓著。

第一次碰面時，格里菲斯對我說：「從這件事就能看出，各文化有多麼不願意面對這類化合物可能造成的改變。原初神祕體驗會創造出太多權力，有可能威脅到現有的階層結構。」

◆　◆　◆　◆

到了一九七〇年代中期，春林的ＬＳＤ研究工作（多半由州政府資助）成了該州首府安納波利斯的政治燙手山芋。一九七五年，正在調查中情局的洛克菲勒委員會發現中情局一直在馬里蘭州德特里克堡進行ＬＳＤ實驗，這些實驗都隸屬於該局的MK-Ultra人類心智控制計畫。（委員會公布的一份內部備忘錄簡明扼要地闡述了中情局的目的：「能否控制一個人，使他違背自身意願，只遵從我們的命令，甚至不顧根本的自然法則，譬如保全自身？」）*這洩露了中情局一直在給政府雇員及平民百姓下藥，遭下藥者毫不知情，且至少有一人死亡。而馬里蘭納稅人的錢也被拿來支持LSD相關研究，這個消息很快鬧成醜聞，終結春林啟靈藥研究的壓力也變得難以抵擋。

理查茲回憶道：「很快就只剩我跟兩個祕書，然後就結束了。」

春林的工作終止時被擱下的研究線索，未來將由格里菲斯拾起。第一波的啟靈藥研究曾經大有可為，最後竟因為與科學毫不相關的原因而告終，這件事令他百感交集。「最後我們都把這些化合物妖魔化了。你能想到還有什麼科學領域也被認為這麼危險、這麼禁忌，導致幾十年來所有研究都不能再繼續的嗎？這在現代科學前所未見。」還有許多科學知識就這樣被抹去，數量之龐大，或許也是前所未見。

一九九八年，格里菲斯、傑斯、理查茲大致根據聖周五實驗設計了一項先導研究。理查茲指出：「那並不是心理治療研究。這個研究的設計，是要確認裸蓋菇鹼能否引發超然物外的體驗。我們能獲得許可，把裸蓋菇鹼用在健康的一般人身上，從這點就能看出格里菲斯平素在約翰・霍普金斯及華府有多受人敬重。」一九九九年研究計畫通過，不過在這之前已經先大費周章地在約翰・霍普金斯及食藥局、緝毒局通過了五道審核。（格里菲斯在約翰・霍普金斯的許多同事都質疑此一計畫，擔心啟靈藥研究可能會影響聯邦補助，其中一人告訴我：「精神醫學系還有整個學校都有人質疑這項研究，畢竟這類化合物背負著太多六〇年代的包袱。」）

理查茲告訴我：「我們深信，這些委員會的委員都是很棒的科學家。運氣好的話，說不定還有幾個在大學時代試過啟靈蘑菇。」格里菲斯成為試驗的主任研究員，理查茲是臨床主持人，傑斯則繼續在幕後出力。

「足足中斷了二十二年後的第一場治療，我印象非常鮮明。」理查茲回憶道。我跟他當時就在約翰・霍普金斯的治療室裡，我坐在長椅上，平時志願者就躺在這上面展開旅程。至於理查茲坐的那張椅子，自一九九九年以來，他就坐在那兒帶領了一百趟以上的裸蓋菇鹼靈遊。這個房間感覺不像是實驗室中的一個房間，更像是某個人的小窩或是客廳，裡頭擺著一張舒適的沙發，牆上隱隱繪有具靈性色彩的圖案，邊桌上擺著一尊佛像，還有好些架子，上頭放著一株巨大的石頭蘑菇，以及五花八門不專屬於任一宗教派別的靈性器物，此外還放了一只小小的金杯，用來裝志願者的藥片。

「那個人，他就躺在你現在坐的長椅上，淚流滿面。我心想：這體驗多麼美、多麼有意義！多麼神聖。這怎麼會被法律禁止？這就像是宣布踏進哥德式大教堂違法、去博物館違法，或者看夕陽違法！

「說真的，我從沒料到有生之年這件事能再次發生。看看我們走到哪裡了，約翰・霍普金斯的研究已經進行了十五年，比春林還多五年。」

◆　◆　◆　◆

一九九九年，巴爾的摩、華府地區幾家周刊上陸續出現一則十分古怪卻又讓人好奇的廣告，大標是：「對靈性生活有興趣嗎？」

大學中與宗教顯靈劑相關的研究已捲土重來（大抵而言，宗教顯靈劑指的是南美仙人掌素、神聖蘑菇等能召喚神靈的物質）。此領域的研究包含精神藥理學、心理學、創造力提升、靈性。欲了解是否有機會參與機密的宗教顯靈劑研究案，請洽免付費電話

1-888-585-8870。www.csp.org。

不久之後，理查茲和瑪莉・科西馬諾一起替某個美國人施用了二十二年來第一劑合法的裸蓋菇鹼。（科西馬諾是社工，也是學校輔導老師，理查茲聘請她協助自己帶領啟靈藥療程。）接下來幾年，霍普金斯的團隊進行了三百場以上的裸蓋菇鹼治療，對象形形色色，有健康的一般人士、冥想老手與新手、癌症病患、希望戒菸的癮君子，還有宗教界人士。這麼多類型的志願者看到的體驗究竟為何，我十分好奇，尤其想知道第一群人，也就是健康人士的看法，一來是因為他們參與的這項研究在歷史上將會十分重要，二來則因為我覺得他們會最像……嗯……最像我。合法使用、經專業人士引導、極為舒適的高劑量裸蓋菇鹼體驗，到底會是什麼樣子？

不過，第一場實驗的受試者和我也並非一模一樣，畢竟當時我要是讀到「對靈性生活有興趣嗎？」應該不會當一回事。最早的那群受試者當中並沒有鐵石心腸的無神論者，其中十多人接受了訪談，從訪談中可以看出許多人、甚至大多數人在參加這個研究時，或多或少都有靈性傾向。有個人是能量治療師，有個男人完成了〈鐵約翰〉[4]故事中的旅程，有個人從前是聖方濟會的修士，有個人是藥草師。還有一個物理學家對禪有興趣，另外有個哲學教授則對神學有興趣。格里菲斯承認：「我們的興趣在於靈性效果，一開始就造成條件偏誤（倒向那個方向）。」

話雖如此，格里菲斯仍煞費苦心設計研究，以控制期望效應[5]。這有部分要歸因於他的疑心病。對於藥物竟能產生和他冥想時一樣的神祕體驗，他懷疑道：「這對理查茲來說千真萬確，對我來說則是假說，所以我們得去控制理查茲的偏誤。」所有的志願者都「未曾有過幻覺」，因此並不知道吃下裸蓋菇鹼會有什麼感覺，而且無論是他們本人還是監測者都不知道在每一場拿到的是裸蓋菇鹼還是安慰劑，也不知道安慰劑究竟是糖錠，還是五、六種精神活性藥物中的某一種。

事實上，實驗所用的安慰劑是利他能，而且結果發現監測者每四次就有一次會猜錯受試者手中的藥錠成分。

即便已經過了多年，我訪談的志願受試者都能記起試驗中的體驗，細節鮮明，長度可觀，一談都得談上幾小時。這些人都有重大的故事，好些人說那是人生中最有意義的經歷，他們顯然也很珍惜有機會以面談、Skype通話或是透過電話為我重溫那趟旅程。研究也要求志願者在體驗出現後不久寫下報告，所有接受我訪談的人也都很樂意分享。這些報告讀起來很奇異，卻又引人入勝。

訪談過的志願者中，許多人都提到一開始感受到一陣陣的極度恐懼和焦慮，然後才在照看者的鼓勵下將自己交給這次體驗。理查茲根據過去帶領的數百場啟靈旅程，預先擬定了一套「飛行操作指南」，而這些照看者就依照指南行事。旅程開始之前，所有人要花八小時準備，過程中嚮導會帶著志願者細讀這些指南。

飛行操作指南建議，嚮導應誦唸「順其自然」、「信任、放開、開放」等真言。有些嚮導喜歡引用約翰・藍儂的歌詞：「關上思緒，放鬆，順流而下。」

他們會跟志願者說，有可能會體驗到「自我或日常本我的死亡／超脫」，但這「之後總會重

4 鐵約翰（Iron John）：格林童話中的一則成長寓言，講述男孩在野人的幫助下成為成熟的男人。一九九〇年美國詩人羅勃・布萊（Robert Bly）出版了一本同名書籍，藉由分析前述寓言故事，提出了理想的男性形象以及成長的重要階段，暢銷一時。——譯註

5 期望效應（expectancy effects）：在科學實驗進行中因為監測者或受試者預期特定的測試結果，而無意識地影響了實驗步驟或錯誤解讀實驗結果。——編註

生／回到時間及空間中的常規世界。最能安然回歸正常的辦法，就是將自己無條件交託給逐漸浮現的體驗。」操作指南也要求嚮導提醒志願者，他們永遠不會被孤伶伶地丟下，旅程中也無需擔心肉身，因為有嚮導在照看著。如果覺得自己「即將死去、融化、消解、爆炸、發瘋諸如此類的，就去吧。」志願者也得接受小考：「要是看到一扇門，你怎麼做？看到樓梯，你怎麼做？」當然，正確答案是「打開」跟「爬上去」。

如此細心的準備，也意味著大概無法避免某種預期效益。畢竟，研究人員是在協助對方做好準備迎接重大經驗，而這樣的經驗將涉及死亡與重生，還可能讓人脫胎換骨。我問格里菲斯，志願者是否有「被預示」可能會有某種體驗，他指出：「要是不先警告志願者可能會發生這些事，就太不負責任了。」其中一名志願者（那個物理學家）告訴我，每一場結束後填寫的「神祕體驗問卷」也會讓人產生預期。某個不怎麼樣的場次之後（很可能是吃到安慰劑），他寫道：「我渴望看到問卷中暗示的東西，能見到萬物生生不息、彼此相連，能遇見虛空，或是諸神現身之類的。」在這一點及種種因素的影響下，霍普金斯大學的裸蓋菇鹼體驗似乎不僅僅是這種強效分子的產物，也牽涉到志願者事前的準備及預期、照看者的技巧和世界觀、理查茲的飛行操作指南、房間的裝飾、鼓勵人向內關照的眼罩還有音樂（音樂在我聽來大多都有明顯宗教意味）。此外，這話說出來雖然可能不中聽，但實驗設計者的思想也確實影響了體驗。

啟靈藥最關鍵的特色是有強烈的暗示感應性，因此就某方面來說，也難怪約翰·霍普金斯第一批志願者中有如此多人都經歷了震撼的神祕體驗，畢竟實驗的三個設計者都對意識的神祕狀態極有興趣。（同理，也難怪我訪問的歐洲研究人員都無法像美國研究者那樣，在受試者中看到那麼多例神祕體驗。）然而，雖說有這麼多的預示，但一個個志願者向我描述的人生中最具意義或最重大的經驗，就是未曾出現在拿到安慰劑的人身上。

在志願者從小金杯中拿出藥錠服下但尚未感到任何效果的時候，格里菲斯通常會到治療室祝對方旅途愉快。他往往會打一個特殊的比方，我訪談的志願者都表示印象深刻。據理查•布思比回憶，格里菲斯說：「想像自己是被轟的一聲送到外太空的太空人。」布思比是哲學教授，志願參加霍普金斯大學的實驗時大約五十出頭。「你要回應無法想像的事物，傾聽一切，無論找到什麼，都要去接觸。但你大可放心，我們會在這兒照看。把我們想成是航管人員。有我們保護你。」

對那個被轟的一聲送入太空的太空人而言，升空時的戰慄、離開地球引力場時的壓力，都可能十分難受，甚至害怕。有好些志願者描述自己在感到自我迅速崩解時奮力想留住寶貴性命。布萊恩•透納在踏上靈遊旅程時四十五歲，是任職於（通過國安許可的）私人軍事服務公司的物理學家，他這麼形容：

我可以感覺自己的身體在溶解，先從腳開始，到後來全都消失了，只剩左邊下巴。真的很不舒服，能數得出來我只剩幾顆牙齒，還有下巴的底部。我知道，要是連那都不見了，我這個人也就沒了。然後想起來，他們跟我說過，無論遇到什麼可怕的事情，都要迎面走去。所以我開始好奇那到底是怎麼回事，不再試圖迴避死亡。我開始詢問，而非退縮不前。這個時候，整個情況消溶為一種愉悅而輕飄飄的感覺，有陣子我還變成了背景音樂。

之後不久，他發現自己身處「一個大洞穴中，過往人際關係全都像冰柱一樣掛在洞中：二年級時坐在我旁邊的人、高中的朋友、第一個女友，所有人都在，都封存在冰柱中。很酷。我一個個回想，回憶起我們關係中的所有點點滴滴。那是回顧，跟我人生的軌跡有關。是這些人造就了後來的我。」

艾咪・夏赫內三十來歲，是營養師兼藥草師，在某次出事後來到霍普金斯大學。她以前熱愛跑步，讀的是森林生態學，後來從樹上掉下，摔碎了腳踝，從此跑步和林業生涯雙雙告終。那次靈遊最開始的一段時間，一波波的罪惡感與恐懼感讓艾咪無力招架。

「我看到的是十九世紀的畫面，我站在高台上，身旁有兩個人正往我脖子上套繩圈，一旁有群眾圍觀，為我即將死去而大聲叫好。我感覺渾身罪惡，就是很害怕。我置身地獄。然後我記得理查茲問：『怎麼了？』」

夏赫內繼續說：「我感覺到很重的罪惡感。理查茲回我：『這是人類常見的經驗。』他話一出，整幅吊刑的畫面化成像素，然後就這麼消失了，取而代之的是一種無比自由、萬物一體的感受。那對我很有啟發。讓我明白要是能說出並承認某種感受、向某個人坦承，就能把那感受放下。現在我長了些歲數，也多了點智慧，可以靠自己做到。」

過了一會兒，夏赫內發現自己坐在鳥背上飛翔，周遊世界，穿梭時空。「我意識還夠清楚，知道自己的身體躺在長椅上，但我正逐漸離開身體，親自體驗這些事情。我發現自己跟某地的原住民部落圍成一圈擊鼓，我正在接受治療，但同時也是治療者。那對我來說意義重大。因為我不是這個傳統出身〔指治療者〕，我一直覺得自己從事藥草工作是在騙人，但這個景象讓我看到我和植物還有使用植物的人相連，不管植物是用來舉行儀式，還是當啟靈藥，還是做沙拉都一樣！」

後來又有一次，夏赫內重新感受到年少時的男友，那個男孩十九歲就死於車禍。「突然，我感覺菲爾有一部分住在我的左肩。我從沒有過這樣的經驗，但那感覺太真實了。我不知道他為什麼是黃的，又為何住在我左肩——這有什麼意思嗎？但我不在乎。他回來了，和我在一起。」像這樣重新感受到亡者的經驗並不少見。布思比二十三歲的兒子有多年藥癮，在前一年自殺了，而布思比告訴我：「現在，奧立佛給我的存在感比以前都要強。」

無論經驗有多驚悚、多詭異，實驗方在準備過程中都會再三強調，將自己交給經驗無比重要，而這在許多人的靈遊及之後的人生歷程中也舉足輕重。布思比是哲學家，他很看重這項建議，也發現可以把這個概念當成工具去即時形塑靈遊經驗。他寫道：

開始後不久，我就察覺藥物的作用竟如此呼應我自身主觀的決斷。如果我因為整個經驗越來越激烈而變得焦慮緊繃，那麼整個場景似乎也繃緊了起來。但如果我有意識地提醒自己要放鬆，要任憑自己進入體驗之中，效果會很驚人。我似乎發現自己置身在一個原本就很巨大而此時突然裂開來向四面八方延伸的空間中，眼前起伏的形狀似乎炸開來，出現新的、更奢華的圖樣。無限再乘上另一層無限，這種感覺排山倒海而來。內人接我回家時，我開玩笑對她說，我覺得自己剛才彷彿一次次被吸進神的屁眼裡。

布思比的經歷聽起來非常類似典型的神祕體驗，只不過在一長列的西方神祕主義者中，他是第一個從那個孔徑進入神域的。

譫妄得很深的時候，我想到自己要不是快死了，要不就是——說來也怪——已經死了。所有能讓我安全依附在可靠的現實感之上的節點都剝落了。為什麼不乾脆覺得我已經死了呢？我心想，若這就是將死的感覺，那就這樣吧。這種感覺，我怎麼有辦法拒絕？

此時此刻，在這次體驗最深入的時刻，我感覺夢與醒、生與死、內與外、自己與他者等平時用來組織這些對立意見的分類全都朝彼此崩塌……現實似乎向自身摺疊，用某種大喜大悲的邏輯向內引爆。然而就在這幻覺的颶風之中，我卻有一股終極昇華的感受，十分詭異。我還記得自己一遍遍喃喃自語說：「沒什麼要緊的，再沒什麼要緊的事了。我明白了！一點也不要緊！」

然後就結束了。

最後幾小時，現實慢慢地、從容不迫地縫合了自己。配合著幾首感人肺腑的合唱音樂，我感到一股凱旋般的重新覺醒，無比動人，彷彿是折磨人的漫漫長夜之後，新的一天逐漸露出曙光。

◆ ◆ ◆ ◆ ◆

在訪問布思比及同一批志願者的期間，我也閱讀了詹姆士在《宗教經驗之種種》書中描述的神祕意識，希望能找出自己的方位。我收集到的文字及意象有如滾滾湍流，而詹姆士所言，許多也的確有助於從中找到方位。詹姆士在討論意識的神祕狀態之前，先在開場白中承認：「自身之體質，幾至無法盡享此道之樂。」*「幾至」無法，其實詹姆士對於神祕狀態的所知所學，並非僅透過閱讀，也經由親試藥物（包含笑氣）點滴累積。

神祕體驗是如此難以掌握，而詹姆士也並未試圖加以定義，而是提供了四個「標記」，藉由這四個標記或許就能辨識出神祕體驗。第一個，也是在他看來最「便捷」的一個，便是無法言喻：「其主題會立即表示自己無以名狀，說言詞無法盡述自身的內容。」*布思比可能是唯一例外，其他受訪的志願者雖不屈不撓努力嘗試，仍一度因為難以傳達自身經歷的沛然威力而感到喪氣。我經常聽到「你得親身經歷」這句老話。

知悟性則是詹姆士提出的第二個標記：「神祕狀態對經歷者而言，似乎也是『知』的狀態……是開悟，是充滿意義、極其重要的天啟……一般而言還伴隨著高高在上的感覺，十分奇妙。」*

每個受訪的志願者都覺得，那次經驗帶來的答案多過問題，雖說明明就是嗑藥的經驗，但說來也妙，答案卻不知怎地堅實無比、歷久彌新。約翰・海斯，心理治療師，五十開外，是霍普金斯大學研究的第一批志願者。

我感覺種種神祕逐漸揭開面紗，但又都覺得十分熟悉，更像是提醒我一些早已知曉之事。受到啟蒙，得以一窺多數人都不知其存在的某些存在面向，還明確感到死亡乃虛幻，意即死亡不過是扇門，供人走過，進入另一個存在之地，意即人源自永恆，終將回歸永恆。

我想，他所言不假，但對於一個正經歷神祕體驗的人來說，這樣的慧見具有開示真理的力量。

從啟靈旅程所獲得的點滴慧見，有許多都顫巍巍落在深刻與無比平庸之間。布思比是知識分子，深諳反語之道，他就苦於無法用詞語來描述某次裸蓋菇鹼靈遊所揭示的關於人性本質的深刻真相。

有時我幾乎要為此而難為情了，彷彿那所說的是在這片宇宙幻景中，愛情大獲全勝，而這總會讓人嗤之以鼻地聯想到市售賀卡上的陳腔濫調。話雖如此，我因那次所得到的基本慧見，大抵而言還是震撼人心。

這名哲學教授究竟悟得了什麼震撼人心的見解？

「愛戰勝一切。」

詹姆士曾談及這些神祕慧見有多平庸：「有時人會突然對於某句格言或某個慣用語句的意涵深有感觸。*我們驚嘆：『這話我聽了一輩子！但直到現在才全然明白。』」針對顯而易見之事，那樣一趟神祕之旅似乎提供了揭開箇中奧祕的研究生教育。然而，自體驗歸來的人會以嶄新的方式理解這些陳詞套語，原先不過是知道，現在卻是感受到，那些話因此有了威信，令人深信不疑。而且，那樣的深信不疑，往往關乎愛的至高無上。

克琳・索克，五十來歲，是人生教練暨能量治療師，她形容某場體驗「改變了一切，深切打開我的心胸」。在那趟靈遊的高潮，她遇到了神，神自稱「我是」。她回憶，神現身後，「我的每一道脈輪迸發，然後有一道光，是純淨的、愛和神性的光，光與我同在，無需言語。處在如此絕對純淨神聖的愛之前，與愛融為一體，四周能量迸發。光是談論這神，十指便如有電流通過，祂似乎穿透了我。我現在知道，人的存在，核心便是愛。在那次體驗的巔峰，我確確實實捧著賓拉登的臉，看著他的眼睛，感受到他純粹的愛，也將愛給他。核心不是邪惡，是愛。我對希特勒也有同樣的感受，還有某個北韓人。因此我想，我們都具有神性。這不是知識上的知道，而是一種關鍵的會意。」

我問索克，她為何能如此確定這不是夢，也不是藥物引發的幻想，結果發現這樣的暗示和她的知悟感全然無法相比。「這不是夢，這跟你我現在正在講話一樣真實。要不是有親身體驗，我也不會懂。現在它已經深植我的腦中，所以我能和它相連，而且經常履行。」

最後這點，詹姆士在討論神祕意識的第三個標記「稍縱即逝」時曾間接提及。雖然神祕狀態無法維持太久，卻會留下痕跡，並反覆再現，「而從一次再現至另一次，便能夠持續培養出某種東西，讓人感覺到內在的充實和重要性。」*

詹姆士的分類中，第四個也是最後一個標記，便是神祕經驗本質上的「順服」。「經歷神祕者，感覺彷彿自身意志暫停，有時甚至覺得彷彿遭更高的力量攫住、掌握。」*這種暫時臣服於更高力量的感覺，讓人覺得自己已永遠脫胎換骨。

受訪的霍普金斯實驗志願者，多半是在十或十五年前經歷裸蓋菇鹼靈遊，但他們卻仍能鮮明感受到靈遊的效果，有些人甚至每天都有感覺。「裸蓋菇鹼用一種我從未經歷過的方式，喚醒了我的慈愛及感恩。」問到效果是否持續時，有位不願具名的心理師跟我說：「信任、放開、開放還有活在當下，都是我當時用來檢驗經驗的試金石。現在，我並非單純相信，而是確實知道這些事情。」她已將理查茲的飛行操作指南化為人生手冊。

布思比也很類似，他將體悟到的放開化為某種行為準則：

那次過程中，這種放鬆之道成了大徹大悟的基礎，這是因為我突然明白，這種放鬆的精神，這種精神上達到圓滿、信賴與愛的敞開，便是人生的真諦與目的。人生在世的任務，正包含某種形式的放開。放開恐懼，放開期待，就是試圖將自身全然交給當下的衝擊。

心理治療師海斯靈遊歸來，「原先感受到的實在，而今已經動搖」，取而代之的是深信「平常感知的現實之下，還有一層現實。這影響了我的宇宙觀：原來現世之外，還別有天地。」海斯尤其建議中年人應有此體驗，畢竟正如榮格所說，體驗玄奧有助於應對人生下半場。海斯還補上一句：「我不會建議年輕人這麼做。」

至於夏赫內，在霍普金斯所經歷的旅程讓她更投入草藥領域（目前她服務於北加州一家營養補充品製造商），也讓她確定要和丈夫離婚。「現在我把一切看得很清楚。那次結束，我先生要來接我，他遲到了。我省悟了，我倆一直都是這樣。我們就是很不一樣的人。我那天很慘，需要他準時過來。」夏赫內在車上對丈夫宣布了這事，而且再也不回頭。

聽這些人描述人生如何因裸蓋菇鹼靈遊的啟發而改變，讓人忍不住好奇，約翰・霍普金斯的治療室是不是就像科西馬諾向我形容的那樣，是「人類脫胎換骨的工廠」。科西馬諾是靈遊嚮導，她在那個治療室裡待的時間，可能比其他人都長。有個志願者告訴我：「從今往後，我心中自己的人生分為吃下裸蓋菇鹼之前和之後。」體驗過裸蓋菇鹼之後，透納辭去私人軍事服務公司的工作，搬到科羅拉多州學禪。接觸裸蓋菇鹼之前，他接觸過冥想一次，但「現在我有動力了，因為我嘗過終點的滋味。」既然預先看到了禪修可以讓他獲得嶄新的意識模式，他現在願意勤修苦練。

透納現在是受戒的禪宗僧侶，但也仍是物理學家，服務於一家製造氦氖雷射的公司。我問他，同時從事科學與靈修，是否有任何矛盾。「我不覺得有衝突。不過，在霍普金斯發生的事情影響了我對物理的看法，我明白科學就是無法進入某些領域。科學能帶你抵達大霹靂，卻無法帶你超越大霹靂。要一窺其中究竟，你需要不同類型的儀器。」

後來，約翰・霍普金斯大學對第一批接受研究的健康人士進行了追蹤研究，而前述這些人脫胎換骨的奇聞也在研究中獲得有力證實。約翰・霍普金斯團隊中的心理師麥克萊恩處理了五十二名志願者的調查資料，包含團隊針對志願者指定的親朋好友所做的後續訪談，結果發現接觸裸蓋菇鹼的經驗對許多人的性格都造成深遠改變。*具體而言，有過「完整神祕體驗」的志願者（是否完整，根據他們填寫〈潘克—理查茲神祕經驗問卷〉的分數而定）除了身心安適的狀況持續改善之外，長期而言，「經驗開放性」的人格特質也增加了。心理學家用五種特質來評估人格，其中一種就是經驗開放性（其他四種是認真性、外傾性、宜人性、神經質），包含審美及敏感度、幻想與想像，以及能否包容他人意見及價值。從開放性也能推測此人在藝術及科學方面是否具創造力，可想而知也代表是否願意考慮與當前科學相左的想法。成人的人格能有如此深遠持久的改變，相當少見。

然而，這些變得更為開放的變化並不僅限於霍普金斯實驗中的志願者，負責照看他們的人也談到因為親眼見證這些旅程而獲得改變，有時改變的方式還令人意想不到。麥克萊恩在霍普金斯大學服務時，帶領過數十場的體驗，她跟我說：「一開始我是偏向無神論的，但後來開始在每天工作中看到和這個信仰相左的事情，和那些服用了裸蓋菇鹼的人坐在一起，我的世界變得越來越神祕。」

我在某個周日最後一次採訪布思比，兩人在巴爾的摩現代美術館悠悠哉哉吃早午餐，快吃完時他看著我，臉上的表情幾乎有如傳福音般熱切，又帶點同情。那熱切來自他在約翰・霍普金斯曾一窺「珍寶」，同情則來自我這個跟他說話的人仍未曾體驗過幻覺。

「你要是嫉妒的話，我不怪你。」

◆ ◆ ◆ ◆ ◆

接觸了這些霍普金斯實驗的志願者，確實讓我覺得有些嫉妒，此外還生出了許多疑問，遠比所獲得的答案要多。這些人從啟靈之旅帶回的「慧見」，到底該怎麼評價？應該賦予多高的地位？這些醒著的夢境，用某個志願者的話來說就是「內心的電影」，那麼拍攝這些電影的素材到底來自何方？來自無意識？來自嚮導及實驗場景的暗示？又或者，就像許多志願者所相信的，來自「外在」或者「物外」某處？最終，這些意識的神祕狀態對於我們理解人類心智或宇宙到底有何意義？

以格里菲斯而言，他在二〇〇六年研究過程中接觸了這些志願者，因此重燃科學熱情，但也讓他對於科學所不知道的一切事物有了更深的敬意，而這裡所謂的科學所不知之事，他很願意稱為「神祕」。

「在我看來，那些（第一批實驗所獲得的）資料……我不想用令人大開眼界這個詞，但我們當時所見的那種事物，意義之深，還有效果的靈性價值之久，確實前所未見。我給很多人用過藥，而你能得到的就是用藥的體驗。啟靈藥的獨特之處，是從體驗中產生的意義。」

然而，那個意義到底有多真實？格里菲斯本身是未可知論者，但態度非常開放，就算面對志願者對於「物外」（無論他們如何定義這個概念）的親身記述，也是如此。他告訴我：「我願意相信這些體驗有可能是真，也有可能是假。令人熱血沸騰的部分，在於能用手上的工具來探索並嚴格審視這樣的神祕。」

格里菲斯這種開放的態度，並不是每個同行都有。他住在巴爾的摩郊區一棟樸實無華的平房，有次碰面是在他家的日光房吃早飯，當時格里菲斯提到他在約翰・霍普金斯有個同事是著名的精神科醫師，名叫保羅・麥克修，他對啟靈藥體驗嗤之以鼻，說那不過是「因中毒導致譫妄」的某種形式。他鼓勵我上網搜尋「麥克修」。

「這種怪異而色彩繽紛的心智狀態，醫生會在肝病、腎病、肺病的晚期病人身上見識到，毒性產物在病人體內累積，對大腦及心智所造成的影響就跟LSD一樣。」*麥克修曾為一本談論哈佛裸蓋菇鹼計畫的書寫過書評，登在《評論》雜誌上。他在書評中寫道：「鮮明的色彩感知、生理知覺的交融、幻覺、不知身在何方、失去時間感，還有妄想導致的喜悅及恐懼來來去去引發了無法預測的感覺及行為，很可惜，這些都是醫生很熟悉、每天在醫院被叫去治療的症狀。」

格里菲斯承認，他所看到的確實有可能是暫時性精神病的某種形式，而他也打算在接下來的實驗中測試是否有譫妄情形，但那樣的診斷是否準確描述了他的志願者所經歷的一切，他深表懷疑：「譫妄的病患覺得那很不舒服，而且也絕不會在幾個月後表示：『哇，那真是我此生最棒、最有意義的一次經驗。』」

這些實事求是的問題，詹姆士在討論意識的神祕狀態時也探討過。他的結論是，這些經驗的重要性對於「經歷到的人而言是難以撼動的」*，也應該如此，但其他人並沒有理由一定要「不加批判地接受他們的覺悟」。不過，他認為光是這些人體驗到這些意識狀態的可能性，就應該要影響我們如何理解心智及世界：「從前大家都標榜只有非神祕狀態能一手決定我們可以相信什麼，然而神祕狀態的存在徹底推翻了這件事。」*這些另類的意識形式「儘管有種種說不清、道不明之處，但在我們走向真理最終的完滿境界時，或許是不可或缺的階段」。*心智在這些經驗中「飛升至一個更無所不見的視角」*，而他則察覺到在這樣的經歷中，暗含一種宏大的、形而上的「和解」：「彷彿那是現世的反面。現世中造成我們一切困境、麻煩的種種矛盾及衝突盡皆消融，合而為一。」*他懷疑，那終極合一的狀態並非僅是譫妄。

• • • • •

今天，格里菲斯聽起來像是個潛心投身研究的科學家，或者該說是再次投身研究的科學家。「我跟你提過自己一開始是怎麼接觸到冥想的，當時我無心工作，還考慮完全放棄。要我說，現在又重新投入工作，而且與工作結合的感覺比以前更強。我現在更有興趣的是最終的疑問，是存在的真實，還有從修行中獲得的身心安適、慈悲關愛的感覺。我現在把這些禮物帶回實驗室中，感覺很棒。」

能夠利用科學工具來探究意識的神祕狀態，是格里菲斯每天起床的動力。「以科學現象而言，要是你所創造出的狀態，能讓百分之七十的人表示自己得到一生當中最有意義的經驗……嗯，身為科學家，那可是很了不起的事。」在他看來，二〇〇六年的研究成果之所以重要，在於證實了意識的神祕狀態「也能進行前瞻性研究」，「因為我們能以極高的概率使其發生。這就是科學。」他認為，裸蓋菇鹼的研究工作替科學探索開拓了一片關於人類意識的新疆界。「我都說自己是走進糖果店的孩子。」

一九九八年格里菲斯決定要投身啟靈藥及神祕經驗研究，那是拿自己的事業做賭注，而現在賭注有了回報。我倆共進早餐的一個月前，格里菲斯獲藥物依賴問題學院頒贈艾迪獎。艾迪獎或許是這個領域最崇高的終身成就獎，提名者全都提及格里菲斯的啟靈藥研究工作，認為那是他的重大貢獻之一。二〇〇六年的論文之後，那項研究工作的範圍又擴大許多。我在二〇一五年最後一次造訪霍普金斯，當時大約有二十來人在進行與啟靈藥有關的各種研究。春林醫院之後，就未曾見過哪個機構如此大力支援啟靈藥研究，而且探討的還是意識的神祕狀態，在此之前也從未有霍普金斯大學這樣的知名機構傾注如此多的資源來研究。

霍普金斯的實驗室對於探索靈性以及「讓健康的人過得更好」依舊極有興趣，目前正在針對長年修習冥想的人以及宗教界人士進行相關試驗。然而另一方面，神祕經驗既有轉變心念的效果，顯然蘊含了治療的可能性，實驗室現在便正在探討這種可能。已完成的研究顯示，裸蓋菇鹼（或者應說是裸蓋菇鹼所引發的意識神祕狀態）或許可以用於治療成癮問題（有份探討戒菸的先導研究成功率達到了前所未有的八成*）。此外，常讓臨終病患變得衰弱的存在主義式痛苦，或許也能以裸蓋菇鹼治療。最後一次見面時，格里菲斯正要投稿，那篇文章記錄了實驗室試驗以裸蓋菇鹼治療癌症病患焦慮及憂鬱狀況的驚人結果，發現精神科有史以來的介入手段中，這次的效果是最強的。有過神祕經驗的志願者，大多表示對於死亡的恐懼大幅減少，甚至完全消失。

關於這種經歷的意義和權威性，有一些棘手的問題再度浮現，尤其有些經歷似乎還讓人認定，意識不僅存在於大腦中，在人死後可能還會存留下來。然而，即便面對此類問題，格里菲斯仍抱持開放且好奇的心態。「這些經驗的現象學竟能如此深刻重組秩序、如此震撼人心，這讓我很願意認為，世上的確有我們無法理解的神祕。」

格里菲斯的科學觀深受嚴格的行為主義影響，他從那樣的科學觀出發，走了很長一段路。有些事情的可能性，許多科學家都不敢公開談，但他卻因為自身還有參與他研究的志願者所經歷的另一種意識狀態，而樂於面對那樣的可能性。

「人死後到底會怎麼樣？我只需要百分之一（的不確定性）。我死的時候到底可能會發現什麼，或者不會發現什麼？我想不到比這更有趣的事。這是現有問題中最有趣的啊。」也正因如此，他熱切希望自己不是被公車撞死，而是有時間能好好「品味」這個體驗，不因痛苦而分心。「西方的唯物論說，開關一關掉就沒了。可是，還有那麼多種不同的說法。這或許是個開端！這不是很棒嗎？」

就在此時，格里菲斯與我互換角色，他開始問我，在靈性方面我有何看法。這問題問得我措手不及。

「你有多確定，死後什麼都沒有？」他問道。我支支吾吾，但他鍥而不捨。「如果死後還有些什麼，你覺得這樣的機率有多大？用百分比表示。」

「嗯，不知道啊。」我結結巴巴地說。「百分之二或三？」直到今天，我都不知道這是怎麼估算出來的，不過格里菲斯可沒放過這個數字。「那很多啊！」於是我又把角色調換回來，拿同樣的問題問他。

「我不知道自己是否想回答這個問題。」他哈哈笑著說，一面瞥了瞥我的錄音機。「得看我現在是什麼身分。」

格里菲斯的身分不只一個！而我，我只有一個，這讓我有點眼紅。

濟慈在提到莎士比亞時，曾描述過一種「反面能力」，也就是能夠處在一種不確定、神祕、懷疑的狀態，而不去講求絕對。相較於許多科學家（其實也相較於許多追求靈性的人），格里菲斯身上就有很多反面能力。「說我百分百堅信唯物主義的世界觀，就跟說我百分百相信字面版本的聖經一樣沒道理。」

我倆最後一次碰面，是在他巴爾的摩住家附近的一家小餐館吃晚飯，那次我試圖讓格里菲斯討論科學與靈性間看似存在的衝突。我問他，艾德華・威爾森曾寫過，我們所有人最終都必須在科學之路與靈性之路當中擇一，這點他是否同意？然而，格里菲斯並不認為這兩種「知」的方式互斥。這樣的分別是人所認定，兩方都有絕對論者，對於這些人，他也沒什麼耐心。他反倒希望兩條路能互通聲息、糾正彼此的缺失，在這樣交流的過程中，幫助我們提出自己所面對的大哉問，然後說不定還能找到答案。接著我讀了史密斯的信給他聽（史密斯就是那個一九六二年志願參與潘克聖周五實驗的比較宗教學者）。他在格里菲斯發表二〇〇六年那篇劃時代論文不久後寫了那封信給傑斯，傑斯又跟我分享。

「約翰・霍普金斯的實驗顯示，應該說是證實了在經控制的實驗條件下，裸蓋菇鹼能引發真正的神祕經驗。它利用現代所信任的科學，削弱了現代的世俗主義，因此可望帶來自然界與社會界的再神聖化，帶來靈性的復興。這樣的靈性復興不僅最有助於我們抵禦靈魂匱乏，也最能抵禦宗教狂熱。而且，即便當前藥物法中有種種不科學的偏見，它仍義無反顧。」

我將史密斯的信朗讀出來，格里菲斯的臉上綻放一抹微笑，顯然受到了感動，但沒什麼可補充的，只說：「真美。」

CHAPTER TWO
Natural History:
Bemushroomed

第二章
自然史 著了「蘑」道

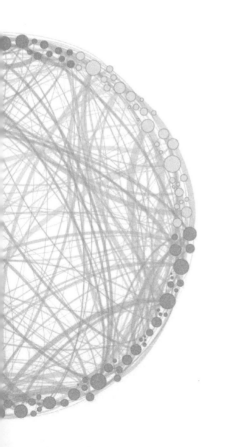

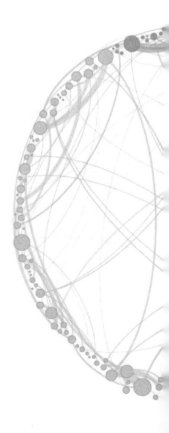

我第一次和格里菲斯碰面，是約在他位於約翰・霍普金斯的辦公室，他向我暢談自身的神祕經驗，談我認為死後世界存在的可能性，而裸蓋菇鹼又是否有潛力改變人的生命。結束時他從辦公桌後站了起來，直起瘦長的身子，伸手從褲袋掏出一個小小的圓形獎章，說：「給你的小禮物。不過首先，你得回答一個問題。」

格里菲斯緊緊注視著我的眼睛，開口問：「此時此刻，你是否覺知到自己有覺知？」我一頭霧水，局促不安地想了很久，然後給了肯定的答覆。格里菲斯把那枚硬幣交給了我，我一定是說出了正確答案吧。硬幣其中一面刻著四株細長彎曲的古巴裸蓋菇，是神奇蘑菇中較常見的一個種，背面則引了英國詩人威廉・布雷克的一句話：「實驗是獲得知識的不二法門。」後來我才想到，此話十分貼切地呼應了科學家格里菲斯面對神祕的方式。

看來，去年夏天，格里菲斯首次參加了「火人祭」（我聽過這個祭典嗎？），他聽聞那個臨時城市中不交換錢，只交換禮物，於是請人鑄了這些小小的蘑菇獎章，讓他有合適的東西可以送人或者以物易物。現在，他把這些硬幣送給研究計畫的志願者，作為臨別贈禮。格里菲斯又一次讓我吃驚——或許是又兩次。首先，這個科學家參加過那個在內華達沙漠舉辦的藝術暨啟靈藥祭典。其次，他覺得挑個禮物來頌揚裸蓋菇並沒什麼不妥。

獎章上刻蘑菇，從某個方面而言還真合情合理：無論如何，過去十五年格里菲斯與同事用來研究的分子就來自某種真菌。這種菇及菇中具精神活性的化合物，一直要到一九五〇年代有人在墨西哥南部發現了裸蓋菇，才為科學界所知。其實，早在西班牙人征服之前，當地的印第安人就在私下用這種「神之肉身」來治療及占卜。然而，現在除了治療室架上的那些陶瓷蘑菇飾品外，實驗室中就算還留有「神奇蘑菇」，也所剩不多。我在霍普金斯訪談過的人當中，沒有人提到這個驚人事實：他們的志願者之所以有那些改變生命的體驗，竟然要歸功於某種存在於自然界——

存在於蘑菇中的化合物。

實驗室的環境很容易讓人忽視這類驚異感受。今天，進行啟靈藥研究的科學家用的都是合成版的裸蓋菇鹼分子（裸蓋菇中具精神活性的化合物，最早於一九五〇年代末期由發現ＬＳＤ的瑞士化學家霍夫曼找出、合成並命名）。因此，志願者服下的是一顆實驗室製造的白色小藥丸，而不是一把看起來皺巴巴、吃起來辛辣刺鼻的蘑菇。用譬喻的說法是，他們的旅程在醫療診間的大地上展開，上頭住著身披白袍的男男女女。

我想，這大概是現代科學正在發揮一貫的疏離效應，但在這個例子中，由於大家都想要將裸蓋菇鹼那糾結的根系（或者我該說是菌絲體）從一九六〇年代反文化、美國原住民的巫覡信仰中拉出來，因而加深了上述的疏離效應。或許還要將裸蓋菇鹼從自然界中拉出來，畢竟正是在那兒、在大自然中，人類無意間發現了這個謎團，這樣一種棕色的小蘑菇吃下後，竟能夠改變動物的意識。ＬＳＤ同樣也來自一種叫做麥角的真菌，這點大家也常忘記。由於某些原因，這些非凡的蘑菇除了產生孢子之外，竟也以某種方式在人類心智中產生意義。

有段時間，我成日泡在霍普金斯實驗室，還花上好幾小時採訪別人的裸蓋菇鹼靈遊經驗。我越來越有興趣探索這片截然不同的領域，這個領域就是這些菇類及其奇特力量的自然史。這些菇長在哪裡、怎麼長？這些菇產生的化合物與神經傳導物質「血清素」有極密切的關聯，因此能混過血液及大腦的種種關卡，暫時接管哺乳類的大腦——這些真菌為什麼要演化出生產這種化合物的能力？那是用來毒害食用者的防禦性化學物質嗎？這答案似乎最為直截了當，但不怎麼有說服力，因為這種真菌所產生的致幻物質幾乎只存在於「子實體」當中，而子實體其實是這種生物最不介意被吃掉的部分。又或許，改變食用者的心智對蘑菇本身也有益處？[1]

有這麼一種真菌，不僅能改變人類心智，還能引發深刻的神祕經驗，此事或許還拋出了更為哲學的問題，且可以用兩種全然不同的方式來詮釋。一種詮釋方式是，裸蓋菇鹼能夠改變心智，恰恰說明意識及靈性能以極為唯物論的方式理解，因為在心智中觀察到的變化能夠直接追溯到體內的化學物質，也就是裸蓋菇鹼。還有比化學物質更物質的東西嗎？從啟靈藥的作用中就能合理得出結論：眾神不過是人類的想像，由化學物質所引發。

可是，有過此類經驗的人竟大多都不這樣看。即便是最不信教的人，靈遊歸來後竟也深信，除了以物質方式理解現實之外，還存在著某種超越這一切的東西，某種「超脫」。他們並不否認這樣的體悟有其自然主義的基礎，只不過是以不同方式詮釋罷了。

若真是以分子為中介來體驗超脫，而這些分子既流經大腦，也流經自然的植物及真菌界，那麼或許自然並不如科學所說的那麼靜默，而「神靈」（無論定義為何）也確實存在。換言之，神靈正如無數前現代文化所深信的那樣，在自然中無所不在。同一件事，在我（靈性貧瘠的）心中是替世界除魅的最佳例證，但對啟靈經驗更為豐富的人而言，卻恰恰證明了魔魅為世界之本，無可爭議。神之肉身，無誤。

於是有了這樣一個奇怪的矛盾。同樣的現象，既能替靈性及宗教信仰提出唯物論的解釋，卻又能給人威力驚人的體驗，使人因此深信「非物質真實」的存在，而此種真實正是宗教信仰的基礎。

矛盾的根源是一些具精神活性的小棕菇（little brown mushrooms，真菌學家簡寫為LBMs），而我希望有機會認識這些菇類，這樣或許能釐清甚至消解矛盾。本來我就算半個尋菇人，自信有本事找到雞油菌、羊肚菌、黑喇叭菇、牛肝菌等數種可食用的森林菇類，還敢吃下肚。不過，所有老師都告訴我，小棕菇的世界複雜而危險，比我以為的要可怕得多，許多（甚至大多）能使人喪命的菇類都是小棕菇。話雖如此，也許經專家指點一二，我也能在自己的尋菇祕笈中加入一、兩種裸蓋菇，並在過程中逐漸揭開這些菇類的存在之謎，也揭開其悚然力量的奧祕。

◆ ◆ ◆ ◆ ◆

如此征途，誰最能助我一臂之力？最佳人選無疑只有一個（前提是他願意），那就是華盛頓州真菌學家保羅・史塔曼茲。此人還真寫過一本介紹裸蓋菇屬[2]的書，那便是一九六六年出版的田野指南《世界各地的裸蓋菇》。史塔曼茲「發表了」（指在同儕審查期刊中辨識並描述）四種裸蓋菇，包括以其子艾祖若斯[3]命名的深藍裸蓋菇[4]，這也是目前所知效力最強的一種裸蓋菇。然而，史塔曼茲雖名列國內最受敬重的真菌學家，卻不在學術界工作，沒有碩博學位，研究的經

1 嚴格來說，菇是真菌的「子實體」，是真菌的生殖器官，可以想成樹上的蘋果，只不過這棵樹完全生長在地底。真菌生物體大部分位於地下，以菌絲型態出現。菌絲通常呈白色，是如蛛網般密布、單細胞寬度的絲狀體，但由於這些地底下的纖細結構一挖就破，難以觀察、研究，因此雖然菇只是真菌的冰山一角，但因為肉眼可見，所以我們通常還是把注意力放在菇上頭。——作者註

2 Psilocybe，唸法是sill-OSS-a-bee。——作者註

3 Azureus為拉丁文，字義為「深藍」。——譯註

4 裸蓋菇屬（Psilocybe azurescens）會變藍，史塔曼茲先將兒子命名為深藍，後來又用兒子的名字替裸蓋菇屬中顏色最藍的那種命名，把事情弄得十分複雜。——作者註

費也大多自掏腰包。[5]此外，對於真菌在自然中扮演的角色，他的觀點和科學主流背道而馳，而且他還會欣然告訴你，那些觀點都來自他詳細研究及經常服用蘑菇的過程中所得到的啟發。

我認識史塔曼茲好些年了，只不過不是很熟，我也得承認自己對他一直敬而遠之。他大肆宣揚菇類的力量，又誇耀自己協助國防部高等研究計劃署及國立衛生研究院進行菇類研究，很引人側目。記者見了如此行徑，必定會啟動偵測屁話的雷達，這有時是對的，可是遇上了他，往往是錯的。

過去幾年，我們經常出席同場會議，因此有幾次機會聽他演講。他的演講令人著迷（也往往精彩），混雜了硬科學與空想推測，二者間的界線往往隱晦難分。他二〇〇八年的TED演講很具代表性，在網路上已有超過四百萬人次觀看。

史塔曼茲一九五五年生於俄亥俄州塞勒姆，大個子，毛髮茂盛，蓄鬍，神態頗像熊。聽說他曾在太平洋西北地區[6]當過伐木工人，我一點也不意外。他上臺時經常戴著一頂阿爾卑斯山區樣式的毛氈帽，但他會介紹那是用羅馬尼亞外西凡尼亞地區的一種火絨製成。火絨是木蹄層孔菌的海綿狀內層，這種多孔菌生長於多種死亡或瀕死的樹木上。火絨可燃，古時用於生火、引火。一九九一年，有人在阿爾卑斯冰河中發現五千年歷史的木乃伊化「冰人」奧茲，奧茲隨身的小口袋中就放了一片火絨。由於木蹄層孔菌具有抗菌性，過去也用於包紮傷口和保存食物。史塔曼茲在真菌界鑽研得太深，連頭上都經常戴著真菌。

地球的生物界中，大家最不了解也最低估的，就是真菌界。植物的健康雖然少不了真菌（真菌能回收有機質，並建造土壤），但大家不但輕視真菌，還對真菌深惡痛絕，史塔曼茲認為那種恐真菌的心理是一種「生物歧視」。且不論真菌毒害人類的名聲，其實以基因來說，人跟真菌界的關係要比跟植物界更近。真菌跟我們一樣，也以植物從陽光中獲取的能量維生。史塔曼茲一生的志業就是為真菌大聲疾呼，並展示菇類可能以何種方式解決這世界的諸多問題，藉此撥亂反正。他最受歡迎的一堂課，正是「菇類如何幫助拯救世界」，這也是他二〇〇五年出版的書籍《菌絲長》的副書名。聽完他演講，就不會覺得他言過其實。

至今我都還記得第一次聽史塔曼茲談到「真菌整治」，這是他的詞彙，指的是利用菇類來清理污染及工業廢棄物。真菌在自然界的工作之一，便是分解複雜的有機分子。若沒有真菌，地球早已變成廣袤且無法居住的大垃圾場，充滿了死亡卻未分解的動植物。因此，一九八九年艾克森公司瓦爾狄茲號在阿拉斯加外海觸礁，導致數百萬加侖原油流入威廉王子灣後不久，史塔曼茲便重提他一個長年的想法：利用真菌來分解石化廢棄物。他展示了一張投影片，上面是一攤冒著熱氣、黑糊糊的油污，那是尚未接種秀珍菇的模樣。然後是四個禮拜後拍攝的第二張照片，同一攤油縮了三分之一，上面有一層厚厚的雪白秀珍菇。那既是表演，也是點石成金的本領，我不會輕易忘記。

不過，史塔曼茲對真菌王國的雄圖大略超越了將石化油汙化為可耕土壤。其實在他看來，幾乎沒有哪個生態或醫學問題是菇類無法解決的。

癌症？有人指出史塔曼茲的雲芝萃取物有助於改善癌症病患免疫系統（史塔曼茲宣稱曾用以協助治療母親的第四期乳癌）。

5 史塔曼茲自一九八四年起開始經營公司「真好菌」（Fungi Perfecti），公司販售藥用蘑菇保健食品、孢子、種植可食用蘑菇的工具材料包，以及其他各式各樣與蘑菇有關的設備，事業十分成功。——作者註

6 太平洋西北地區（Pacific Northwest）：指美國西北部地區和加拿大的西南部地區一帶，此區因降雨豐沛、夏季氣候溫和，因此有北美分布最廣且最為蓊鬱的森林。——譯註

生化恐攻？九一一後，美國聯邦政府的「生物護盾」計畫篩檢了史塔曼茲收集的數百種罕見真菌菌株，發現其中多種菌株具強大活性，能抵抗抗嚴重急性呼吸道系統症候群（SARS）、天花、疱疹、禽流感及豬流感。（若你覺得不可思議，別忘了盤尼西林也是真菌的產物。）

蜂群衰竭失調症？史塔曼茲目睹蜜蜂飛到木頭堆上細啃菌絲體後，找出了多種真菌，能增強蜜蜂抵抗感染及蜂群衰竭失調症的能力。

蟲害？數年前，史塔曼茲拿到一項真菌殺蟲劑「mycopesticide」的專利，這其實是某種突變的冬蟲夏草菌絲體，被巨山蟻吃下後會寄生在蟻體上並殺死宿主，不過在那之前會先以化學物質誘導螞蟻爬到環境中的最高點，然後從頭上冒出一朵菇，將孢子釋放至風中。

史塔曼茲播放了相關影片，我看到第二還是第三次時，目睹冬蟲夏草對螞蟻如此心狠手辣，不但控制蟻體，要螞蟻遵照指令行事，還要從牠腦中冒出一朵菇來散播基因，突然覺得史塔曼茲跟那隻可憐的螞蟻頗為相似——沒錯，真菌並沒有殺害他，而且他如此了解真菌的伎倆，大概也可以避開那種命運。但是，這人的生命（他的大腦！）的確也完全被真菌占領。他為真菌的大業獻身，擔任菇類的代言人，就像漫畫家蘇斯博士筆下的羅雷司為樹發聲。他將真菌的孢子散播得既遠且廣，或透過郵購，或單憑一腔熱血，幫助真菌大幅開疆拓土，也宣揚真菌的意旨。

◆ ◆ ◆ ◆ ◆

我想這裡所說的，史塔曼茲都不會否認。他在書中寫過，真菌利用菌絲體（由單細胞絲狀物「菌絲」構成的大型灰白網狀系統）在土壤中不斷穿梭前進菌絲體十分聰明，能夠形成「有知覺的薄膜」以及「自然的神經網絡」。他執筆的書《菌絲長》，書名可以兩種方式解讀：菌絲在土中當然一直不斷生「長」，對於土壤形成十分關鍵，此外也維持動植物健康，並串起整座森林。不過，在史塔曼茲看來，菌絲也是整個自然界的首「長」，還像神經軟體程式一樣，掌控某些生物的心智。他大概還會率先告訴你，那當中也包括他本人。「菇類可是在替自然向我們傳遞訊息。這正是我所聽到的召喚。」他總愛這麼說。

史塔曼茲的概念不切實際，但有一些其實是有科學根據的。多年來，史塔曼茲都說土壤中菌絲體的廣袤網絡就像是「地球的自然網際網路」，是分支複雜、冗餘的通訊網，能自我修復、可以擴增，橫跨極長距離，串連諸多物種。（地球上最大的生物不是鯨魚，也不是樹，而是一株蘑菇——奧勒岡州有株蜜環菌共有三・九公里寬。）史塔曼茲主張，這些菌絲體網絡從某方面來說「具有意識」，能夠察知所處環境，並據此應對種種難題。我第一次聽到這些想法時，覺得那頂多是異想天開的比喻，然而接下來幾年卻看到越來越多科學研究指出那不僅僅是比喻。黏菌實驗發現，這類生物會探索迷宮、搜尋食物，也就是能感知食物的位置，然後向該處生長。森林中的菌絲體的確會將林中樹木的根部串連起來*，不僅供應樹木養分，也傳遞環境威脅的相關資訊，還能讓樹選擇性地輸送養分給林中其他樹木。[7]森林是一個整體，其複雜、社會性、聰明的程度都超越人類所知，而把這個「林木社會」組織在一起的，正是真菌。

7 英屬哥倫比亞大學（University of British Columbia，UBC）的科學家在冷杉中注入放射性碳同位素，然後利用蓋革計數器（Geiger counter）等多種偵測方法，追蹤同位素如何在森林群落中散步。數天之內，累積的放射性碳就從一棵樹傳遞到另一棵樹，這樣的網絡串聯了方圓三十平方公尺內的每一棵樹。以最老的樹為軸心，有的一棵就和高達四十七棵樹相連。森林網絡的繪製圖看起來就像是一張網際網路圖，英屬哥倫比亞大學有位科學家所發表的其中一篇論文將其稱為「樹聯網」，顯然是在向史塔曼茲致敬。——作者註原來，史塔曼茲的想法與理論竟如此禁得起考驗，且實際可行，這我還真沒猜到。這也是我急著想多跟他接觸的另一個原因。我很好奇，親身接觸裸蓋菇鹼的經驗，對於他的思想及畢生事業有什麼樣的影響。然而，現在他名下有一家成功的企業和八、九個專利，還跟國防部高等研究計劃署、國立衛生研究院、勞倫斯利佛摩國家實驗室之類的機構合作，我完全不確定他願不願意正式掛名談裸蓋菇鹼，更別說帶我去「獵菇」了。我從網路上找到他較近期的訪談和講座，發現他很少談裸蓋菇鹼，列出發表著作時也常遺漏那本田野指南。不僅如此，他最近還獲得美國真菌學會及美國科學促進會頒贈榮譽獎項。看來史塔曼茲已經棄暗投明。我的時機真差。

• • • •

幸好我錯了。史塔曼茲家住華盛頓州卡米切，我打電話去他家找他，跟他說了我的來意，他非常願意談，也很樂意配合。我們聊裸蓋菇聊了很久，很快就發現那顯然仍是他極有興趣的主題。霍普金斯在做的實驗他一清二楚，其實團隊一開始要找裸蓋菇鹼來源時還諮詢過他。我的感覺是，大學的合法研究復興，讓史塔曼茲更能放心再次翻開人生書中的那個章節。他提到目前正在更新一九六六年出版的那本裸蓋菇鹼田野指南。那段對話唯一的齟齬，是我在問他跟找「菇菇」（'shrooms）有關的事時，隨口說了這個裸蓋菇的俗稱。

「我真的真的很討厭那個詞。」他說這話時幾乎是凝重，語氣就像是家長在罵嘴巴不乾淨的小孩。

那個詞再也沒有從我口中說出來。

這通電話還沒說完，史塔曼茲就已經邀我去他位於華盛頓州奧林匹克半島基部小斯庫坎水灣的住處。我小心翼翼問他是否可以挑裸蓋菇長出子實體的季節去。「大部分都已經長了又沒了。不過要是你一過完感恩節就來，天氣也正好的話，我可以帶你去世上唯一一個可以經常找到深藍裸蓋菇的地方，就在哥倫比亞河河口。」他提到一個公園的名字，以前他曾在那兒找到深藍裸蓋菇。他要我去預訂園裡的蒙古包，又補上一句：「可能別用我的名字訂比較好。」

◆ ◆ ◆ ◆ ◆

去華盛頓州的前幾個禮拜，我仔細拜讀史塔曼茲的田野指南，希望能替獵菇做好準備。看來，裸蓋菇屬底下有兩百多個種，分布於世界各地，不清楚是向來如此，還是這些菇各自隨著嗜菇動物行遍天下。（據史塔曼茲表示，人類在聖禮中使用裸蓋菇至少已有七千年歷史*，不過動物有時也會攝食，原因至今仍舊不明。）

裸蓋菇屬是腐生生物，以死亡植物和動物糞便維生，居住在擾動地，最常出現在因山崩、洪水、風災、火山爆發等生態災害而形成的棲地上，在人類造成的生態災害中也欣欣向榮，比如：皆伐的森林，還有開山築路、推土機經過、開墾農業的地區。（許多種菇居住在反芻動物的糞便中，並會從中長出子實體。）說來也怪（或許也沒那麼怪），藥效最強的菇往往更常生長在城鎮，而非野外，由於偏好擾動的棲地，因此得以「跟著流動的殘骸碎屑」四處旅行，這當中也包含人類的流動。近年由於大家開始使用木片作為土壤覆蓋物，幾種原本只出現在太平洋西北地區強效裸蓋菇，也開始大肆蔓延。現在，只要有人類「造景」的地方：郊區花園、苗圃、都市公園、教堂墓地、高速公路休息站、監獄、大學校園，都可以看到這類菇怒長的盛況。甚至，正如史塔曼茲常掛在嘴邊的，連法院和警局的地上都有。「裸蓋菇與文明持續協同演化。」*史塔曼茲寫道。

這會讓人以為，這些蘑菇應該頗容易找到。其實，在我發表一篇關於裸蓋菇鹼研究的文章之後，就有學生告訴我，十二月下過雨後，我任教的加州大學柏克萊分校校園就能找到裸蓋菇。「去木片堆裡面找找。」他這麼建議。然而，我一開始研讀史塔曼茲那本田野指南中的照片，心就涼了一半，連要看出哪個菇屬於裸蓋菇屬都不可能，更別說學會區分不同的種。

從照片上看來，裸蓋菇屬不過就是一大堆小棕菇，大多毫無明顯特徵。相較之下，我熟悉的那些可食用的菇種，差異之大，就有如鬱金香不同於玫瑰，貴賓不同於大丹狗。沒錯，所有的裸蓋菇都有蕈褶，但這點幫助不大，其他數千個菇種也都有蕈褶。畢竟，這裡要學會分辨的，是一大堆撲朔迷離的特色，而且還不是同一綱都一致具備所有的特色。我學到，有些裸蓋菇的菇頂有個像乳頭一樣的疙瘩或突起，稱為殼頂，其他則沒有。某些菇有「黏質」，亦即潮濕時會滑溜溜或黏糊糊的，因此外表帶有光澤，其他的則暗淡無光澤。有些呈現焦糖牛奶色，比如深藍裸蓋菇。有許多（但不是全部）裸蓋菇帶有「菌膜」，也就是菇傘上有一層可以剝除的膠狀物，很像保險套。我的真菌詞彙量或許擴大了，但信心卻迅速瓦解，就像蘑菇在一天內分解成一攤墨黑色物質。

讀到第四章〈誤認的危險性〉時，我已準備好放棄。史塔曼茲劈頭就說：「認錯菇可能致命。」*接著展示一張照片，上面有一株學名Psilocybe stuntzi的裸蓋菇緊挨著三株看不出差異的秋生盔孢傘。秋生盔孢傘是種外表平凡無奇的小菇，吃了以後「可能會痛苦身亡。」

不過，雖然史塔曼茲呼籲一心追求裸蓋菇的業餘愛好者應極其審慎，但若有尋菇人不死心，他倒也提供了一套三管齊下的檢驗法，稱之為「史塔曼茲法則」*，（多多少少）可協助我們保命避禍。

「該如何知道某個種的菇是否會產生裸蓋菇鹼？」

「如果菇有菌褶，孢子又呈紫棕至黑色，菇肉碰傷時帶藍色，就很有可能是會產生裸蓋菇鹼的菇種。」這絕對大有幫助，不過要是有比「很有可能」更肯定的說法會更好。接著他又潑了一桶冷水，補充道：「就我所知，這條法則並無例外，但不代表實際沒有。」

記下史塔曼茲法則之後，我開始在住家附近的庭院間、上班途中、銀行停車場裡摘採看起來有指望、帶菌褶的小棕菇，搓揉一下，看看是否會發黑發藍。藍色素其實代表當中含有氧化的脫磷酸裸蓋菇素，也就是裸蓋菇屬所含的兩種主要精神活性化合物之一。（另一種則是裸蓋菇鹼，在體內會分解為脫磷酸裸蓋菇素。）為了確定手上的菇有沒有紫棕色或黑色的孢子，我開始製作孢子拓印。要做孢子拓印，得切下菇傘，將傘的菌褶朝下放在白紙上。（若認為這菇的孢子應該是白色，就放在黑紙上。）幾小時內，菇傘會釋放出微小的孢子，在紙上形成隱隱約約的漂亮花紋（讓人聯想到口紅印），你可以試著決定這是否為紫棕色或黑色——還是鐵鏽色，代表你手上這株可能是致命的盔孢傘屬。

有些事情，看書學不如跟人學。我決定，在做出無可挽回的決定之前，還是先等我跟真菌界的領路人一同轉轉再說。

◆ ◆ ◆ ◆

我前去造訪時，史塔曼茲正與伴侶達絲蒂・姚一同住在小斯庫坎水灣一幢占地甚廣的新房子裡，兩人還養了兩隻大狗柏拉圖、蘇菲。屋子從裡到外都由色澤最澄明的花旗松和雪松木建成，這些美麗的木料加起來有一座小森林那麼多。史塔曼茲和許多種的真菌一樣，熱烈依戀樹木及木材。我周五抵達，周日晚上才是預訂的營地時間，因此那個周末我和他大多時間都在聊裸蓋菇、吃（其他種）菇、參觀他的公司「真好菌」的設施，還有帶著狗一起漫步四周的森林及海岸，周日早上才開車南下到華盛頓與奧勒岡州的邊界去尋找深藍裸蓋菇。

我還來不及把行李袋的東西拿出來，史塔曼茲已說起這棟房子的往事。他說這棟房子是菇蓋的，這塊地上頭原本是一棟快要散架的舊農舍，史塔曼茲搬來時，農舍已漸漸不敵巨山蟻的危害。於是史塔曼茲著手設計一套真菌解決方案。他很清楚要用冬蟲夏草屬底下的哪一個種才能剿滅蟻群，但蟻群也知道。蟻群會仔細檢查每一隻歸來的螞蟻，確定有無冬蟲夏草孢子。只要發現帶有孢子，立刻咬掉頭，並將屍體棄置在遠離蟻群之處。史塔曼茲用計破解了螞蟻的防衛，他培育出一種類似冬蟲夏草、孢子形成時間較晚的突變種真菌，將部分菌絲體放在女兒娃娃屋的玩具碗中，再把碗放在廚房地板上。當晚，他看著一列螞蟻把菌絲體搬回巢中，以為那是安全的食物來源。等到孢子終於形成，那株真菌早已深入蟻群，那些螞蟻也奄奄一息了——冬蟲夏草占據了蟲體，並從頭部長出子實體。史塔曼茲沒來得及救回農舍，不過靠著賣出那項真菌專利所獲得的收入，建了這棟更為氣派宏偉的建築，用以紀念真菌的足智多謀。

屋子寬敞又舒適，樓上廂房有好幾間臥室，全由我獨享。那是十二月的周末，下著雨，多半時間我們都待在客廳，客廳有大教堂式的挑高天花板、燒著柴火的大壁爐，另一頭還盤踞著一頭洞熊兩公尺高的骨架。壁爐上方掛著一幅霍夫曼的肖像畫。抬頭望去，屋子最高點的下方有一片巨大的圓形彩繪玻璃，畫著「菌絲原形的普遍性」，一片夜空中精描細繪著藍色的線條，同時代表菌絲體、植物根、神經元、網際網路，還有黑暗物質。

從客廳往樓上走，牆上展示著裱框的藝術作品、相片、紀念品，其中有一張證書，代表順利完成「歡鬧一族」的LSD測試，上頭的署名是肯・克西及尼爾・卡薩迪。[8]牆上還有好幾張姚在原生林中的照片，一起入鏡的是令人驚異的真菌標本。此外，還有美國啟靈藥藝術家第一把交椅亞歷克斯・格雷色彩繽紛、風格怪誕的版畫。那幅版畫是格雷對於「嗑茫猿理論」的詮釋，畫裡有隻看起來像被電到的遠古人科動物，手裡攥著一朵裸蓋菇，嘴裡、額頭冒出了氣旋般的抽象符號。我之所以能看懂那個畫面，完全是因為幾天前收到史塔曼茲的一封電子郵件，信中提到眼前的這個理論：「嗑茫猿理論最早由羅蘭・費雪提出，後由泰瑞司・麥肯南重述並推廣。我想討論的，是此理論的可能性很高：攝食啟靈藥導致人科動物的大腦快速發展出分析思考及建立社會關係的能力。你知道嗎？有二十三種靈長類（包括人類）都食用菇類，還懂得區分『好』與『壞』。」

我不知道。

不過那封簡短、語焉不詳的電子郵件倒很貼切地預示了我與史塔曼茲這個周末的基調，我絞盡腦汁吸收滾滾湧來的真菌相關知識及推測，但就像涉水走過湍急的河流一樣，不可能不被沖得踉踉蹌蹌。史塔曼茲那透過菇類之眼得到的世界觀如此精采，確實可能讓人目眩神迷，不過一陣子後，也可能讓你喘不過氣來——只有真正的偏執狂或自學成材的人有可能做到這點，而史塔曼茲二者都是。萬物一體，是這類人永遠的潛台詞，而此處把你想到的萬事萬物串聯起來的，恰巧是真菌菌絲體。

我很好奇，想找出史塔曼茲這以真菌為中心的世界觀出自何方，尤其想知道裸蓋菇扮演了何

8 「歡鬧一族」（Merry Pranksters）指美國著名小說家肯・克西（Ken Kesey）及其追隨者。他們最著名的事蹟就是一九六四年開著校車巴士橫越美國，一路舉辦派對及發放ＬＳＤ。尼爾・卡薩迪（Neal Cassady）是一九五〇年代美國「垮掉的一代」（Beat Generation）以及六〇年代啟靈藥和反文化運動的大將，也參與了歡鬧一族的公路之旅。——譯註

種角色，如何促成這樣的世界觀。史塔曼茲生長於俄亥俄州揚斯敦外一座名叫哥倫比亞納的小鎮，是五個孩子中的老么。孩提時父親的工程公司倒閉，一家人「一夕間轉富為貧」。父親開始酗酒，而史塔曼茲開始把哥哥約翰當成榜樣。

約翰長他五歲，一心想當科學家（後來拿了獎學金去念神經生理學），有個「地下室裡的精良實驗室」，那地方就是史塔曼茲心中的天堂，不過約翰很少允許他的小弟進去。「我以為所有房子都有實驗室，每次去朋友家都會問『測試所』在哪裡，也不明白為什麼每次他們指給我看的都是『廁所』。」獲得約翰讚許是史塔曼茲的人生動力，這或許也解釋了他為何如此重視主流科學界對研究工作的認可。我去造訪的六個月前，約翰心臟病發過世，同天史塔曼茲收到美國科學會的獲獎通知。約翰的死對他打擊很大，他一直沒有恢復過來。

史塔曼茲十四歲時，約翰跟他說了神奇蘑菇的事。後來約翰去耶魯唸大學，留下一本書《意識的變化狀態》，史塔曼茲對那本書印象極為深刻。該書由心理學家查爾斯・塔特編纂，是本厚如門擋的學術文章選集，討論從作夢、催眠到冥想、啟靈等各式各樣的非正常心智狀態。此書的內容雖然聳動，但史塔曼茲之所以印象深刻，與其說是因為內容，倒不如說是因為這本書在某些成人身上引發的反應。

「我朋友萊恩・斯奈德想借去看。他父母非常保守。一星期後，我跟他說想把書要回來，他拖拖拉拉。又過了一星期，我又問他一次，他終於坦承，『被我爸媽發現，燒掉了。』」

「『他們把我的書給燒了？』那對我而言真是關鍵的一刻。當時我把斯奈德夫婦當成試圖打壓心智探索的敵人，但若這資訊的威力真的大到讓他們覺得非摧毀不可，那我一定得掌握。這麼說來，我欠他們一個人情。」

史塔曼茲後來去了肯尼恩學院，大一時他經歷了「一次深刻的啟靈體驗」，為他定下人生方向。自有記憶以來，史塔曼茲就一直為口吃所苦，那對他影響很大。「我很在意這件事，眼睛總是看著地上，怕別人找我說話。其實，我變得這麼會找菇，有一個原因就是我老是看地上。」

大一快結束的某個春日午後，史塔曼茲獨自沿著校園山上林木蓊鬱的山脊走，吃了一整袋的菇，說不定有十克，心想這樣的劑量應該沒問題。（四克就很多了。）此時裸蓋菇鹼的藥效上來了，史塔曼茲瞧見一棵特別美的橡樹，決定爬上去。「爬樹的時候，真的是爬得越高，心情越嗨。」就在那時，天空暗了下來，一道閃電照亮天際。隨著暴雨逼近，狂風開始大作，樹也搖了起來。

「懼高的感覺來了，但我嗑得太茫了，沒法爬下去，於是就伸手抱著樹撐著，緊緊抱住不放。那棵樹成了世界之軸，讓我在大地扎根。『這是生命之樹啊。』我心想。樹向天空延伸，使我和宇宙相繫。然後我突然想到：我要被閃電打中了。每隔幾秒就有一道，這裡一道，那裡一道，全都打在我的四周。差一步就要開悟，我卻要遭到電擊了。這就是我的宿命！整段時間，溫暖的雨滴沖刷著我。我哭了，到處都是濕的，但同時也覺得我和宇宙合一了。」

「然後我告訴自己，要是能活下來，我還有什麼解不開的事？我說，保羅，你不笨，可是口吃拖累了你。你不敢看女人的眼睛。我該怎麼做？別再口吃了——那成了我的真言。別再口吃了，我說了一遍又一遍又一遍。」

「風雨最終過去。我爬下樹，走回房間睡覺。那時候，那是我人生當中最重要的經驗，原因是這樣的：第二天我走在人行道上，來了一個我很欣賞的女孩——她絕不是我配得上的。她朝我走來，說：『早啊。你好嗎？』我看著她說：『好極了。』沒有口吃。而且自此以後幾乎沒有口吃過。」

「就是那時候，我明白了自己想要去探究這些菇。」

在短得驚人的時間內，史塔曼茲憑著努力成了國內首屈一指的裸蓋菇屬專家。一九七八年二十三歲時，他出版了第一本書《裸蓋菇及其盟友》。所謂盟友，據信就是人類，最盡心盡力幫裸蓋菇散播基因的動物，同時也正如史塔曼茲此刻自認的天命，最賣力為裸蓋菇在地球上傳布福音。

◆　◆　◆　◆　◆

史塔曼茲並不是在肯尼恩學院學到真菌的種種（一年後他離開了該校），而是在常青州立學院。一九七〇年代中葉，那是所剛在華盛頓州奧林匹亞成立的實驗院校，學生可以自行設計獨立研究的方向。當時某個有環境化學學位的年輕教授麥可・別格同意收史塔曼茲當學生，此外還有兩個同樣有潛力也同樣迷上真菌的同學：傑若米・比格伍德和強納森・奧特。別格並非真菌科學出身，但藉由電子顯微鏡還有他不知怎麼弄來的緝毒局執照，四人一同掌握了這門學科。這個領域的其他人通常都在不安的沉默中選擇忽略裸蓋菇屬，全副武裝的這四人卻從此把精力都放在這上面。

裸蓋菇從一九七〇年起成為禁藥，當時只有反文化陣營對這種菇有興趣，認為那是除了LSD之外更溫和也更天然的選擇，但大家對於裸蓋菇的棲地、分布、生命周期或藥效都所知不多。當時人們認為，裸蓋菇原生於墨西哥南方，也就是華生一九五五年「發現」此菇之處。到了一九七〇年，美國流通的裸蓋菇多半由拉丁美洲進口，或者在本土種植拉美品種（以古巴裸蓋菇為主）的孢子。

常青學院的四人組獲得了好些卓越的成就，不但辨別並發表裸蓋菇的三個新種、改良了室內種植的方法，還研發出測量菇內脫磷酸裸蓋菇素及裸蓋菇鹼的技術。不過，這幾人最重要的成就，或許還是讓關注裸蓋菇的人把注意力從墨西哥移到西北太平洋地區。史塔曼茲和同事在周遭不斷發現新的品種，並發表研究成果。「你幾乎可以感覺到，地球的軸心正向世界的這個角落偏過去。」史塔曼茲回憶，當時太平洋西北地區四處都可以看到有人順著古怪的路徑穿過農田、草坪，彎著腰——他稱這姿勢為「向裸蓋菇折腰」。

這段期間，太平洋西北地區成了美國啟靈文化的新重鎮，而常青州立學院就是實際上的知識中心及研發設施。一九七六年起，史塔曼茲和常青學院的同事規劃了一系列菇類研討會，請來啟靈藥界的顯赫人物，不論是有正式文憑的人或業餘愛好者都共聚一堂，至今為人所津津樂道。我去他家的第一天晚上，史塔曼茲挖出了幾捲錄影帶，拍攝的是這系列會議中在一九九九年辦的最後一場。拍下毛片的是紀錄片導演萊斯・布蘭克，但正如這類啟靈藥聚會的許多報導，沒人下定決心剪輯毛片，所以影片就一直這麼原始。

此時出現在史塔曼茲家電視上的畫面，說是「研討會」可能無法盡得其妙。我們看到許多與會者搭著克西駕駛的迷幻風彩繪巴士熱熱鬧鬧抵達，我認出了以全人醫療[9]相關著作聞名的安德魯・威爾博士、啟靈藥科學家舒爾金夫婦，還有紐約植物園的真菌學家蓋瑞・林可夫。（巴士名為「遠行號」〔Farther〕，接替了「歡鬧一族」的「前行號」〔Further〕，原來的那輛顯然已無法上路。）會議實錄看起來更像是酒神狂歡，而不是研討會，不過當中還是有些正經演講。強納森・奧特的精采講座討論了「宗教顯靈劑」的歷史——這詞就是他幫忙創造的。奧特對藥物用途

9 全人醫療（holistic medicine）：不單單只治療疾病，而是以患者整體為重心，提供生理、心理、社會及靈性等四大層面的全方位醫療照護。——編註

追本溯源，上推古希臘厄琉息斯地區的祕密宗教儀式，一路往下到「藥物宗教審判」，也就是西班牙征服者打壓中部美洲[10]蘑菇崇拜的時期，再到當時正在進行的「宗教顯靈劑改革」——華生在墨西哥發現前述崇拜並未失傳後，開啟了這段改革。過程中，奧特還隨口提到天主教聖餐禮的「安慰劑聖事」。[11]

接著是一場變裝舞會的影片，畫面中久久停留在一個調酒大碗的特寫上，碗內放了數十種不同的啟靈蘑菇增添風味。史塔曼茲指著片中這些尋歡作樂的人，指出好些著名的真菌學家和民族植物學家，許多人都打扮成某種菇的樣子，毒蠅傘、雙孢蘑菇等。史塔曼茲也出現在畫面裡，扮成了一隻熊。

一群奇裝異服的人嗑菇嗑茫了，跟著雷鬼樂團的音樂跳著亂七八糟的舞，這種未經剪輯的毛片，看一點就夠了，於是幾分鐘後我們便關掉電視。我向史塔曼茲打聽更早的幾屆會議，聽起來有幾屆在知識探討方面的比例似乎要比酒神狂歡稍高一點。比如一九七七年，史塔曼茲有機會請到他的兩個偶像來作客，一個是霍夫曼，另一個則是華生，後者一九五七年在《生活》雜誌發表的文章記敘了西方人（也就是他本人）的第一次啟靈之旅，也帶動了美國的啟靈藥革命。

史塔曼茲提到，他偶爾會在拍賣網還有跳蚤市場看到《生活》雜誌的正本，一看到就會買下來收藏。當晚我上樓去睡覺時，我們先順路到他辦公室去看了一眼。那期雜誌的出刊日期是一九五七年五月十三日，封面人物是演員伯特・拉爾，穿著日間正式禮服，頭戴小禮帽，十分搶鏡。不過封面上最搶眼的標語，還是給了華生那篇惡名昭彰的文章〈發現使人產生異象的蘑菇〉。史塔曼茲說可以給我一本，於是我就把雜誌拿到床上去看。

◆ ◆ ◆ ◆ ◆

從今天的觀點來看，很難相信裸蓋菇鹼之所以傳入西方，居然是因為金融巨頭摩根大通的副總在亨利・魯斯[12]創辦的暢銷雜誌上撰文——很難想出有誰比這兩人更功成名就吧。不過，在一九五七年，啟靈藥還沒有後來的文化及政治汙名（那是十年後的事，也將使我們開始憂慮啟靈藥的影響）。當時，僅有一小群醫界專業人士知道ＬＳＤ，認為ＬＳＤ有可能成為治療精神疾病及酒精成癮的仙丹。出了那個圈子，ＬＳＤ並不知名。

時代—生活公司的創辦人兼總編魯斯及夫人克萊兒恰巧因個人經歷而對啟靈藥有所認識*，二人也和一九五〇年代擁抱啟靈藥的醫學及文化界菁英一樣，對啟靈藥充滿熱情。一九六四年，魯斯在某次員工活動上對眾人說，他和夫人「在醫生指導下」服用了ＬＳＤ，克萊兒則回想一九五〇年代她第一次靈遊過程中，「以快樂且聰穎的孩子之眼」看世界。*一九六五年對ＬＳＤ的道德恐慌突然湧現之前，時代—生活旗下的出版品熱切宣揚啟靈藥，魯斯出於個人興趣，也指示雜誌多加報導。

因此，華生拿著自己的故事來找《生活》雜誌時，敲的是一扇最願意歡迎他的門。《生活》給他一張優渥的合約*，除了八千五百元鉅款外，他的文章乃至標題、圖說的編校也都得在最後

10 中部美洲（Mesoamerica）：北美洲歷史上的一個地區及文化區，起自墨西哥中部經貝里斯、瓜地馬拉、薩爾瓦多、宏都拉斯、尼加拉瓜，一直到哥斯大黎加北部。——譯註

11 安慰劑聖事（placebo sacrament）：基督教的聖餐禮中使用餅與酒代表耶穌的身體與血，餅與酒並無實際功用，而是做為表徵。華生提出一種思考方向，猜測在宗教中有沒有可能最初作為聖餐配發給信徒的物品，是啟靈蘑菇或其他天然的宗教顯靈劑，而不是單單只有安慰劑功用的物品。——編註

12 亨利・魯斯（Henry Luce）：美國出版界鉅子，創辦了《時代》（Time）、《財富》（Fortune）與《生活》（Life）三大雜誌。——譯註

取得他首肯。合約明白指出，華生的報導包含「描述自身受此蘑菇影響所產生之感受及幻想」。*當晚我躺在床上翻看那期雜誌，感覺一九五七年的世界像是遙遠的星球，雖說我當時也住在這星球上，而且僅有兩歲。我父母訂過《生活》雜誌，童年有好長一段時間，我們的小窩裡都堆著一大落雜誌，說不定裡頭也有這一期。《生活》雜誌在一九五七年是大型媒體，發行量達五百七十萬本。*

〈魔菇探祕〉一文中*，「墨國山中印第安人咀嚼地上所長、能生異象之奇物，紐約銀行家前往當地參加古老儀式。」開篇是一整張彩色的跨頁照片，照片裡一名馬札提克族的女性正在冒煙的火上翻烤一株蘑菇，整篇文章不少於十五頁。目前已知「神奇蘑菇」一詞的首次出現，就是在這個標題上，原來造出這個詞的，不是嗑嗨的嬉皮，而是時代—生活雜誌社負責下標的寫手。

「我們咀嚼、吞下這些辛辣刺鼻的蘑菇，看見奇妙景象，體驗歸來後，滿心敬畏。」華生在第一段有些激動地如此告訴我們。「遠道而來參加蘑菇儀式，卻沒料想到主持的巫醫（治療者）本事竟這般高超，而蘑菇的效果又如此驚人。此種神菇數百年來一直是墨西哥南部某些遺世獨立的印第安人的祕密，我（跟攝影師）是有史以來第一個吃下這神菇的白人。」

接著華生往下述說這則難以置信的傳說，說像他這樣「從事銀行業」的人，怎會來到墨西哥瓦哈卡州的小鎮，在茅頂土牆的民房中吃神奇蘑菇。此地位處偏遠，需騎驢跋涉十一小時穿過崇山峻嶺方能到達。

事情要從一九二七年說起，當時華生在卡茨基爾度蜜月，某天下午在樹林中散步，當醫生的俄籍新婚妻子瓦倫蒂娜瞥見了一小片野蘑菇，然後「蹲了下來，滿心喜愛的樣子」。華生對於「這些腐臭凶險的贅瘤」一無所知，後來瓦倫蒂娜說要煮來當晚飯吃，更讓他大吃一驚。他不肯享用。華生寫道：「我當時心想，我才剛新婚，明早醒來就要成鰥夫了。」

夫婦倆好奇了起來，兩個文化對於菇類的態度怎會如此南轅北轍？兩人於是很快開始了一項研究計畫，希望能了解「恐菇」和「戀菇」的起源，這兩個詞彙都是華生自創的。兩人得出結論：印歐語族的文化傳統可分為兩支，一支恐菇（如：盎格魯薩克遜人、克爾特人、斯堪地那維亞人），一支戀菇（如：俄羅斯人、加泰隆尼亞人、斯拉夫人）。夫妻倆還針對兩方陣營的強烈感受提出了解釋：「有沒有可能在很久很久以前，在有文字記載之前，我們的祖先曾崇拜過一種神菇？這就能解釋為何所有真菌都沐浴在超自然的氣息當中。」[13]接著華生夫婦自然而然推衍出下一個問題：「哪種蘑菇曾被崇拜過？為什麼？」從此開始了二人探尋神菇的三十年征途，希望能尋獲證據證明華生所構思的一項大膽理論：人類的宗教衝動，最初是源於具精神活性的菇類所引發的異象。這個理論，至死都在他的心頭縈繞不去。

華生是金融業鉅子，有資源也有人脈在這追尋之路上請到各色專家學者，其中一位是詩人羅伯特・格雷夫斯，他和華生一樣，也對菇類在歷史上的角色，還有世界神話及宗教的共同根源很有興趣。一九五二年，格雷夫斯給華生寄了張藥學期刊的剪報，當中提到十六世紀印第安人曾使用一種具精神活性的菇類。這篇文章參考的是哈佛民族植物學家理查・舒爾茲在中美洲進行的研究。舒爾茲是德高望重的教授，研究的是原住民文化中的精神活性植物及真菌。學生記得他會在課堂上射吹箭，還在哈佛辦公室外養了一盆烏羽玉仙人掌。美國有一整代民族植物學家都出自他門下，包括：韋德・戴維斯、馬克・普洛特金、麥可・巴利可、提莫西・普洛曼、安德魯・威爾

13 其實還有一個較為簡單的解釋方法：若有某種「植物」，根據對其了解多寡、身處情境不同，可能讓人飽腹、怡情，也可能令人死於非命，則可以料想必會有強烈的感覺及對神祕的崇拜圍繞而生。華生夫婦若不是對此不屑一顧，就是忽略了。——作者註

等人。除華生外，還有幾個人物也曾將啟靈藥引介至西方，只是未獲得大家正視，舒爾茲就是其中之一。其實，這個運動最早的「種子」自一九三〇年代起就靜靜躺在哈佛的植物標本館，比利里踏入該校校園還早了四分之一個世紀。畢竟，是舒爾茲最先辨識出阿茲特克人及其後裔的聖菇「提歐那納卡托」，還有牽牛花種子奧洛留基，此物含有與LSD關係密切的生物鹼，阿茲特克人同樣也會在聖禮上服用。

此前，華生夫婦在尋找聖菇時總望著亞洲，舒爾茲則替兩人的追尋腳步重新定位，引導兩人望向美洲。傳教士和人類學家零星的報告顯示，古代的菇類崇拜或許還留存於墨西哥南部的偏遠山村之中。

華生總共去了墨西哥與中美洲十趟，數次到訪瓦哈卡州深山中的瓦烏特拉村。他的情報來源（是個傳教士）跟他說當地的治療者會使用菇類治療。華生的第一趟旅程在一九五三年，一開始當地人守口如瓶，有些人跟華生說從未聽過這些菇，要不就是說很久沒用了，或者只有其他遙遠的村落還保留這種療法。

如此三緘其口倒也不奇怪，西班牙征服當地後，當地人就瞞著西方人，只在私下的聖禮中使用具精神活性的菇類，如此已有四百年。對此儀俗最完善的記載，出自西班牙傳教士貝爾納迪諾・德薩阿貢筆下，他在十六世紀描述了阿茲特克人如何在宗教儀式中用菇：

> 彼人於凌晨佐蜂蜜食用，天明前亦飲可可。待佐蜜食用之菇令身體發熱，便手舞足蹈，或吟唱，或飲泣……有人不喜吟唱，便坐於房中不出，狀若沉思。有人見異象，謂己將死，因而垂淚。有人見野獸噬己，有人見己擄獲戰囚，亦有人見己與人通姦，因而遭受痛擊……待自菇醉中醒來，互訴所見之異象。*

西班牙人認為菇類崇拜會從道德層面威脅教會權威（這倒沒錯），一心想摧毀這種信仰。為了讓阿茲特克人改信基督教，殖民者科爾特斯將教士帶至墨西哥，第一批教士中有個人宣稱這些菇是「其人所拜惡魔」之肉*，「於聖餐中食此苦物，迎接殘酷之神」。印第安人遭嚴刑拷打，供認有此儀俗，菇石（多以玄武岩刻鑿出聖菇雕像，應是用於宗教儀式）也被砸毀。之後宗教法庭向美洲原住民起訴數十種涉及南美仙人掌素及裸蓋菇鹼的罪名，這可視為反毒戰爭早年的戰役（更精確地說，是反某些植物與真菌的戰爭）。一六二〇年，羅馬教廷宣布，以植物占卜為「迷信之舉，違反神聖天主信仰之純正與完整，應予譴責」。*

對於在聖禮中服用菇類，教會反應為何如此激烈，原因不難看出。在納瓦特爾語中，此類蘑菇名為「神之肉身」，這聽在西班牙人的耳中，必定像是在直接挑戰基督教的聖餐禮。聖餐禮的概念當然也是神之肉身，或者應說是唯一真神之肉身。然而相較於基督教的版本，蘑菇聖餐禮無疑有一優勢。要相信吃下聖餐中的麵包與葡萄酒能讓信徒抵達天聽，得靠信念，而且還得由教士及教會的禮拜儀式來作為中介。相較之下，阿茲特克人的聖餐則是一種具精神活性的菇類，所有吃下的人都能不經中介直接看見神靈，也就是看到另一個世界，看到神之國度。誰的聖餐威力更大？正如某個馬札提克族的印第安人對華生所說的，這些菇「帶你到神之所在」。*

羅馬天主教廷或許是第一個完全認識到啟靈植物能如何威脅其權威的機構，但絕不會是最後一個。

◆ ◆ ◆ ◆

一九五五年六月二十九、三十日的晚上*，華生親身體驗了聖菇。他在第三次瓦烏特拉之旅中說服了六十一歲的馬札提克人，同時也是村裡受人敬重的巫醫瑪麗亞・莎賓娜，允許他跟攝影師不只是觀察，還能參與從無外人加入的儀式。儀式名為「美拉達」，天黑後在當地某個公務員（他已答應華生幫助他完成工作）家中地下室舉辦，就在一個「以基督教肖像裝飾」的簡單祭壇之前。為保護莎賓娜，華生稱她為「伊娃・門德斯」，說看見「她的表情流露出靈性，我們立即肅然起敬」。莎賓娜將蘑菇清理過，又拿到淨化用的線香煙霧裡烤了烤，之後遞給華生一個杯子，裡頭有六對蘑菇，她稱之為「小兒」。那菇難吃極了，「辛辣刺鼻，一股酸臭味，久久不去。」但即便如此，「我大喜過望，六年追尋於此達到巔峰。」

異象已然出現，「色彩明豔，無時不和諧。初始是藝術圖案，稜角分明，彷彿可用於裝飾地毯或織品或壁紙……接著化作數座宮殿，帶有內庭、拱廊、花園，金碧輝煌鋪滿半寶石。然後，我看見一隻神獸在繪製皇家馬車。」諸如此類。

華生的田野筆記正本現存於哈佛植物學博物館。他以整齊但頗有個性的字跡，從抵達（八時十五分）到服用（十時四十分）再到吹熄最後一根蠟燭（十時四十五分），鉅細靡遺記錄了當晚的時間表。

之後，字跡開始變得支離破碎，有些句子看來上下顛倒了，華生對於所感、所見的描述也逐漸變得零碎：

> 視覺扭曲，想吐。扶牆——似讓幻象世界崩解。光從門上門下射入——月。桌子變了形狀——生物、遊行大車、色彩明亮的建築圖樣。想吐。那（無法辨識）一抓住我們就沒照片了。
>
> 建築的

眼睛無法聚焦——見蠟燭一變二。
東方華麗——阿爾罕布拉宮——戰馬車
桌子移形
視覺現實對比——我扶牆。

他寫道：「眼前所見異象並非模糊不定。」其實「感覺比我過去親眼所見之物更加真實」。至此，讀者開始感覺赫胥黎的文學筆法漸漸影響華生的文字和感知：「我覺得此時我一覽無遺，而平常的視力給我們的是不完整的視覺。」華生自身的感知之門大開：「我看見原型，那是柏拉圖的理念，就掩蓋在日常不完美的景象之下。」讀華生的文字，感覺像是見證剛形成、尚可塑形的啟靈敘事傳統手法在眼前漸漸固定下來。這些修辭是由赫胥黎所創，或者他只不過將之速記下來，很難斷定，但這些寫法將從此影響此種文體以及經驗。華生回想道：「狂喜一詞首次有了實質意義。這個詞第一次不代表別人的心理狀態。」

華生的研究假說是，具精神活性的菇類是宗教經驗的根源，而今他總結自身經驗，認為假說獲得了證實。「人類演化史中……必定有那麼一刻發現了這些致幻之菇的祕密。在我看，菇對人的影響必定很深遠，足以引爆新想法。菇讓他看見地平線後方的世界，超越時空，甚至位於另一道存在的平面，是天堂，也或許是地獄……讓人有膽量提問，這些菇是否可能未在原始人的心中種下了神的概念。」

無論如何看待他這個想法，有件事還是值得指出：華生來到瓦烏特拉的時候，想法就已經深植腦中，他也很樂意將經驗中的諸多元素稍加微調，以便證實他的想法。儘管他十分希望我們將莎賓娜視為宗教人物，將她的儀式當成他口中所謂「聖餐」的某種形式，但莎賓娜本人對自己卻有相當不同的看法。此菇五百年前或許確實是某種聖餐，但到了一九五五年，許多馬札提克人篤信天主，彼時蘑菇並非用於祭拜，而是用來治療，也用於卜卦尋人問事。華生對此心知肚明，正因知道，他才用計參加了儀式：他告訴莎賓娜說自己很擔心遠在家鄉的兒子，想知道他人在何處、是否安好。（說來令人毛骨悚然，回紐約的路上他發現這兩件事居然都應驗了。）為了配合預先設想的理論，華生扭曲了複雜的原住民習俗，又把習俗的歷史意義與當代價值合併起來。多年後莎賓娜跟某個採訪者說：「在華生之前，沒有人只是為了要找到主而吃菇，吃菇都是為了求病人康復。」*有些人批評華生，其中英國作家安迪・萊徹謝爾是比較不留情面的一個，他尖刻地寫道：「莎賓娜若想找到主，會跟所有虔誠的天主教徒一樣去望彌撒。」*

◆ ◆ ◆ ◆ ◆

華生在《生活》雜誌的這篇文章有數百萬人讀過（也包括正邁向哈佛之路的心理學教授利里），後來他上了哥倫比亞廣播公司的熱門節目《面對面》*，聽過此故事的人數又達到數千萬之譜。接下來數月間，多家雜誌*，包括《真：男性雜誌》，都刊出了第一人稱敘述的神奇蘑菇體驗之旅〈令人瘋狂的植物〉，而為這些旅程供應蘑菇的，正是華生。（他帶回一批，還在曼哈頓自家公寓舉辦儀式。）很快紐約的美國自然史博物館就舉辦了神奇蘑菇展。*

《生活》雜誌刊出文章後不久，華生就安排將部分的墨西哥菇樣品寄給瑞士的霍夫曼分析。一九五八年，霍夫曼分離出兩種具精神活性的化合物*，他命名為「裸蓋菇鹼」及「脫磷酸裸蓋菇素」，並研製出合成版的裸蓋菇鹼，也就是當前研究所使用的裸蓋菇鹼。霍夫曼自己也試用了這些蘑菇。他寫道：「吃下蘑菇三十分鐘後，外在世界開始發生奇變，一切事物都有了墨西哥特性。」*一九六二年，華生又到瓦烏特拉去，霍夫曼與之同行。*這次，化學家霍夫曼給了莎賓娜藥丸形式的裸蓋菇鹼，她吃了兩顆，表示當中的確具有蘑菇的精魂。[14]

不消多久，數千人（最終還包括了鮑柏・狄倫、約翰・藍儂、米克・傑格等名人[15]）都來到瓦烏特拉，來到莎賓娜的門前。[16]對莎賓娜和村落來說，這樣的鋒頭是場災難。一九七〇年，華生傷感地在《紐約時報》社論版中寫道，是他「害得美麗的瓦烏特拉接連遭到最可鄙的商業剝削」。*瓦烏特拉先是成為披頭族聖地，後又成了嬉皮的麥加，而聖菇曾經是嚴防死守的祕密，現在則在大街上公開販售。莎賓娜的鄰居怪她害村落變成這樣，不僅她的家被人燒毀，本人還坐了一小段時間的牢。人生將近終點時，對於曾將聖菇與華生分享，連帶也與世界分享，她心中只有悔恨。她對某個訪客說：「那些老外一到，聖子就失了純真，失了力量。外國人毀了聖子，聖子從此不再是好東西了。」*

◆ ◆ ◆ ◆ ◆

14 有次華生又回去當地，與之同行的詹姆斯・摩爾（James Moore）自稱是製藥公司的化學家，但他其實是中情局的探員，急著想拿到裸蓋菇鹼供局裡的啟靈藥研究計畫MK-Ultra使用。——作者註

15 鮑柏・狄倫（Bob Dylan）為美國知名創作歌手，約翰・藍儂（John Lennon）為英國搖滾樂團「披頭四」主唱，米克・傑格（Mick Jagger），英國搖滾樂團「滾石樂團」主唱，皆為六〇年代反文化、嬉皮文化中的重要人物。——譯註

16 說到想要保護瑪麗亞・莎賓娜的身分，其實華生對此並沒有很上心。《生活》雜誌的文章刊登出來的那一周，他還自費出版了一本書《蘑菇、俄羅斯與歷史》（Mushrooms, Russia, and History），在書中又說了一次莎賓娜的故事，但忘了替她隱瞞姓名。——作者註

第二天早上我下樓，史塔曼茲已在客廳裡，正把他收藏的菇石擺放在咖啡桌上。我聽說過這些古文物，但從沒見過或拿在手裡。一塊塊粗雕的玄武岩，大小形狀各異，確實是令人驚嘆的物件。有些很簡單，看起來像巨大的蘑菇；有的則有三腳或四腳的底座；還有一些的菇柄（或梗）上還刻著人形。這類石雕，西班牙人砸碎了數千具，不過已知還有兩百具留存下來，而史塔曼茲就擁有其中十六具。留存下來的石雕多在瓜地馬拉高地出土，往往是農人在犁地時發現，當中有些年代可追溯到公元前一千年。

史塔曼茲把這些沉重的石雕一一從原本的架子移到咖啡桌上，小心翼翼排放，看來就像教堂裡為神父輔祭的男童，那份莊嚴正適合用來搬動這些無可替代的聖物。我突然想到，史塔曼茲是華生的正統繼承人。（華生也收集菇石，有些我還在哈佛見過。）他也有華生那極端以真菌為中心的宇宙觀，而且無論到何處去尋找文化、宗教、自然裡以精神活性蘑菇為中心的證據，也總能找到。史塔曼茲的筆記型電腦中滿是裸蓋菇的圖片，不僅有大自然中拍攝的相片（他攝影技術精湛），也有岩洞壁畫、北非岩畫、中世紀教堂建築、伊斯蘭設計，其中有的讓人想到菇的型態，而有的則因為呈現碎裂的幾何圖樣，而讓人想起嗑菇的體驗。我得承認，雖然我已經很努力，還是往往找不到菇藏在圖片中何處。毫無疑問，這件事蘑菇本身幫得上忙。

這就讓我們想到麥肯南的「嗑茫猿理論」，所有真菌中心論的縮影，先前史塔曼茲也說過我們非談談這個理論不可。雖說閱讀比不上親耳聽麥肯南闡述自己的理論（可以在YouTube上找到*），不過他在一九九二年出版的《神之食》中總結道：裸蓋菇讓我們人科動物的祖先得以「踏入超自然力量的領域」*，「催生了人類的自我反思」*，並且「帶領我們走出動物心智，進入能言善道、具想像力的世界」。*此處最後一個關於語言發明的假說是以「聯覺」的概念為基礎。目前已知啟靈藥會導致聯覺，感官知覺受到裸蓋菇鹼影響後，數字會產生顏色，顏色則附帶著聲音等等。他主張，語言代表一種特殊的聯覺實例，原本無意義的聲音開始和概念產生關聯。於是，就有了嗑茫猿。換言之，人之所以為人，是因為裸蓋菇將語言及自我反思送給我們，讓我們的靈長類祖先搖身一變成了智人。

嗑茫猿理論很難真的找到證明或是反證。蘑菇是軟組織，又能生吃，不需要什麼可能會流傳下來的特殊工具或加工方法，所以早期人科動物食用蘑菇不可能在化石紀錄中留下痕跡。麥肯南也從未真正解釋具精神活性的蘑菇服下後可能會以何種方式影響生物演化，也就是蘑菇如何在基因組的層面影響天擇。如果他要論證的是具精神活性的菇類對文化演進的影響（比如華生的做法），事情就好辦許多，但顯然這些菇為麥肯南的大腦規劃了更宏大的事業，而麥肯南也樂於從命。

史塔曼茲在麥肯南晚年成為他的知己。麥肯南一過世（腦癌，得年五十五歲），他就接下了嗑茫猿理論的棒子，在許多場演講中講述。史塔曼茲承認，不管要向誰證明這個論點都有難度，但也認為裸蓋菇鹼「非常有可能……在人類演化過程中舉足輕重」。我心想，這些蘑菇還有它在人類心智中引發的體驗究竟有何厲害之處，竟能激發如此宏論及信念？

像麥肯南這類真菌傳教士的故事讀來都像是在敘述皈依宗教的經過，故事中某些人親身感受到這類菇的力量，體驗結束後一心相信這些菇是原動力（類似某種神），是一切事物的解釋。而他們先知般的人生使命也就昭然若揭了：向世界傳這福音！

現在，從菇的觀點來思考一下：原本可能只是生物化學方面的機緣巧合，卻因為贏得了智人這般聰慧靈敏、廣遊四方（又能言善道）的動物熱烈擁戴，而成了擴大物種範圍及數量的妙計。這樣的心智，有語言為工具，以想像力為動力，最能替那菇謀取更多利益，而在麥肯南眼中，幫助形成這樣心智的，正是蘑菇本身。太奸巧了！難怪史塔曼茲會拜倒在蘑菇的才智下。

◆ ◆ ◆ ◆ ◆

第二天早上我把行李放到車上準備南下之前，史塔曼茲還有個禮物想送給我。當時我們正在他辦公室看他電腦上的幾張照片，他突然從架上取下一小落火絨帽。「你看看有沒有哪頂合適。」這些菇帽大部分對我來說都太大，不過還是找到一頂能夠舒服地放在我頭上，然後謝過他的禮物。沒想到那帽子居然那麼柔軟、輕若無物，不過頭上戴著菇感覺還是有點傻，所以我小心翼翼收到了行李裡頭。

星期天一大早，我們朝西行，開向太平洋海岸，再南下朝哥倫比亞河開去，中途在度假小鎮長灘停下來吃午飯、補充露營用品。由於是十二月第一周，小鎮安靜冷清。史塔曼茲要我別在文章中寫出採菇的確切地點，我只能說，哥倫比亞河寬闊的河口有三座公園圍繞，分別是史蒂文生堡、失望角、路易斯與克拉克自然史公園，其中一個便是我們過夜之處。史塔曼茲來此採深藍裸蓋菇已有好些年，為此有點疑神疑鬼，怕被巡山員認出，所以我去辦公室辦理入住、拿標示蒙古包位置的地圖時，他就待在車上。

一把裝備從車上拿下來收好，我們就繫好鞋帶，動身尋菇去。所謂尋菇，其實不過是四處走走，眼睛看著地下，在蒙古包四周的草地上，在沿著沙丘生長的灌木叢間追蹤散亂的圖案。我們擺出為裸蓋菇折腰的姿勢，不過每回聽到有車靠近的聲音就抬起頭來——多數州立公園都禁止採菇，持有裸蓋菇更觸犯州法及聯邦法。

天氣多雲，氣溫約攝氏十度，十二月在太平洋沿岸如此遠北之地可能又濕又冷還颳大風，眼下這個溫度倒還算暖和。我們幾乎獨占整個公園，眼前是一片荒寂的美景。松樹迎著大洋上吹來的風，長得低矮嶙峋。毫無起伏的沙灘連綿無際，上頭有好些漂流木，還有巨木被大風吹落後被沖上岸來，沿著河岸東一堆、西一堆像散落的竹籤般東歪西倒。這些木頭不知怎地沒有落入伐木業的手中，從幾百里外的上游原始林沿著哥倫比亞河漂流而下，最後衝上這兒。

史塔曼茲懷疑，或許深藍裸蓋菇最初就藏身在這些木頭內部，搭便車出了森林，來到哥倫比亞河的河口，也就是目前唯一一個發現這種菇的地方。有些菌絲體將慢慢深入樹木紋理之中，就此定居，並和樹木形成共生關係。史塔曼茲認為，菌絲體替樹木寄主提供了某種免疫系統，分泌出抗菌、抗病毒、殺蟲的化合物，保護樹木免受病蟲害，以此來交換養分及棲身之處。

我們在長草的沙丘上沿著大大的螺旋形或8字形走著，一旁史塔曼茲不斷唸著菇經。獵菇的一項好處，就是不必擔心說話的聲音會把菇給嚇跑。他時不時就停下來指著一朵菇向我介紹。小棕菇可是有名的難認，不過他總能信手拈來說出菇的拉丁學名還有幾件趣事。途中他拿了一朵紅菇屬的菇給我，說這很好吃，我只在那紅通通的菇傘上啃了一小口，就忍不住吐掉——太辣了。顯然，拿這種紅菇屬給菜鳥吃，是真菌學家整新人的某種古老儀式。

我見到許多小棕菇，或許是裸蓋菇，也或許不是，於是經常打斷史塔曼茲請他辨認，每一次他都戳破我以為自己終於找到珍貴獵物的希望。徒勞無功找了一兩個小時之後，史塔曼茲大聲自言自語，說是不是來得太晚，沒有深藍裸蓋菇了。

說時遲那時快，他像在舞台上演出激動的內心戲一樣，喊了一聲：「找到一個！」我一個箭步上前，請他別把菇摘走，好讓我瞧瞧菇長在哪裡、怎麼長的。我希望我看過之後，就能像尋菇人愛說的那樣「開菇眼」——視網膜一旦映入了所尋之物的視覺樣本，物品就更容易從視野中躍出。（其實，這種現象的專業術語叫做「突現效應」。）

那是朵俊俏的小菇，焦糖色的菇傘平滑略帶光澤。史塔曼茲讓我把菇摘起來。想不到菇竟然抓得那麼牢，終於破土而出時，還帶起了一些落葉、泥土，還有一小球白色的菌絲體。「稍微捏破菇柄。」史塔曼茲如此建議。我照做了，幾分鐘內揉捏處就出現了一道藍痕。「這就是脫磷酸裸蓋菇素。」讀了這麼多關於這種化學物質的資料，我從沒想過自己會親眼看到。

這株蘑菇生長之地離我們的蒙古包不過一箭之遙，就在某個停車格的旁邊。史塔曼茲說，就像許多裸蓋菇品種一樣，「深藍裸蓋菇是生態系邊緣的生物。看看現在我們在哪兒：大陸的邊緣、生態系的邊緣、文明的邊緣，當然這菇也帶我們到意識的邊緣。」談到蘑菇，史塔曼茲老兄向來一本正經，但就在此時我聽他說了第一個笑話：「你知道嗎？對深藍裸蓋菇來說，最適合用來評估一個地方適不適合定居的指標物種，就是露營車。」我們顯然不是第一個來公園尋菇的人，而任何採了菇的人都會在身後留下一道看不見的孢雲，史塔曼茲認為「仙塵」的想法正源於此。而這一道道孢子的盡頭，經常正是一座營地、一輛轎車、一部露營車。

那天下午，我們找到了七株深藍菇。說是我們，其實是史塔曼茲，我只找到了一株，而且還得等到史塔曼茲對我笑了笑，豎起大拇指，我才敢肯定那是裸蓋菇。我敢發誓，那一種長得就跟我一路上找到的五、六種其他菇一模一樣。史塔曼茲耐心教我蘑菇形態學，第二天我的運氣就變好了，靠自己找到四株焦糖色的小美人。算不上滿載而歸，不過史塔曼茲也說過，這些蘑菇就算只有一株，也足以承包一趟精神壯遊。

那晚，我們小心翼翼把採來的七株蘑菇放在紙巾上，照完相後才放在蒙古包裡的暖氣機前面烘乾。幾小時內，熱空氣就把不起眼的蘑菇變成了一小堆皺縮、灰藍色的東西，很容易看漏。這樣一種毫不吸引人的玩意竟能造成那般結果，實在難以置信。

我一直期待要試試深藍菇，但在那晚結束前，史塔曼茲潑了我一盆冷水。天黑以後，我們就開車到海灘上就著車頭燈的燈光抓竹蟶，此刻我倆正圍著帳外火爐站著喝啤酒，竹蟶加了洋蔥正在火上炒，而他對我說：「我發現深藍裸蓋菇的效果幾乎都太強。」

「而且深藍菇還有一個副作用，有些人會很不安。」

是？

「暫時癱瘓。」他一副就事論事的口吻。據他說明，有些人吃了深藍菇之後發現肌肉有一段時間無法動彈，又說要是在安全的地方可能還能忍受，「但要是你人在戶外，天氣變得又濕又冷怎麼辦？有可能會失溫而死。」——還真算不上是替深藍裸蓋菇打廣告，尤其說這話的人還是這種菇的發現兼命名者。我突然不那麼急著試了。

◆ ◆ ◆ ◆ ◆

那個周末，我一直反覆思考一個問題：真菌這麼大費周章，造出這樣一種化學物質，對吃菇動物的心智產生如此強烈的影響，到底為什麼？這種特殊化學物質對這種菇有什麼好處嗎？若有，又是什麼？對於此一現象，我們可以提出一種準神話的解釋，就像史塔曼茲和麥肯南的說法：神經化學可能是自然用來與我們溝通的語言，自然試圖用裸蓋菇鹼來告訴我們某些重要的事情。但我覺得，這更像是詩意的奇想，而非科學理論。

我能找到最好的答案，是幾星期後拜化學家別格之賜，他同時也是史塔曼茲在常青州立學院的教授，家住哥倫比亞河谷，在我們營地上游的二百五十公里外，我打電話到他家找他，他說自己已從教職退了下來，最近並未花太多時間思考裸蓋菇的事情，不過他覺得我的問題很有意思。

我問他，是否有理由相信裸蓋菇鹼是這種菇的防禦性化學物質？植物製造的次級代謝物，最常見的功能便是抵禦病蟲害。說也奇怪，許多植物毒素並不會直接殺死害蟲，除了具有毒藥的作用，往往也是種精神興奮劑，因此這類植物多被人用來作為改變意識的藥物。為什麼不直接毒死掠食者？或許是因為如此一來，天擇會快速選出具抵抗力的個體。反之，糊弄神經傳導網絡則能干擾掠食者，甚至還能使掠食者做出可能縮短壽命的危險行為。蟲子若吃得醉茫茫，行為表現便會招來餓鳥的注意。

然而別格指出，如果裸蓋菇鹼是抵禦性化學物質，「我教過的史塔曼茲一定老早就下手，找出方法用來除真菌、除細菌，或者除蟲。」其實，別格檢測過真菌中裸蓋菇鹼及脫磷酸裸蓋菇素的濃度，發現菌絲體中的含量微乎其微，而真菌防護最嚴密的部位可能正是菌絲體。「這些化學物質反而都在子實體當中，有時還超過乾重量的百分之二！」這可是很驚人的量，而且子實體還不是這種生物要優先保衛的部位。

就算菇中的裸蓋菇鹼一開始是「代謝途徑無心插柳的產物」，但物種在演化過程中並未將之淘汰，可見這樣的意外必定帶來了某些好處。別格說：「我能想到最合理的推測，就是產生最多裸蓋菇鹼的菇會雀屏中選被吃掉，也因此能將孢子散播得最廣。」

被誰或者被什麼吃掉？又為什麼？別格說，已知馬、牛、狗等許多動物都會食用裸蓋菇，其中一些（比如牛）似乎不受影響，但多數動物看來都頗喜歡偶爾改變一下意識。別格負責替北美真菌學會收集菇類中毒報告，這些年來看過馬在圍欄裡茫到跌跤，也看過狗「專挑裸蓋菇，看來似乎產生了幻覺」的相關記載。除了人類以外，已知還有好些靈長類物種也愛吃啟靈蘑菇。想來，裸蓋菇能散播四方，喜好意識變化狀態的動物應該助了一臂之力。「同一物種之下，能產生較多裸蓋菇鹼和脫磷酸裸蓋菇素的菌株通常較受青睞，分布也越來越廣。」

劑量少，動物或許還會因為啟靈蘑菇增進了感官靈敏度，甚至增加專注力，而變得更耳聰目明。二〇一五年《民族藥理學期刊》有篇評論文章提到，世界各地有些部落會給所飼養的狗吃具精神活性的植物，以增進狗的狩獵能力。[17]

不過，劑量一多，可以想見動物嗑茫後踉踉蹌蹌，對生存有多麼不利，許多動物無疑也確實如此。然而，或許有少數那麼幾隻吃下菇後竟能增加適應力，而且不僅是個體適應力，還可能影響了整個群體甚至整個物種。

至此我們就走進了推測成分濃厚、根基稍嫌鬆軟的領域，而給我們領路的，是義大利民族植物學家喬治・薩莫里尼，他在《動物與啟靈藥：自然世界與改變意識的本能》一書中提出假說，認為在環境快速變遷或遭逢危機之時，群體中的少數成員放棄一貫的制約反應，而去試驗某些極其新穎的、不一樣的行為，可能有益於整個族群生存。這些創新之舉就像基因變異一樣，多半下場悽慘，並且遭到天擇淘汰，但從概率法則來看，某些新行為最終仍可能有發揮作用，幫助個體、群體甚至整個物種適應環境中的快速變化。

薩莫里尼稱此為「去模式化因子」。*物種演化過程中，有時舊模式不再有效，於是極端且有可能革新的見解和行為或許能帶來適應環境的最佳契機，而有時啟靈藥就能激發這一切。可以把這想成是神經化學在全體族群中引發的變異。

薩莫里尼的理論令人心動，讀之很難不想到我們這物種及面臨的艱困處境。智人或許已來到危機期，需要將思想及行為去模式化。是不是因為這樣，自然才在此時此刻給我們送來這些啟靈分子？

17 這篇評論文章，作者的結論是「由於致幻植物降低了外來訊號，又增強了與發現及捕捉獵物直接相關的感官知覺（最可能是嗅覺），因而改變了獵犬的感知」。Bradley C. Bennett and Rocío Alarcón, "Hunting and Hallucinogens: The Use Psychoactive and Other Plants to Improve the Hunting Ability of Dogs," Journal of Ethnopharmacology 171 (2015): 171–83。——作者註

◆ ◆ ◆ ◆ ◆

這樣的概念，史塔曼茲一點也不覺得牽強附會。我倆圍著火爐站著，溫暖的火光閃閃爍爍映在臉上，晚餐在平底鍋裡滋滋作響，史塔曼茲則說著蘑菇教會他哪些與自然有關的事物。他滔滔不絕、口才便給、夸夸其談，偶爾還極其驚險地在言之成理的邊緣打滑。我們喝了幾瓶啤酒，雖然都沒碰那一小堆深藍菇，但抽了一點大麻。史塔曼茲侃侃而談，說著裸蓋菇鹼是大地派來的化學信使，說我們如何因意識及語言的天賦而中選，能夠聽到裸蓋菇鹼的召喚，趕在為時已晚之前採取行動。

「植物和菇都有智力，希望我們能關照環境，因此用我們能理解的方式跟我們溝通。」為什麼是我們？「我們人類是數量最多、四處活動的雙足生物，所以有些植物與真菌特別熱中於獲取我們的支持。我認為它們有意識，而且不斷努力用生化方式向人訴說，以引導人的演化。我們只需要更善於傾聽。」

這些橋段我聽史塔曼茲在無數演講及訪談當中說過。「蘑菇讓我學到所有生命型態都彼此相連，還讓我認識了我們共享的分子基質。」「我不再感覺自己被包覆在這個名為史塔曼茲的人類生命當中。我是持續流經自然的分子流的一部分。有段時間我被賦予了聲音、意識，但我覺得自己是這個星塵連續體的一部分，我在此出生，生命終結時也將回歸此處。」史塔曼茲聽起來很像我在霍普金斯大學碰過的那些有過完整神祕經驗的志願者，這些人對於自身的感知，被納入了一個更大的整體、一種「聯合意識」之中，而在史塔曼茲的例子中，這種意識將他收入大自然之網，讓他成為（不那麼謙卑的）僕役。

「我想，裸蓋菇給我的新領悟或許可以讓我幫忙引導、加速真菌革命，讓我們能替自己的問題找出解決之道。」他表示，尤其是在這樣一個生態的危急之秋，我們承受不起演化依正常速度進行並及時提出解決之道，我們等不起。讓去模式化開始吧！

史塔曼茲談了又談，我腦海中忍不住浮現格雷那幅古怪的嗑茫猿畫作，一團團龍捲風般的思想從人猿毛茸茸的頭頂上方飛出。史塔曼茲的說法有許多都踏在一道危險而狹長的岩臺上，一邊是自學成材者縱情馳騁的猜測，另一邊則是嗑藥怪人深夜的碎唸，四周聽到的人最終都會不支睡去。我正不耐煩他的東拉西扯，同時也聽到睡袋在蒙古包裡聲聲呼喚，但這時他（或者我）轉了個彎，他那關於真菌的預言突然豁然開朗。

前一天，史塔曼茲帶我參觀了「真好菌」的實驗室和培育室。「真好菌」是他大學一畢業就成立的公司，位於一座常綠樹林中，離他家走路不遠。廠區有一排長條的白色金屬建物，看來像是半圓拱型的活動屋，或是小型的飛機維修棚。建築外頭一堆堆放著碎木片、扔掉的真菌，還有栽培介質。有些建物裡有培育室，種植藥用及食用菌種，其他的則是研究設施，包含無塵室還有層流工作台，史塔曼茲在裡頭利用組織培養法繁殖真菌、做實驗。辦公室牆上掛著幾張他父母的裱框照片。在滔滔不絕的言談中，我從這些建物所觀察到的事物很正面，提醒我雖然史塔曼茲的確很多嘴，但不會只是空談，也非常有行動力。他是成功的研究人員與企業家，利用真菌在眾多領域做出前所未有的貢獻，從醫療、環境修復，到農業、林業，甚至國防，形形色色令人驚嘆。史塔曼茲實際上是科學家，只不過類型比較特殊。

至於究竟是哪種類型的科學家，我要到幾周以後才完全明白。幾周後我正好讀了一本寫得極好的洪博傳記，洪博是十九世紀早期偉大的德國科學家（也是歌德的同事），徹底改變了人對於自然界的理解。他認為唯有靠感覺、感官、想像，也就是靠人類主觀的機能，我們才能看穿自然的種種奧祕。「自然處處發聲對人說話」*，那聲音「為靈魂所熟悉」。自然的體系，有其秩序，有其美妙安排，洪博曾短暫考慮將此體系稱為蓋婭，最後選擇稱為造化。但若無人類的想像力，這體系將永遠不會在我們面前現形，而想像力本身就是自然的產物，生於造化而使人得以通達造化。現代認為科學家應盡量完全客觀，彷彿站在自然之外的制高點觀察自然，洪博若是知道，必會覺得反感。「我與自然合一。」*

史塔曼茲若是科學家（我認為他是），會是洪博型的科學家，這也讓他成為某種復古回歸。我並非暗指他的貢獻可與洪博相提並論，不過他同樣是最好的那一種業餘人士，自學成材，沒拿什麼證書，而且毫不介意跨越學科的分界。他也是卓然有成的自然學家兼發明家，發現了好些新物種，還拿了幾張專利。他同樣能聽到自然之聲，而且正是他的想像力（儘管天馬行空）讓他得以看見別人看不到的體系，比如森林中發生在我們腳下的事。我想到是「地球的網際網路」、「自然的神經網絡」，還有「森林的免疫系統」。這三個比喻聽來帶有浪漫主義色彩，但若要打賭說沒這回事，會是不智之舉。

史塔曼茲及許許多多所謂的浪漫主義科學家（比如：洪博、歌德、班克斯[18]、達爾文，我覺得梭羅也算），讓我很有感觸的一點是，相較於不久後諸多專業人士冰冷的手筆，自然在他們的手中是那麼有生命力。那些更為專門的「科學家」（scientist 一詞要到一八三四年才造出）逐漸把科學搬到室內，也越來越常透過儀器來凝視自然。藉由儀器，他們得以看到肉眼看不到的尺度。這些舉動不著痕跡地改變了研究的對象，使其更類似於客體。

浪漫主義的科學家（我把史塔曼茲也算入）則不把自然當成互不相關的客體的集合，反而將自然視為由許多主體密密糾纏的網，各主體在後世稱為「共同演化」的壯闊舞蹈中交互作用。洪博曾說：「萬事萬物相互作用、互惠互利。」*他們之所以能看見眾多主體之舞，是因為訓練自己以植物之眼、動物之眼、微生物之眼還有真菌之眼來觀看，這樣的觀點除了仰賴觀察之外，也同樣需要想像力。

我猜我們現代人要如此發揮想像力恐怕很難。現代科學與科技鼓勵我們反其道而行，將自然也將人之外的所有物種客體化。當然，不得不承認這樣的觀點在實務層面有其功效，讓我們獲得極其豐碩的成果，但同時也必須承認，我們在物質及靈性層面都付出了代價。然而，那種比較古老、更富魔法色彩的觀看方式可能仍有其益處，好比（僅舉一小例）史塔曼茲就因此發現蜜蜂之所以喜歡去木堆，是為了治療自己。蜜蜂啃咬腐生性菌絲體，菌絲體產生的抗微生物化合物正好是蜂群生存所需，而真菌提供這樣的禮物則是為了……是為了什麼？為了某種我們尚未想到的事物。

後記

諸位現在大概在想，我跟史塔曼茲那周末找到的深藍菇到底怎麼了？幾個月後的夏天，我到從前住過而充滿回憶的新英格蘭舊家住了一星期，某天我跟茱迪絲一起吃了蘑菇。我在兩個玻璃杯裡各放了兩株小小的、捏碎的蘑菇，倒進熱水泡成茶。之前史塔曼茲建議我先「煮過」那些蘑菇，好破壞可能導致腸胃不適的化合物。我跟茱迪絲連茶帶菇各喝了半杯，我提議先到住家附近

18 約瑟夫・班克斯（Joseph Banks）：十八世紀英國探險家、博物學家、植物學家，資助了許多自然科學研究。——譯註

的泥土路散散步，等裸蓋菇鹼發揮效用。

不過，才經過二十分鐘左右，茱迪絲就表示她「有感覺了」，而且都不是舒服的感覺。她說不想再散步了，但當時我倆離家至少已有一公里半。她跟我說，她的身心似乎逐漸漂離彼此，意識已從腦袋飛出，飛上了樹叢，彷彿小鳥，或者昆蟲。

她有點急了，說：「我要回家。我要有安全感。」我們猛然回頭，加快了腳步，我一面想讓她放寬心。天氣炎熱，空氣潮濕凝重。她說：「我不想撞見別人。」我要她放心，說不會的。當時我大抵覺得還好，但那或許是因為看到茱迪絲那樣不舒服，我也顧不得吃下蘑菇的感覺了，畢竟要是有鄰居正巧開車經過，搖下車窗來閒聊兩句，總要有人能擺出正常的樣子。很快，這件事的可能性越來越大，有如夢魘。其實在回到家之前不久（現在我倆都覺得有如奔回本壘般急迫），我就瞥見鄰居的一輛小貨車正朝我們開來，而我們就像心虛的孩子那樣閃進樹林等車開走。

茱迪絲直直奔向客廳沙發，拉下窗簾，躺了上去，而我因為還沒什麼感覺，就到廚房去喝完我那杯蘑菇茶。我有點擔心她，不過她一抵達客廳沙發總部，心情就輕鬆了起來，說她沒事。

我不懂她為何想待在室內。我走到外頭，在裝了紗窗的露臺上坐一會兒，聽著花園的各種聲音。那些聲音突然變得非常響亮，彷彿有人轉大了音量。空氣靜止不動，但昆蟲東一隻、西一隻飛舞的聲音響起，還有蜂鳥嗡鳴如電子儀器，這一切交織成我從未聽過的嘈雜。我煩躁起來，後來才決定最好把這聲音當成悠揚美聲，這下聲音還真的就變得優美了。我抬起一隻手臂，然後舉起一隻腳，發現自己沒有癱瘓，鬆了口氣，只是我也沒感覺到自己動了肌肉。

一閉上眼，就有影像胡亂冒出，彷彿眼皮內側是一片投影螢幕。我的筆記上記著：破碎圖形、隧道穿過枝葉一路向前、繩索般的藤蔓交織成網格。我因為視野失去控制而逐漸感到焦慮，不過此時我發現，要恢復半正常的感覺，只消睜開眼睛即可。睜眼閉眼就像是轉換頻道。我心想：「我正在學習如何控管這個體驗。」

八月的那個下午，發生了很多事，或者該說是似乎發生了很多事，但在這裡我只想關注那場體驗中的一個元素，因為那元素關乎自然以及人在自然中地位為何的種種問題，而裸蓋菇鹼似乎能激發這些疑問——至少我是如此。當時我決定要出門到寫作室，那是我二十年前蓋的一幢小屋，現在回首，二十五年前恍若隔世，而小屋中也有諸多回憶。在那小小的房間裡，坐在一扇遠眺池塘和我們家花園的大窗前，我曾經寫了一本半的書（其中有一本談的還是那屋子是怎麼蓋的）。

不過，那天我還是有點擔心茱迪絲，所以不敢晃太遠，就又進屋去看她。她四仰八叉躺在沙發上，眼上蓋著一塊清涼的濕布。她沒事。「我看到一些很有趣的畫面。」她說。什麼咖啡桌上的汙漬活了過來之類的，旋轉幻化，從桌面升起，讓她看得目不轉睛。她的意思很明白，想要一個人獨處，好更深入沉浸在這些影像中（她是個畫家）。我腦海中突然浮現「各玩各的」一詞，那天下午之後的時光便是如此。

我走了出去，腳下感覺不是很穩，雙腿有些發軟。花園十分熱鬧，蜻蜓在空中沿著複雜的花樣飛舞。我輕輕拂過罌粟科的博落回，種子穗如蛇般嘶嘶作響，天藍繡球的濃甜染香了空氣，而空氣本身濃稠到我必須跋涉而過。在花園中走動時，「淒楚」一詞還有這種感受不斷湧上，之後也還會再次出現。或許是因為我們已經不住這兒了，我和妻子結婚、生子之後，曾在這座花園度過那麼多個夏天，那在這當下感覺如此真切，實際上卻已是過眼雲煙。當時的感覺，像是不僅僅只是喚起珍貴的記憶，而是記憶真真活了過來，還魂再現，既美麗，又殘酷。此外，在新英格蘭這座豐熟的花園中，八月已走到尾聲，夏秋即將交替，這荏苒光陰中的一刻是如此轉瞬即逝，同樣令人揪心。很快，在一個萬里無雲的夜晚，天還未明，無情的霜一落，這蟲鳴、花紅、芬芳就會在瞬間結束，毫無前兆。我感覺自己情緒的門戶大開，毫無防禦。

終於到了寫作室，我伸長手腳，躺在坐臥兩用沙發上。先前我在這兒孜孜矻矻寫作時，幾乎沒有抽出時間這麼做。書櫃已經清空，此地感覺像是荒棄了，有點哀傷。從躺著的地方我能從腳趾上頭看見紗窗，紗窗再往外便是一棵喬木縱橫的枝葉，樹上密密交織著藤蔓。那是株老繡球，藤本八仙花，已有好些年頭。繡球是我幾十年前種下的，當時就是希望能創造這般交錯纏繞的景象。午後的陽光從繡球後方傾洩而入，繡球勻稱而圓的葉子占滿窗戶，形成一片鮮綠的紗幕，要望向世界得透過這片紗幕。我感覺我從未見過如此美麗的樹葉，彷彿葉子自身微微散發柔和的綠光，彷彿我能透過葉子之眼望向世界是某種殊榮，彷彿那些葉子飲盡了最後一口陽光，把那些光子化為新物質。用植物的眼光看世界——就是那樣，真是如此！但是那些葉子也在回望我，用那極其和善的目光注視著我。我能感覺葉子很好奇，也很確定葉子對於我及我的同類抱持著絕對的善意。（我需要說我知道這聽起來有多瘋狂嗎？需要！）

我感覺自己是第一次直接和植物交流，也感覺一直以來所想、所寫的某些概念開始有了血肉、有了真實感（那些想法談的是其他物種的主體性，以及其他物種如何對人產生作用，只是人由於過度觀照自身而無法感受）。目光從繡球葉形成的留白處望出去，停在遠處草地中間的一棵紅糖槭上。我從不知道樹也能如此鮮活，彷彿有靈——而這個靈，也是善靈。物與靈二者間居然曾有衝突，這在當時顯得荒謬，而我感覺無論從前是什麼東西經常將我和外在世界阻隔開來，那東西都已開始消散。但，也並非全然——「自我」的城垛尚未倒下。像這樣的狀況，研究者不會稱為「完整的」神祕體驗，畢竟我還保有「我在觀察」的感覺。然而感知的門戶已經洞開，比以往任何時刻都更加接納這個世界，以及這個世界中無數與人不相關的性格。

我大受此一進展的鼓舞，坐起身望向書桌之外，從正對著我們家後方的那扇大窗戶看出去。為這棟建築選址時，我小心翼翼把主要視野框在兩株老神木之間，右邊是一棵端嚴筆直的梣樹，左邊則是一棵優雅斜站、枝葉縱橫的白橡。那株梣樹已不復往日風光，被風雨削下了幾條主枝，不再對稱，還留下好些鋸齒狀的殘枝。白橡則稍稍健康些，葉子全長出來了，主枝上翹，朝天空伸去，有如舞者的四肢，但現在我們開始擔心那總是歪向一邊搖搖欲墜的主幹——主幹底部已有一部分腐朽了，而且這還是第一次能透過主幹看到後方景物，還能看見陽光。這棵樹怎麼可能還矗立著？

望著這兩株過去無數次從案前凝望的樹，我突然明白這兩棵樹是什麼了——太明顯了！是我的父母，端嚴的梣樹是父親，優雅的橡樹是母親。我並不完全清楚自己這麼說到底是指什麼，只知道想到這些樹等於想到父母。兩人完完全全、不可磨滅地存在於那兩株樹中。於是我想到他們給予我的一切，想到時光對他們所做的一切，想到他們最後倒下時，這番光景、這個地方（這個我！）將會變得如何。父母雙亡算不上什麼頓悟，但那樣的未來對我而言不再遙遠也不再抽象，反而前所未有的透心，那天下午一路尾隨我而無所不在的淒楚感又一次讓我卸下心防。不過，我應該還剩下一些理智，畢竟我還記下了明天要打電話給樹藝師，或許可以用什麼辦法減輕橡樹傾斜側的重量，讓樹不要倒下，就算只能再維持一陣子也好。

回屋的路程，我想，是那次體驗的高峰，現在回想起來總是帶著夢境的色彩、光度。路上我又一次感覺身體擠過一團空氣，空氣裡沾染了天藍繡球的甜味，四處熱熱鬧鬧近乎狂熱。大如鳥的蜻蜓浩浩蕩蕩出動，俯衝而下，輕吻繡球花後旋即飛升，又發狂似地在花園小徑上穿梭。我不曾在一處地方見過如此多蜻蜓，多得我無法完全確定這些蜻蜓是真是幻。（後來我叫茱迪絲出來，她證實了我眼前所見。）蜻蜓飛舞出圖形，在身後留下一道道痕跡，狀似飛機雲，在空中久久不散。暮色將落，花園中的飛航交通越來越喧鬧騷亂，授粉生物正在巡視今日的最後幾趟，而植物則依舊以花朵向牠們示意——選我、選我、選我！一方面，這個場景我很熟悉，夏日炎炎，一日中轉涼後花園會短暫恢復生氣，但過去我從未有如此與花園合一的感受。我不再是格格不入的人類旁觀者，無論是現實還是心境，都只從遠處凝視著花園；相反地，我覺得自己也屬於此處發生的一切。於是花朵和授粉動物都在同我說話，而且平時覺得自己是在觀察個體的主體，個體在一個空間中，四周則是虛空，個體因而成為浮雕，與一切都不相連，但或許是因為那天下午的空氣有如此強大的存在感，於是平時的感覺沒了，變成一種深入其中、息息相關的感覺，人與這大千萬物、與整體同在。

洪博曾說：「萬事萬物相互作用、互利互惠。」當時的感覺正是如此，也是自我有記憶以來第一次「我與自然合一」。

◆ ◆ ◆ ◆ ◆

像這樣的經驗，說實話我還真不知如何看待。在某些時刻以某種角度來看，我感覺自己經歷了某種靈性經驗，感覺到其他事物的性格，過去從未如此。無論從前我們為何無法感覺自己與自然息息相關，那理由都已暫時失效。還有，我還感覺對父母敞開了心房，沒錯，對茱迪絲也是如此，但說來奇怪，我也對那塊地上的某些草木、鳥類，甚至還有那些該死的蟲子敞開心房。這種開放的感覺，有一些存留了下來。現在回想，我總認為那是一次奇妙又內在的經驗。

在太平洋海岸某座州立公園的停車場邊，我和史塔曼茲找到了在那兒生長的棕色小菇，吃下一株之後，熟悉的世界變成只能以神聖來形容，而這件事——這件事可用以下其中一種觀點看待：若非視之為又一樁奇異事件，就是那個八月午後我身上發生的事情其實有更平淡無奇、更唯物論的詮釋，而這不過是一項佐證。用某種詮釋來說，我經歷的是「嗑藥體驗」，如此而已。那像是某種醒著時做的夢，有趣、愉悅，但不代表什麼。那株蘑菇的脫磷酸裸蓋菇素開啟了我腦中的5—羥色胺2A受體，使這些受體劇烈活動了起來，引發一連串失序的心智事件，包含在視覺皮質處理視野中的草木、昆蟲影像時，使某些應該是來自潛意識（或許還有閱讀）的思緒及感受與視覺皮質相交。

算不太上是幻覺，此一現象的心理學詞彙大概是「投射」——某些物品在當時反映了人心裡的某種情緒，而人把自身情緒和這些物品混在一塊兒，於是物品彷彿閃耀著意義。詩人艾略特將這些事物和情況稱為人類情緒的「客觀對應物」[19]。愛默森曾說「自然總是帶著靈魂的色彩」*，暗指是我們的心為自然加上這樣的意義，此時他所想的也是類似前文所述的現象。

我突然想到，那天下午我的感知增強，其中竟毫無超自然之處，沒有任何事物需要以魔法或神力的概念來解釋。沒有，只需要在舊有的現實上將感知稍加傾斜，只需要意識的某種鏡頭或模式，那並沒有發明任何新事物，只不過（只不過！）強調、突出了普通經驗。花園或森林裡本有奇蹟，被平淡的景象掩蓋住，而今顯露眼前。那是另一種形式的意識，用詹姆士的話來說，是「以最薄的帳幕（與我們）相隔。」*自然中確實流滿人以外的主體（你若喜歡，就稱之為靈吧），只不過人類的自我總想像只有人類具有主體性，這使我們認不出人以外的主體，認不出我們的這些親族故舊。由此觀之，我猜史塔曼茲並沒有想錯，他認為蘑菇是在替自然在向我們傳遞

19 客觀對應物（objective correlatives）：又譯「客觀投影」。——譯註

訊息，至少是在幫助我們敞開心胸、解讀這些訊息。

這天下午之前，我一直假定要能入靈性境界，關鍵是要能接受超自然事物，接受「神」或接受某種「物外」，但現在我並不是那麼肯定。無論「物外」包含什麼，或許都並沒有我們所想的那麼遙遠或無法抵達。宗教學者史密斯曾說一個靈性方面「通悟之人」只不過是「深切感覺到萬事萬物驚人之謎」的人。*有信，則無需有形。置身花園之中，面對令人驚異的神祕，感到敬畏或驚奇，或許只不過是拿回了放錯位置的某種感知（或許是孩子看世界的眼光），或許因為某種神經化學方面的改變，平素那些使我們對事物（比如那些好看的葉子）視而不見的過濾器（比如習慣、比如自我）失效了，於是我們重獲了此種感知。不知道。然而，若我真從那一片片乾縮的菇身上學到什麼，那就是原來還有其他較為陌生的意識形式可以為我們所用。不論這些形式到底代表什麼，既然有這樣的意識存在，那麼（此處再次援引詹姆士的話）「述說真實時，便不可太早蓋棺論定。」*

開放的態度。著「蘑」吧。那就是我，對現實的敘述，我現在願意重啟其他可能。

CHAPTER THREE

History:

The First Wave

第三章

歷史 第一波浪潮

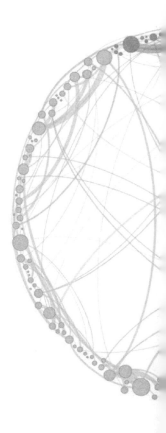

一九六〇年代中期，聯邦當局對利里祭出重罰。*一九六六年，他因企圖攜帶少量大麻進入德州拉雷多邊界而遭判三十年有期徒刑[1]，這名前心理學教授腹背受敵，於是去找馬修．麥克魯漢[2]出主意。當時美國正處於對LSD的道德恐慌之中，而利里本人從前鼓吹利用啟靈藥來改變個人及文化，又勸告美國的年輕人要「開啟、諧調、抽離」，正是引發恐慌的一大原因。這些話現在聽來過時又傻氣，但人們曾經認為那真能威脅社會秩序，不但引誘美國的孩子吸食會影響心智的藥物，還鼓動他們拒絕走上父母及政府為他們鋪好的道路，包括那條帶著年輕人走向越戰的路。同樣在一九六六年，美國參議院的委員會要求利里就自己那惡名昭彰的口號列席備詢。*他倒是有膽量，雖然大家都不相信他會真的出現。這樣一場國家級風暴在他四周颳起之際（他本人倒是頗為享受這場風暴），他和麥克魯漢約在紐約的廣場飯店吃午飯。LSD上師利里相當篤定麥克魯漢這位媒體大師會有些處理公眾還有媒體事務的祕訣。

麥克魯漢建議：「老利，參議院聽證會還有法庭太沉悶，不適合當傳遞你訊息的舞台。」*這段對話後來利里收入《昨日再現》一書中。（這是利里諸多自傳中的一本，每回律師費和贍養費快要清空他的銀行帳戶時，他就會再寫一本。）「要消除恐懼，你得運用自己的公眾形象。你就是產品的代言人。」這裡所說的產品，自然是LSD。「每回有人給你照相，就微笑。揮手要揮得讓人安心。要散發勇氣。絕不抱怨，也別表現出憤怒的樣子。就算讓人覺得浮誇、古怪也沒關係——畢竟你是教授。但胸有成竹是最好的廣告。一定要讓微笑成為你的招牌。」

麥克魯漢的建議，利里銘記在心。那回午飯會面後，他被拍了幾千張照片，幾乎每一張他都確保自己有把最迷人的微笑呈現給攝影機。無論是進出法院，是一身白袍、戴著彩色長念珠對一群年輕的崇拜者說話，還是剛被銬上手銬推進巡邏警車中，又或者是在蒙特婁的旅館房間裡，安坐在約翰．藍儂及小野洋子的床邊，利里總能設法向攝影機擺出燦爛微笑，輕鬆愉快地揮手。

利里就這麼不斷微笑，那充滿群眾魅力的形象在美國啟靈藥史中笑出了一席之地。然而，到圖書館去查點資料，不用多久你就會開始想，利里在歷史上（或至少在大眾所認知的歷史中）的這一席之地是否有些太大。一九六〇年秋，也就是利里在墨西哥第一次用了裸蓋菇鹼而脫胎換骨之後不久，他展開哈佛裸蓋菇鹼計畫。我本以為此項計畫代表這些物質相關正經學術研究的起點，或一九六三年利里遭哈佛開除後代表研究的終點，而且有這樣想法的人還不只我一人，但事實上，以上兩件事卻連真相的邊都沾不上。

利里在啟靈藥現代史上扮演重要角色，但並非他自己筆下的領航者。一九六〇年代，他成功形塑了啟靈藥的流行論述，似乎揭開一切卻又晦澀難明，彷彿造出了某種扭曲力場，讓人難以看清他盛大登台之前或之後的一切事物。

在更貼近真實的歷史版本中，遠在加拿大沙士卡其灣省、溫哥華、加州、英格蘭，還有在世界各地，早在美國劍橋[3]之前的十年間，就已有極其豐碩、前景看好的研究，只是沒有那般大鳴大放、沸沸揚揚，也不帶有反文化包袱，至於哈佛蓋菇鹼計畫，則更像是代表這段時期邁入結束。其實，早在利里試用裸蓋菇鹼和LSD之前，就已經有一群不甚聞名的科學家、治療師、熱血業餘人士獻身此道，發展出理論架構，以幫助世人了解這些特殊化學物質。他們也制定了治療程序，以便用於治療。只是這些研究者都被利里的傳奇色彩所遮蓋，許多人最終眼睜睜看著利里（及其「噱頭」——他們難免要如此稱呼利里的驚人之舉及言論）點燃群眾的怒火，將他們辛苦

1 由於聯邦法要到一九六八年才將持有LSD入罪，因此此時政府在對付反文化人士時只好以大麻罪起訴。——作者註

2 馬修・麥克魯漢（Marshall McLuhan）：加拿大著名媒體傳播理論學者。——譯註

3 美國劍橋市位於麻州，為哈佛大學所在地。——譯註

累積的知識與經驗一把燒盡。

在敘述啟靈藥的現代史時，我希望能將利里那轟轟烈烈的事蹟放在一旁，至少等我講到崩壞的那一刻，那才是恰當的出場時機。我想看看這麼做能否找回某些源頭知識及經驗，而不透過「啟靈的六〇年代」這樣的折射稜鏡來理解一切。講述時，我將跟隨幾位當代啟靈藥研究者的腳步，他們自一九九〇年代末期就著手開挖LSD及裸蓋菇鹼研究第一次開花結果的遺跡，所發現的事物令他們大為震驚。

史蒂芬・羅斯便是其中一位研究者，他是紐約大學柏衛醫學中心精神科醫師，專長為成癮問題，紐約大學利用裸蓋菇鹼治療癌症病患的試驗計畫便由他主持（這點我稍後會談），從那時起他就轉而運用啟靈藥來治療酒精成癮。在一九五〇年代臨床研究的相關領域中，最大有可為的或許就是以啟靈藥治療酒精成癮。數年前紐約大學的某個同事跟羅斯提到，過去LSD曾用於治療美加數千名病患（還提到匿名戒酒會的創辦人比爾・威爾遜一九五〇年代曾經想要在戒酒會推動LSD療法）。羅斯當時三十來歲，聽說此事後就去做了些研究，發現自己身為酒精成癮治療的專家，對這一切竟一無所知，也從未有人告知，感到「驚愕非常」。他所在的領域，竟有一段祕密的歷史。

「我覺得自己有點像考古學家，挖掘出一套遭徹底掩埋的知識。從五〇年代初期起，啟靈藥就已用於治療形形色色的症狀」，包括：成癮、憂鬱、強迫症、思覺失調、自閉症以及臨終焦慮。「曾有四萬人參與研究，還有一千多篇臨床論文！美國精神醫學會還辦過幾場研討會，完全以LSD這種新興萬靈丹為主題。」事實上，一九五〇至六五年間共有六場專門探討啟靈藥的國際科學研討會。

「精神醫學界一些最頂尖的腦袋都以治療模式認真研究過這些化學物質，拿的還是政府補助。」然而到了一九六〇年代中期，文化以及精神醫學界的建制派開始抵制啟靈藥之後，整套知識都從業界中抹去，彷彿所有的研究和臨床經驗從未發生。「等到一九九〇年代我上醫學院時，連談都沒有人談。」

◆　◆　◆　◆　◆

一九五〇年代，ＬＳＤ在精神醫學界突然竄紅，這種藥物對於病人（還有對研究人員，他們也經常拿自己來試藥）的效果如此新奇，那十年間有好長一段時間科學家都絞盡腦汁想弄明白這些不尋常的經驗到底是怎麼一回事，或者到底代表什麼。該怎麼把這種能改變心智的新藥放進理解心智的既有範式中，以及精神醫學及心理治療的主流模式內？上述的問題沸沸揚揚爭辯了十多年。當時大家還不知道的是，從一九五三年開始，美國中央情報局就在進行自己（機密）的啟靈藥研究，而他們也在詮釋及應用方面碰上了類似的問題：應該將ＬＳＤ視為可能的吐真劑，還是控制心智的藥劑，還是化學武器？

世上第一趟、也是唯一一次事前不抱任何預期的ＬＳＤ靈遊，是一九四三年霍夫曼進行的那次。儘管事後不太確定自己所經歷的到底是瘋狂還是超脫，霍夫曼仍立即察覺到，這種化合物有可能對神經科學及精神病學產生重大影響。於是山德士（也就是發現這種藥物時霍夫曼所服務的藥廠）做了一件很不尋常的事：為了找出得利喜得（該公司替LSD-25取的商品名）到底可能有什麼效用，山德士可說是做了場群眾外包，將研究案發包給全天下。這款新發現的化合物藥效強大得令人發毛，山德士期待說不定某個地方會有某個人碰巧發現商業用途，於是無償供應ＬＳＤ給所有研究者，要多少給多少。山德士公司對「研究者」一詞的定義很寬，治療師只要承諾會寫下自己的臨床觀察，也在研究者之列。一九四四至一九六六年間，此項政策基本沒有改變，這也是掀起第一波啟靈藥研究浪潮的重要因素。到了一九六六年，山德士眼見實驗藥物引發如此大的爭議，驚恐之餘突然回收市面上的得利喜得，浪潮沈沒了。

那樣一個成果豐碩、自由研究的時期到底挖出了什麼知識？這問題很直白，但由於這些藥物的特性一點也不直白，於是答案也變得複雜。用文學理論家的話來說，啟靈藥體驗的「建構」成分很高。如果有人跟你說，你將會有靈性體驗，你很可能就會有。同理，如果有人跟你說藥物將導致你暫時喪失心神，或將引領你認識集體潛意識，或者幫助你接觸「宇宙意識」，或者重訪出生時的傷痛，你就很可能會有那一種體驗。

心理學家把這些自我實現的預言稱為「期望效應」，而期望效應在啟靈藥的案例中尤其強烈。比如，你若讀過赫胥黎一九五四年出版的《眾妙之門》，你的啟靈經驗可能就已受到作者影響，染上了神祕主義，特別是他偏愛的東方神祕主義。其實，即便你從未讀過赫胥黎的作品，他建構啟靈經驗的方式很可能還是影響了你，畢竟東方色彩自一九五四年起就成為LSD體驗的一大特質——你可以想想披頭四的歌曲〈明天永不知道〉。（利里承襲赫胥黎的這種啟靈東方主義。他與哈佛同事在參考《西藏生死書》並寫出暢銷的啟靈體驗手冊時，又大幅強化了這樣的思想。）此外還有一件事，也讓故事變得更複雜，而且又增添了一個反饋迴路：赫胥黎之所以想要嘗試啟靈藥並寫下那次體驗，是受了一名科學家的啟發，這名科學家拿了麥斯卡林給赫胥黎，坦言希望大作家的描述和譬喻能幫助他跟同事搞清楚他們一直難以詮釋的體驗。那麼，赫胥黎到底是「搞清楚」了啟靈藥的現代體驗，還是從某些層面來說，他其實發明了這樣的體驗？

這樣一個鏡廳般層層映照的認識論，讓啟靈藥治療看起來可能不像醫學，反而更像薩滿或信仰療法。對於想要將LSD帶入精神醫學及心理治療界的研究人員而言，這不過是諸多難題之一。另一難題，則是從事ＬＳＤ研究的人似乎都會沖昏頭，這樣的熱情有可能改善實驗的成果，但也會讓未曾試過啟靈藥的同事更加懷疑。還有第三個難題，啟靈藥是否有可能放進既有的科學及精神醫學的架構之中，若有可能，又該如何安放？啟靈藥要怎麼做對照實驗？該如何有效瞞過病患及臨床人員，或者說該如何控制強烈的期望效應？既然「心境」和「場景」在病患體驗中扮演要角，又怎能期望隔離單一變數，或者設計某一種臨床應用？

第一部：大有可為

一開始，那些藥不叫「啟靈藥」（psychedelics），這個詞要到一九五七年才發明。山德士手上有ＬＳＤ，卻不清楚那到底是什麼，同樣地，做實驗的研究人員也不知道該怎麼稱呼這種藥。整個一九五〇年代，隨著我們對這類化學物及其作用的理解出現變化，這類藥物也經歷多次改名。這種奇怪而強效的分子到底代表什麼、有何作用？對此，每一個新名字都反映了不斷改變的詮釋（又或者是建構？）。

第一個名字或許是最彆扭的，從一九五〇年代左右開始，在ＬＳＤ開放給研究人員使用後不久，這種化學物質被稱作「擬精神病藥物」（psychotomimetic），也就是能夠模擬精神病的心智藥物。啟靈藥的效果為何，這個名稱解釋得最明白也最簡略。從外表看起來，服下ＬＳＤ（之後還有裸蓋菇鹼）的人出現許多暫時性精神病的徵兆。據早期研究人員記載，志願試用ＬＳＤ的人出現了一系列令人憂心的症狀，包括：失自我感、人我分際喪失、身體形象扭曲、聯覺（看見聲音或者聽見畫面）、情緒不穩、發笑或者掉淚、時間感扭曲、譫妄、幻覺、偏執妄想等，此外，套用某個論文作者的話，還有「大禍臨頭之感，令人著急」。*研究人員讓吃下LSD的志願者進行羅夏克墨漬測驗或是明尼蘇達多重性格量表測驗等標準化精神醫學測驗，結果都呈現出精神病患者（具體而言是思覺失調症患者）的測驗結果。服用LSD的志願者看來似乎是喪失心神了。

在某些研究者看來，這代表LSD有可能成為了解精神病的工具，這也正是山德士一開始行銷得利喜得的切入點。此藥或許什麼都治不了，但藥效類似思覺失調的症狀，這表示此種精神障礙或許有LSD可能可以解釋的化學基礎。在臨床人員看來，這種藥將可能幫助他們更加了解思覺失調患者，並能同理感受。這裡指的當然是親自服下藥物，在今天的我們看來此舉顯得不合常理，甚至應受非議，但在一九六二年以前，也就是國會立法通過讓食藥局有權管制「調查研究用」的新型藥物之前，這其實是普遍的做法。其實當時人們反而還認為，這麼做才符合倫理，因為不親自吃下藥物，就等同於把病人視為白老鼠。漢弗萊・奧斯蒙德寫過，LSD最了不起的可能功用，就是讓服下藥物的治療師「進入此病之中，以瘋人之眼視物，之耳聽聲，之膚感觸」。*

奧斯蒙德一九一七年生於英格蘭的薩里郡，沒沒無聞，但其實是精神病研究史上的關鍵人物[4]。對於幫助人們認識這些化合物及其潛在療效，他的貢獻高過任何研究者。奧斯蒙德又高又瘦，牙齒長得不是很整齊，二戰之後的幾年間*，他在倫敦聖喬治醫院擔任精神科醫師，有個名叫約翰・斯米瑟斯的同事告訴他有一系列很少人知道的醫學文獻在探討麥斯卡林。兩人讀到麥斯卡林引發的幻覺十分類似思覺失調症者的敘述，之後就開始在研究中探索這個疾病是否源於腦中化學物質不平衡。*當時，神經化學在精神疾病中的作用尚不明朗，因此這項假說十分大膽。他們觀察到，麥斯卡林的分子結構與腎上腺素十分相近。有沒有可能是由於某種腎上腺素代謝作用異常，導致腎上腺素轉換為某種化合物，才導致思覺失調那種與現實斷裂的狀態？

最後，答案是否定的。即便如此，這仍是富有成效的假說*，而奧斯蒙德對於精神疾病生化基礎的研究，也有助於一九五〇年代神經化學的興起。最終，LSD研究將大力推動這個新興領域。僅需微乎其微的LSD分子，就能對心智產生如此深遠影響，這一點其實是重要線索，代表一個人在組織心智體驗時，一套由神經傳導物質搭配專門受體的系統可能會發揮作用。正是因為有人領悟了這一點，最終才發現了血清素，以及某類稱為「選擇性血清素回收抑制劑」的抗憂鬱劑。

不過聖喬治醫院的掌權人並不支持奧斯蒙德的麥斯卡林研究。這名年輕醫師在失意之餘，開始尋找更歡迎他的機構，最後竟是在加拿大的沙士卡其灣省找到。自一九四〇年代起，該省的左派政府推動了好些徹底改革公共政策的方案，包括加拿大第一套公醫制度（一九六六年加拿大採用的制度便以此為範本）。政府希望該省能成為先進醫療研究中心，於是提供優渥經費及高度研究自由（自由的程度在其他地方難得一見），以吸引研究人員來到加拿大草原區天寒地凍的荒原。奧斯蒙德在醫學期刊《刺胳針》看到廣告，去信回覆，之後便收到該省政府的邀請，希望他能帶著新穎的研究計畫，舉家搬到沙士卡其灣省的威伯恩，一處偏遠的農業聚落，離美國北達科塔州北界約七十二公里遠。不久後，威伯恩的沙士卡其灣精神病院將會成為世界上最重要的啟靈藥研究重鎮*——或者，用當時對這類化合物的稱呼，成為最重要的擬精神病藥物研究重鎮。

4　奧斯蒙德的故事還有加拿大啟靈藥研究的豐富歷史，在下列書中有精彩記述：Erika Dyck, *Psychedelic Psychiatry: LSD from Clinic to Campus* (Baltimore: Johns Hopkins University Press, 2008)。——作者註

奧斯蒙德有個志同道合的新同事兼研究主任，加拿大精神科醫師亞伯蘭．賀弗。當他們開始利用山德士供應的LSD-25進行實驗之時，想法仍不脫這樣的範式。前述模擬精神病的模式最早出現在一般大眾眼前，是在一九五三年，當時加拿大的熱門雜誌《麥克林》刊登了一名記者的ＬＳＤ體驗，文章名為〈我發瘋的十二小時〉＊，記錄下一段痛苦難受的經歷。

奧斯蒙德及賀弗在威伯恩醫院所做的幾場實驗中，記者西德尼．凱茲是第一個參與的「平民百姓」。凱茲所獲得的訊息讓他預期自己應該會發瘋，果不其然，他的確體驗到了瘋狂：「我看見老友的臉變成無肉的骷髏，還有猙獰的女巫頭、豬頭、黃鼠狼頭。腳下圖案明亮的地毯變成了一團上下起伏的虛幻活物，半為植物，半為動物。」凱茲的文章還配有插畫，藝術家畫了一間正逐漸傾頹的房間，幾張椅子從中飛過。文章讀起來像是一九六五年寫出來的反ＬＳＤ宣傳：「恐怖幻覺不斷攫住我。在幻覺中，我能感覺到、同時也能看見自己的身體痙攣收縮，最後僅剩一顆堅硬病弱的石頭。」然而，說也奇怪，據他表示，這十二小時的精神錯亂「並非全然皆為可怖之事」。「有時眼前畫面是令人目眩神迷的美，如此銷魂，不似在人間，沒有藝術家能畫出。」

這段期間，奧斯蒙德及賀弗對數十人施用了山德士藥廠的ＬＳＤ，對象包括同事、朋友、家人、志願者，當然還有自己。原先的重點＊，是把ＬＳＤ當作一扇窗，讓人能看見精神疾病的生物化學面向，不過漸漸地，他們對ＬＳＤ經驗本身的效力，以及藥物對感知的干擾是否能帶來某些治療方面的益處，反而越來越感興趣。一九五三年某天深夜，兩人在渥太華一家旅館中腦力激盪，過程中奧斯蒙德和賀弗注意到，ＬＳＤ的體驗似乎和許多酒精成癮者對於譫妄震顫的描述有許多共通之處。所謂譫妄震顫，指的是酒精成癮者在戒斷期間往往會突然連續發瘋好幾天，生不如死。許多成癮者在逐漸恢復健康時回首譫妄震顫那充滿幻覺的恐怖經驗，都認為那是脫胎換骨的體驗，也是靈性覺醒的基礎，使他們得以保持清醒。

ＬＳＤ體驗能夠模擬譫妄震顫，多年後賀弗回憶，「當時感覺這個想法太怪了，我們忍不住大笑」。*「但是等到笑聲消退，這問題似乎就沒那麼荒誕可笑了，我們也擬出了假說……由ＬＳＤ引發而受到控制的譫妄能不能幫助酒精成癮者遠離酒精，保持神智清醒？」

於是擬精神病的範式就有了一個很有意思的應用：利用單次高劑量的ＬＳＤ，使酒精成癮者發瘋一段時間，以此模擬譫妄震顫，使病患因震驚而回歸神智清醒。接下來十年間，奧斯蒙德與賀弗在七百多名酒精成癮者身上測試這項假說，據他們表示，治療大約對一半的人有效，他們回到非酒醉的清醒狀態，且至少維持數月之久。這項新做法不僅比其他療法更為有效，還代表了一種思考精神藥理學的全新方式。賀弗寫道：「從第一場開始，我們就認為治療的關鍵要素是經驗，而非化學物質。」*這種嶄新的想法將會成為啟靈藥療法的核心信條。

當時心理學行為主義的主流想法認為，只有可觀察、可量測的結果才算數，個人主觀的經驗則無關緊要，而強調受試者的感受，則代表了與這種主流想法分道揚鑣。分析這類主觀經驗的做法，有時稱為現象學，這種分析方式當然一直是佛洛伊德派精神分析的基礎，行為學派則斥之為不夠嚴謹、科學。行為學派認為，試圖進入人心只會徒勞無功，用美國心理學家史金納的名言來說，人心是「一個黑盒子」，可以量測的事物（指外在的行為）才是你該去衡量的。啟靈藥的相關研究，最終將讓我們重新關注人類心智的主觀層面（也就是意識）。這看來多麼諷刺，讓內在重回心理學的，竟然是化學藥物LSD-25。

然而，新療法雖說看似成功，背後所根據的理論模型卻有個令人心煩的小問題。治療師開始分析志願者的報告時，發現他們服用ＬＳＤ時的主觀經驗不但和譫妄震顫幾無相似之處，甚至也和任何類型的瘋狂都不像，反而多半還十分正面，令人難以置信，一頭霧水。奧斯蒙德和賀弗開始為志願者的療程報告編目，有時的確出現了幻覺、偏執妄想、焦慮等「精神病型的改變」，但也有別的描述，比如：「一種超然物外、與世界合一的感受」，這也是受試者最常回報的體驗。多數志願者所形容的並非瘋狂，而是「能客觀看待自己」之類的新能力、「感官領域增強」、「在哲學或宗教領域」獲得新的深刻認識，還有「對他人感受更為敏感」等感覺。5 縱有強大的預期效應，卻仍有許多與精神錯亂一點也不像的症狀，不斷打破研究人員的先入之見。

對於在威伯恩醫院接受治療的酒精成癮者而言，LSD體驗的核心所牽涉到的，似乎更接近超脫或者靈性的頓悟，而非暫時的精神病狀態。奧斯蒙德及賀弗開始思考，自己提出的譫妄震顫模型或有值得商榷之處，最終還開始想，有沒有可能整個擬精神病的範式（還有這些藥物的名稱）都需要翻新。赫胥黎也大力將他們往那個方向推了一把——他體驗了麥斯卡林，宣稱那和精神病沒有相似之處。精神科醫師也許會把某些體驗診斷為失自我感、幻覺，或者狂躁，但或許更應看成神人合一、經歷異象，或者狂喜。醫師有沒有可能把超脫誤認為精神錯亂？

與此同時，奧斯蒙德及賀弗又從志願者身上學到，施用LSD的環境會大幅影響體驗的種類。要避免出現不良體驗，最好的辦法之一就是現場要有熱心、具同理心的治療師，最好也親身體驗過LSD。兩人開始懷疑，他們觀察到的少數幾個精神病型的反應，會不會其實是由帶有隱喻意涵的白色房間和穿著白袍的臨床醫師所引起。雖說還要好些年後，「心境」及「場景」二詞才會用在這樣的脈絡中（並且總被人拿來和十年後利里在哈佛的研究工作相提並論），但當時奧斯蒙德及賀弗已開始明白，他們的治療能否成功，這些都是極為重要的因素。

無論療法為何有效，總之就是有效，至少看來的確如此。到了五〇年代末期，北美已普遍認為LSD是治療酒精成癮的仙丹妙藥。沙士卡其灣省政府以此次成功為基礎*，協助擬定了政策，使LSD療法成為該省酒精成癮者的標準療法選項之一。然而，加拿大醫界並非人人都覺得沙士卡其灣省做出的結果是可信的——結果太好了，好到難以置信。*多倫多的成癮研究基金會是加拿大這個領域的第一把交椅，自一九六〇年代初就著手利用更完善的控制，複製沙士卡其灣省所做的試驗。臨床人員希望能將藥效從其他變因中獨立出來，於是在單調的房間中對酒精成癮者施用LSD，且規定在體驗旅程中不得與受試者互動，僅能夠進行內容廣泛的問卷施測，接著限制志願受試者的行動，或是蒙上眼罩（或者二者並行）。果不其然，最後的結果與奧斯蒙德及賀弗的實驗並不相符，不僅如此，還有不少志願者經歷了可怕的體驗，也就是後來所謂的「惡性靈遊」。批評以LSD治療酒精成癮者的人最後下了結論，在嚴謹的控制條件下，此種療法並沒有那麼有效，而他們說的沒錯。支持此項做法的人則總結道，LSD療法要成功，就得留意「心境」和「場景」，他們說的也沒錯。

◆ ◆ ◆ ◆

一九五〇年代中期，匿名戒酒會的共同創辦人威爾遜聽說了奧斯蒙德及賀弗的研究。匿名戒酒會的人都知道，對於威爾遜而言，藥物能帶來改變人生的靈性體驗不算是新鮮事。*他把自己的戒酒歸功於服用顛茄鹼所獲得的神祕體驗。一九三四年，曼哈頓的托斯醫院對他施用了這種取自植物、具致幻性的生物鹼。匿名戒酒會秉持一個理念：靈性覺醒能讓人臣服於「更高的力量」，但少有成員知道這竟可以追溯到一次啟靈藥之旅。

5 Duncan C. Blewett and Nick Chwelos, *Handbook for the Therapeutic Use of Lysergic Acid Diethylamide-25: Individual and Group Procedures* (1959), http://www.maps.org/ research-archive/ritesofpassage/lsdhandbook.pdf。此手冊大量參考了奧斯蒙德及賀弗的案例報告。——作者註

二十年後，威爾遜開始好奇，LSD這種新興的萬靈丹是否能夠有效幫助恢復期的酒精成癮者獲得同樣的靈性覺醒。他透過奧斯蒙德連絡上了布倫塢榮民醫院的內科醫師西德尼・柯恩（之後任職於加州大學洛杉磯分校）。柯恩從一九五五年起即開始用山德士藥廠的LSD進行實驗，自一九五六年開始，威爾遜和柯恩以及剛拿到加州大學洛杉磯分校博士學位的年輕心理師貝蒂・艾絲納一起進行了多次LSD治療。*當時約略以加州大學洛杉磯分校為中心，新形成了一個LSD研究圈，而柯恩、艾絲納及精神科醫師奧斯卡・傑尼格則是圈內數一數二的人物。一九五〇年代中期，這樣的研究圈在北美及歐洲約有十來個，大抵而言，攜手合作的成分大過競爭，多半保持緊密聯繫，分享技巧、發現，有時也分享藥物。

威爾遜認為要想告別酒精，必須有某種靈性覺醒，而在接受柯恩和艾絲納治療之後，他深信LSD確實能有效引發那樣的覺醒，但並不認為LSD體驗跟譫妄震顫有任何相似之處，也因而更加確信「那個」理念。威爾遜認為，LSD在匿名戒酒會中或許有其用武之地，但董事會的其他董事都強力反對，認為容許使用任何會影響心智的物質，都可能玷污組織的品牌及宗旨。

◆　◆　◆　◆　◆

柯恩及他在洛杉磯的同行一開始也和加拿大的研究人員一樣，認為LSD是種模擬精神病的藥物，不過到了一九五〇年代中期，柯恩也開始質疑那樣的模型。柯恩一九一〇年出生於紐約一個立陶宛裔猶太移民家庭。*照片裡的他看起來一表人才，一頭濃密的白髮往後梳得光亮。他在哥倫比亞大修習藥理學，二戰期間加入美國陸軍醫療團，於南太平洋服務。他一直有心研究化學物質引起的精神病，一九五三年撰寫某篇相關評論文章時，他第一次讀到新藥LSD的新聞。

不過等到一九五五年柯恩實際嘗試LSD之時，卻「吃了一驚」。*他本以為自己會困在瘋人的心智當中，卻反而體驗到一種深沉甚至超脫的寧靜感，彷彿「日常生活的問題、困頓、憂慮、沮喪都已消失，取而代之的是雄偉、陽光普照、恍若天堂的內在平靜……我似乎終於能夠冥想永恆的真理。」*無論那到底是什麼，總之他覺得絕對不是暫時性的精神病。艾絲納寫道，柯恩逐漸認為那是別的事物*，他稱之為「癲狂」：「一種超越自我掌控的狀態」。

科學的理論範式若面臨反證的壓力，研究者通常會苦撐一陣子，試圖修正、調整以補強，接著往往在轉瞬之間，新的範式取而代之，原有的範式土崩瓦解。這也正是一九五〇年代中期模擬精神病論的命運。當然，確實有好些志願者表示靈遊過程令人不太舒服，有時甚至十分痛苦，但範式認為必定會出現明顯的精神病，而有這樣經驗的人卻少之又少。即便是可憐的凱茲先生成為瘋人的那十二小時，當中也有好幾段妙不可言、洞悉明澈以致於筆墨難以形容的時光，教人難以忽略。

其實，取代模擬精神病論的新興理論模型不止一個，而是兩個：先是精神鬆弛模型，後又有啟靈模型。說到化合物如何對心智產生作用，二者的概念不同，因此對於該如何施用於心理疾病治療的看法也不同。兩種模型並非完全相左，許多時期也都有研究者同時探索，不過就認識精神、就心理治療，以及最後，就科學而言，二者確實反映了極其不同的做法。

所謂的精神鬆弛論，最初發展於歐洲，在當地尤其風行，此外在以柯恩、艾絲納、傑尼格為代表的洛杉磯圈子中也很受歡迎。「精神鬆弛」的英文「psycholytic」一詞最初由英國精神科醫師羅納・桑迪遜所創，義為「放鬆心智」*，LSD及裸蓋菇鹼的作用似乎也正是如此（至少低劑量的時候是）。施用LSD的治療師表示，最少只用了二十五毫克的劑量（很少高過一百五十毫克），病人的自我防禦就放鬆下來，得以較為輕鬆地提出或討論難以啟齒或者遭受壓抑的話題。此類藥物應該能協助談話型治療，畢竟這樣的劑量不會過度影響病人的自我，病人仍能與治療師交談，事後也能回想討論了什麼。

精神鬆弛法最大的優點在於與當時主流的精神分析模型搭配得天衣無縫。藥物看來可以加速、提升精神分析模型的效率，而非帶來巨大變革或使其走入歷史。精神分析有一大問題，整套做法皆以潛意識為基礎，但要觸及潛意識不僅困難，且僅限於兩種不甚理想的途徑：病患的自由聯想及夢境。佛洛伊德說夢是通往潛意識的「捷徑」，能夠避開自我及超我的多扇大門，然而這條路卻有許多裂隙坑洞：病患無法每次都記得夢境，就算真能想起，也往往記不全。而LSD及裸蓋菇鹼等藥物似乎更能進入潛意識。

葛羅夫這位訓練有素的精神分析師發現適度劑量的LSD能快速讓病患與治療師建立強烈移情關係*，挖掘童年創傷，表達埋藏的情緒，某些案例還能重溫出生時的經歷。出生是人的第一個創傷，而師承奧地利精神分析師奧托・蘭克的葛羅夫還認為，出生也是決定人格的關鍵。（葛羅夫做了大量研究，希望能在病患服用LSD後所回憶的出生經歷與醫療人員及父母對當時的描述間找出關聯，他的結論是有了LSD協助，許多人的確都能回憶起出生時的情況，對於那些出生過程比較不順利的人，幫助尤大。）

洛杉磯的柯恩、艾絲納、傑尼格開始在每周的療程中納入LSD，每星期逐漸增加劑量，直到病患記起潛意識的素材為止，比如：壓抑的情緒、深藏於心的童年創傷記憶。他們治療的對象主要是精神官能症者、酒精成癮者以及有輕微人格障礙的人。心理治療師看到的通常都是這類病人，生活能夠自理，也能清楚表達意思，自我完整，也有意願想要改善狀況。這個洛杉磯的小團體也治療了數百名畫家、作曲家、作家，背後的理論是，如果創意的泉源是潛意識，那麼LSD將能拓寬通往潛意識的道路。

這些治療師及病患期待藥物具有療效，沒想到那通常還真的就有效！柯恩及艾絲納表示最初治療的二十二名病患中，有十六名顯示出明顯的改善。一九六七年有篇評論整理了一九五三年至六五年間所發表的精神鬆弛療法論文*，算出此法的成功率以焦慮精神官能症而言為七十%，憂鬱症為六十二%，強迫症則為四十二%。這樣的結果令人驚嘆，卻很少有人試著用對照實驗來加以複製。

到了五〇年代末期，LSD精神鬆弛療法在比佛利山莊等洛杉磯較時髦的地區已經是常規做法。這其中的商業模式當然所向無敵：有些治療師一次收五百美元，所用的藥物卻往往是從山德士那兒免費獲得。LSD療法也成為極度正面的新聞題材，〈我發瘋的十二小時〉這樣的文章消失了，取而代之的是無數好萊塢名人語氣熱切的見證，他們在傑尼格、艾絲納、柯恩等數量不斷增長的治療師辦公室中經歷了脫胎換骨的體驗。知名作家阿涅絲・尼恩、導演史丹利・庫柏力克、作曲家安德烈・普列文、影星詹姆士・柯本及傑克・尼克遜，還有垮掉的一代的喜劇演員伯克利勛爵都接受過LSD療法*，許多人都曾是傑尼格的治療椅座上賓。不過這些病患中最有名的還是演員卡萊・葛倫*，一九五九年他接受聯合八卦專欄作家喬・海姆斯採訪時，大力讚揚LSD療法的種種益處。葛倫先前接受過六十多次治療，最後宣稱自己「重獲新生」。*

「所有的哀傷、虛榮都被扯掉。」*當時五十五歲的葛倫如此告訴海姆斯。這場專訪讓大家格外驚訝，畢竟葛倫的形象素來是舉止保守、合宜的英國人。「我的自我被剝去。沒了自我的人戲能演得更好，因為他內在有了真實。我現在沒辦法對任何人不真，對我自己當然也沒辦法。」這麼聽起來，LSD把葛倫變成了美國人。

「我不再孤獨，現在很快樂。」葛倫如此宣稱。*他說那樣的經驗讓他得以克服自戀，不僅大幅改善了他的演技，還改善了他的女人緣：「我比以前更得年輕女性的青睞。」*

不出所料，全國媒體大幅報導葛倫的採訪，ＬＳＤ療法的需求一時大增*，ＬＳＤ藥物也是。海姆斯收到八百多封讀者來信，都急著想知道到底該如何獲得ＬＳＤ：「精神科醫師來電抱怨，說病人現在都求他們開ＬＳＤ。」

要是大家口中所說的「一九六〇年代」其實始於一九五〇年代的某一刻，那麼一九五九年葛倫所引發的ＬＳＤ療法熱潮，或許很適合用來代表文化風氣開始轉向。利里因鼓吹在治療及研究以外的場合使用ＬＳＤ而惡名昭彰，但早在這之前許多年，這種藥就已經在洛杉磯「逃離實驗室」，受到全國媒體熱烈關注。到了一九五九年，某些地方的街頭已經能見到ＬＳＤ的蹤跡。在洛杉磯及紐約，有些治療師及研究人員開始在私宅為朋友、同事辦ＬＳＤ「療程」，只不過這些療程與派對究竟有何區別，實在很難說。至少在洛杉磯，「做研究」這樣的前提，說得客氣點，已變得十分薄弱。有個傳說中的研究人員寫道：「ＬＳＤ對我們而言，成了一種享受腦力的藥物。」*

此時柯恩已是洛杉磯ＬＳＤ研究人員之首，他十分謹慎地避開了這樣的場景，並開始對這種藥物產生疑慮，至少是對目前的使用方法及討論方向有了疑慮。為他撰寫傳記的歷史學家史蒂芬・諾瓦克表示，當時ＬＳＤ籠罩在狂熱崇拜以及宗教、魔法的氛圍之中，這點讓柯恩非常不安。*ＬＳＤ經驗有其靈性意義（也暴露了臨床執業者的神祕主義傾向），但柯恩也服膺科學的價值觀，夾在二者間，他左右為難，這似乎也帶出未來啟靈藥研究史上將反覆出現的一個主題。他一直陷在矛盾中*，一九五九年在寫給同事的信中還寫道，ＬＳＤ「開了一扇門，一隻腳踏在門檻上，不能僅因覺得這不科學得令人難受就退縮」。但話說回來，這正是ＬＳＤ相關研究經常給他的感覺：不科學得令人難受。

柯恩也開始思考，到底該如何看待病患在靈遊中的領悟？他逐漸認為：「使用ＬＳＤ時，治療師最心儀的理論是什麼，病患證實的理論就是什麼。」*期望效應太強，於是病患搭配的若是佛洛伊德派的治療師，所感所悟就會是佛洛伊德式（用童年創傷、性衝動、戀母的情緒等來理解）；搭配的若是榮格學派的治療師，就會從集體潛意識的閣樓中帶回鮮明的原型；若是拉岡派，則會找回出生創傷的記憶。

如此強烈的暗示性確實造成科學的兩難，但這也必然是治療的兩難嗎？或許不是，柯恩寫道：「對於病患問題的任何解釋，若治療師及病患都深信不疑，那便構成領悟，或者擁有領悟的功效。」*然而針對這個觀點，他又加了一句形容，承認那很「虛無主義」——從科學的角度來說確實如此。畢竟，這個觀點使得心理治療離薩滿、信仰療法僅有一步之遙，而那令科學家相當不自在。但話又說回來，只要有用，只要能讓人痊癒，又有什麼關係？（使用安慰劑往往也讓科學家不安。這麼一來，對於啟靈藥倒有一種有趣的思考方式：我們可以借用安德魯・威爾一九七二年著作《自然心智》的用詞，將啟靈藥視為某種「活性安慰劑」，活性安慰劑當然有效，只是效果多半是自生的。又或者按葛羅夫的說法，啟靈藥就是心理歷程的「非專用放大器」。

柯恩對LSD的這種矛盾心態將持續到他職業生涯的尾聲。當時世上四處是啟靈藥的傳道人，這樣的矛盾情緒讓他成為鳳毛麟角——他是保持開放態度的懷疑者，是腦袋中容得下對立想法的人。柯恩依舊相信LSD的治療能力，特別是治療癌症病患的焦慮感，一九六五年他為《哈潑雜誌》寫過一篇相關文章，語氣十分熱切。他在文中稱此為「藉由超脫自我而進行的療法」*，這在未來將會被稱為「應用神祕主義」。從這篇文章可知，他當時就看出，應用神祕主義將在西方醫學界占有一席之地。但與此同時，柯恩也毫不猶豫地呼籲人們關注LSD的濫用及危害，或在哪個狂熱的同行偏離科學之道太遠時出聲呼喚（啟靈藥的海妖之歌誘惑了太多人）。

◆ ◆ ◆ ◆ ◆

回到沙士卡其灣省，模擬精神病的範式走不下去之後，奧斯蒙德及賀弗選擇了一條非常不一樣的道路，只不過這條路最終同樣也使他們與科學的關係變得十分複雜。二人努力想替ＬＳＤ建構新的理論模型，於是找來兩位傑出的業餘人士，其中一位是名作家赫胥黎，另一位則鮮為人知。此人曾賣過私釀酒，也走私過軍火，當過間諜、發明家、船長，有過前科，還是天主教神祕主義者，名喚阿爾弗雷德・哈伯德。沒想到，最後竟是這兩個最不像科學家的圈外人幫助奧斯蒙德與賀弗重新將ＬＳＤ體驗概念化，並發展出今天仍在使用的治療程序。

這種新做法稱為啟靈療法，之後這類藥物的稱呼也終於定下來，就叫啟靈藥。「啟靈」一詞最早出現在奧斯蒙德及赫胥黎一九五六年的魚雁往返之中。二人於一九五三年首次見面，在這之前赫胥黎讀了奧斯蒙德的期刊論文，文中描述麥斯卡林對於心智的影響，他便寫了封信給奧斯蒙德，表示有興趣試試此藥。赫胥黎對於藥物及意識一直很感興趣，他最著名的小說，也就是一九三二年出版的《美麗新世界》，情節就圍繞著一種稱為索麻的心智控制藥物。此外，他對神祕主義、超自然感知、投胎轉世、ＵＦＯ等也很關注。

於是，一九五三年春天，奧斯蒙德前往洛杉磯為赫胥黎施用麥斯卡林，不過他其實有些惴惴不安。那次治療前，他向某個同事傾吐，「若在文學史上占了個渺小但丟臉的位置，成為害赫胥黎發瘋的人，無論此事機率有多小」，他都「不嚮往」。*

他大可不必擔憂。赫胥黎靈遊得無比盡興，隔年還出版《眾妙之門》講述此次經驗，而此次靈遊也將永遠改變美國文化對於這類藥物的認識。

體驗過後不久，赫胥黎寫信給他的編輯說：「這方面的榮福直觀[6]，無疑是最非凡而重要的體驗。」*在赫胥黎看來，無庸置疑，藥物不僅讓他得以接觸瘋人的心智，還進入美得無以名狀的靈性領域。最平庸的物品也閃耀著神的光芒，他稱那神為「無邊心智」。即便是「我身上的灰色法蘭絨褲子，皺褶也煥發『如是』。」*他先是這麼告訴我們，接著又滔滔談起波提切利畫作中布幔之美，以及「摺疊布的『全』與『無窮』」。當目光落在一小瓶花朵上，他看到的是「亞當造出之日的早晨，他眼中所見——赤裸裸的存在，其奇蹟，每分每刻……花朵閃耀著內在的光芒，充滿意義，眾花幾乎在意義的重壓下顫抖。」*

「我的腦海中浮現『恩典』與『顯聖容』[7]等詞。」*在赫胥黎看來，藥物讓他能不經中介，抵達通常只有神祕主義者和歷史上少數幾個異象藝術界大師才知道的存在之境。如此他界，雖時時常在，但日常清醒時的意識有「減壓閥」，平素會將他界區隔在我們的意識之外。此處所謂的「減壓閥」是心智的某種過濾器，僅允許人類生存所需的「那種意識的寥寥涓滴」*通過。剩下的則是華美的冗餘，和詩歌一樣，每日皆有人因缺乏此物而死。麥斯卡林一下子打開了詩人布雷克所說的「眾妙之門」，讓我們有意識狀態下的覺知得以一窺永恆，而永恆其實時刻存在於我們周遭——即便是身上褲子的皺褶裡也有！要是我們能看到就好了！

赫胥黎的這次經驗和他之前還有之後的每次啟靈經驗一樣，並非白紙一張，並不從零開始，也不是純然由化學物質所引發。無論是他過去讀的書，還是他帶入這場體驗中的哲學以及靈性傾向，也都有深遠的影響。（當我在鍵盤上輸入他描寫花朵的這幾句話「閃耀著內在的光芒」、

6 榮福直觀（Beatific Vision）：在基督教當中指個人最終能夠與神直接溝通。——譯註

7 恩典（grace）與顯聖容（transfiguration）皆為基督教概念，後者則指耶穌對門徒顯露出自己身為神的容貌。——譯註

「眾花幾乎在意義的重壓下顫抖」*，我才突然明白裸蓋菇鹼藥效發作時，我對花的感知受赫胥黎的影響有多大。）舉例而言，心智有減壓閥，限制了我們的感知，這樣的想法其實來自於法國哲學家柏格森。柏格森認為，意識並非由人腦產生，而是存在於外界，是某種像是電磁波的東西，人腦則被他比喻為無線電接受器，能收聽不同頻率的意識。赫胥黎還相信，世界上所有宗教的基礎中都有一個共同的核心，由神祕經驗構成，他稱之為「長青哲學」。*以上種種想法，他在那天早上服用麥斯卡林時，當然都找到了應證，某個《眾妙之門》的評論者就挖苦道，本書含有「九成九的赫胥黎，只有半克的麥斯卡林」。*但那不重要，偉大的作家總在世界烙上自己心智的標記，而啟靈經驗將從此帶有赫胥黎無可磨滅的印記。

無論赫胥黎的經驗在文化中還刻印上了什麼，那次經驗無疑在他及在奧斯蒙德心中留下一個印象：「精神病模型」絲毫無法描繪服用麥斯卡林或是ＬＳＤ後的心智（兩年後赫胥黎將首次嘗試ＬＳＤ）。一個人的「失自我感」有可能是另一個人的「合一感」，這一切只不過是觀點與詞彙的問題罷了。

「若大眾想到此一妙藥，依舊會聯想到思覺失調的症狀，將有損此藥名聲。」*一九五五年，赫胥黎在寫給奧斯蒙德的信中如此說道。「大家會以為自己要瘋了，但其實服下藥物之後，他們才正要開始神識清明。」

顯然，這類藥物得取個新名字。*一九五六年某次書信往來，奧斯蒙德與赫胥黎想出了兩個候選的名字，然而沒想到最終採用的想法，竟出自精神醫師奧斯蒙德手筆。作家赫胥黎的提議，以對句形式寫就：

庸庸世界欲高妙，

僅需半克顯靈藥。

他所鑄的顯靈藥（phanerothyme）一詞，結合了希臘文中的「靈魂」以及「顯現」二詞。這樣的詞太過靈性，科學家奧斯蒙德或許是出於警惕，回了兩句押韻詩：

墮地獄或升雲霄，
君需一撮啟靈藥。

奧斯蒙德新創的啟靈藥（psychedelic）一詞，鎔鑄了兩個希臘文的詞彙，義為「顯現心智」。雖然現在這個詞已經染上了六〇年代的螢光炫彩，不過在當時他欣賞的正是「啟靈藥」一詞的中性色彩：這個詞「並未暗含瘋癲、發狂、狂喜之意，而是指出了心智的擴大及延伸」。*另一項優點則是「未受其他聯想汙染」*，雖說這點並未維持太久。

奧斯蒙德及同事於一九五〇年代中期開始施行的「啟靈療法」通常包含單次高劑療的治療，通常使用LSD，所在環境舒適，受試者伸長手腳躺在沙發上，有一（或二）名治療師陪同，治療師不說太多話，讓旅程能按照自身理路開展。為了減少干擾、促進向內探索，現場會播放音樂，受試者也多半戴上眼罩，目的是要為靈性頓悟創造條件*，所謂靈性頓悟就是一次足以脫胎換骨的經歷。

不過，雖然未來大家想到這種治療模式就會想起奧斯蒙德和賀弗，兩人卻將設計療程的功勞歸於另一個人，此人並未受過正式的科學或治療訓練，十分神祕，那就是哈伯德。後來，大家會把布置得比較像是家而非醫院的治療空間稱為「哈伯德室」，此外早年研究啟靈藥的人中，至少有一人跟我說過，現在已成常態的這整個治療制度，根本就該稱為「哈伯德法」。然而哈伯德（又名「靈遊艦長」、「LSD的蘋果佬強尼」[8]）並不是今天從事正經啟靈藥科學研究的人會熱切認可的知識分子前輩，更別說歌頌了。

◆ ◆ ◆ ◆ ◆

啟靈藥史上，最不像真有其人、最引人好奇也最難以捉摸的人物，絕對是哈伯德，光從這點就能看出他有多不尋常。我們對他的了解不多，而且他生平中很多關鍵事實都無從確認、具有爭議，或者就是很可疑。舉個小小的例子，美國聯邦調查局的檔案裡說他身高一百八十公分*，但照片和影片中的哈伯德看來身材矮壯，頂著又圓又大的平頭。他經常穿著一身民兵制服，帶著一把柯爾特．四五手槍，給人小鎮警長的印象。至於為何如此打扮，則只有他自己知道。不過，他給同行寫過大量書信，加拿大媒體和書籍中關於那時期的報導也曾提到他[9]，此外也有人訪問過好些與他相熟的人，根據這些資料，即便某些重要部分仍然模糊或空白，仍可拼湊出此人的大致剖繪。

哈伯德於一九〇一或一九〇二年生於肯塔基州的小山丘上（聯邦調查局在他的檔案上記載了兩個年份），自小家境貧寒，他很喜歡跟別人說，自己在十二歲以前連鞋子都沒有。他從未讀完小學三年級，但孩提時期顯然就有電子方面的天分，十來歲時還發明了「哈伯德能量轉換器」，那是一種新型原子能電池，「當時的科技尚無法解釋」——以上資料來自一九九一年《嗨時代》雜誌的文章，由陶德．費海執筆，考證詳盡，也是目前他的生平介紹中最好的一篇。*哈伯德把那份專利的一半權利以七萬五千美元出售，只不過這項發明最終沒做出任何產品，還被列入《科技新時代》雜誌一份關於科技騙局的問卷。一九二〇至三〇年代，美國全面禁酒，當時哈伯德在西雅圖開計程車，不過這似乎只是偽裝，他那輛車的後車廂裡裝設了精密的船對岸通訊系統，用來引導私酒走私販避開海巡隊查緝。後來聯邦調查局查到了，以走私罪名起訴，他坐了十八個月的牢。

出獄後，哈伯德的人生之路因各種含糊且相互矛盾的記載而變得模糊難辨，難以追蹤。*其中有個說法是，在美國尚未加入二戰、名義上仍保持中立的那幾年間，哈伯德曾參與祕密任務，將重型武器裝備從聖地牙哥運往加拿大，再從當地運至英國。（未來將擔任戰略情報局官員的艾倫・杜勒斯手下的探員可能看中了哈伯德的電子長才，雇他出任該次任務，但也可能並無此事。）後來國會開始調查此次任務，哈伯德便逃到溫哥華以躲避起訴。他在那兒成了加拿大公民，成立了一家船隻租賃企業（於是得到「艦長」頭銜），還成為某間鈾礦開採公司的科學總監。（有說法表示，在研發核彈的「曼哈頓計畫」中，哈伯德和鈾原料供應有淵源。）到了五十歲，「肯塔基來的赤腳男孩」已成了百萬富翁，擁有一整隊飛機，還有一艘三十公尺長的遊艇、一輛勞斯萊斯，在溫哥華外海還有座私人島嶼。二次世界大戰期間，哈伯德顯然又回到美國，並在戰略情報局成為中央情報局之前不久加入該單位。

哈伯德在接觸啟靈藥之前還有幾則妙事。他是虔誠的天主教徒，且明顯有神祕主義傾向。此

8 蘋果佬強尼（Johnny Appleseed）：美國十八、十九世紀向西部拓荒的「西進運動」中的傳奇人物，他是個苗圃主人，將蘋果苗推廣至美國許多州。——譯註

9 尤其可參閱以下二書：Martin A. Lee and Bruce Shlain, *Acid Dreams: The Complete Social History of LSD* (New York: Grove Press, 1992)，以及 Jay Stevens, *Storming Heaven: LSD and the American Dream* (New York: Grove Press, 1987)。——作者註

外，他在職業忠誠度上異常靈活，曾經多次私運酒、槍，同時卻又是美國菸酒槍炮及爆裂物管理局的探員。他是某種雙面間諜嗎？可能。他還曾於不同時期服務於加拿大特勤單位、美國法務部，以及美國食藥局。聯邦調查局的檔案顯示，他在一九五〇年代可能和中情局有連繫，但機密資訊被刪去太多，看不太出扮演什麼角色。我們都知道，從一九五〇、六〇，一直到七〇年代間，政府都緊盯著啟靈藥研究界*（有時也提供經費進行ＬＳＤ研究，以及辦理科學研討會），政府如果是為了交換資訊而給哈伯德這麼大的自由空間，倒也不足為奇。不過，以上一切仍屬推測。

一九五一年，哈伯德的人生轉了個大彎。當時他功成名就，但過得很不開心。據哈曼表示，他「拚命尋找人生的意義」。（五〇年代哈伯德曾向一群矽谷工程師介紹ＬＳＤ，哈曼就在其中。）哈伯德對哈曼說（然後哈曼又告訴了費海），某天他在華盛頓州健行，突然空地上有天使向他現身。「她對老哈說，某個東西即將出世，這東西對於人類未來極其重要，而他若願意，可一起參與這件事。可是對於自己到底該尋找什麼，他一點頭緒也沒有。」

一年後，頭緒來了，那是科學期刊上的一篇文章，當中敘述了老鼠在施用新發現的化合物ＬＳＤ後的行為。哈伯德追蹤到那名研究人員，拿到了一些ＬＳＤ，然後有了改變一生的體驗。他見證了地球生命的誕生，還有自己受孕的那一刻。後來他跟某個朋友說：「我從沒看過那麼深刻的神祕事物。我看到自己是隻閃耀著智慧靈光的小蟲，身處大沼澤當中。我看到自己的父母在性交。」*顯然，這就是天使的預言，「對於人類未來極其重要」。哈伯德明白，是否要將ＬＳＤ的福音還有這種化學物傳播給盡可能多的人知道，由他來決定。用他的話說，他成為「特別的揀選人」。

於是哈伯德開始了「ＬＳＤ的蘋果老強尼」一職。他透過自己在政商二界的廣大人脈，說動山德士實驗室給他ＬＳＤ，數量多到令人目瞪口呆，有一次是一公升瓶裝，另一次共拿了五十三箱，第三次則是六千小瓶。（據說他曾告訴霍夫曼，他計畫要用這種藥來「解放人類意識」。）根據不同版本的說法，他把自己的ＬＳＤ放在蘇黎世的保險箱裡，或者埋在加州的死亡谷某處，不過很大一部分都放在單肩皮包裡隨身攜帶。哈伯德最終成為山德士ＬＳＤ在加拿大的獨家經銷商，此後又獲得美國食藥局的試驗中新藥許可，得以在美國進行ＬＳＤ的臨床實驗——儘管他只有小學三年級學歷，有前科，以及一張無疑是偽造的科學文憑（他的博士學歷是從野雞大學買來的）。他視自己為「觸媒」*，立誓要改變人類歷史的發展方向，據估計在一九五一至六六年間，他總共向六千人引介了ＬＳＤ。

說也奇怪，肯塔基來的赤腳男孩竟有些菁英主義，所選的對象都是商界、政界、藝術、宗教及科技界數一數二的人物。他認為應該要由上而下推動，且十分鄙夷其他更講求眾生平等的啟靈藥傳道人，比如利里之流。在哈伯德改變歷史走向的志業中，議員、羅馬教廷官員[10]、好萊塢影星、政府官員、著名作家及哲學家、大學主管、電腦工程師、知名企業家，都是他引介ＬＳＤ的對象。（哈伯德找上的人倒也不是個個奉陪。據哈伯德所說，調查局首任局長胡佛是他好友，但胡佛就拒絕了。）賀弗回憶道，哈伯德認為「要是能讓《財星》雜誌五百大企業的重要主管體驗啟靈藥，自己就能改變整個社會」。*一九五〇年代末期被哈伯德撩起興趣的企業主管中，有一

10 哈伯德珍藏了一封溫哥華的布朗梅哲蒙席（Monsignor Brownmajor）一九五七年的來信，信中讚賞他所做之事：「上述研究，探討啟靈藥劑及其對於亟欲了解自身特質者之影響，吾等於是參考之，恭謹評估此類藥劑在神之經營中的合適地位。」——作者註

蒙席（Monsignor）為天主教榮銜，頒贈給有傑出貢獻的神職人員。——譯註

位是麥倫・斯杜拉洛夫。斯杜拉洛夫當時在矽谷電子業龍頭安培擔任總裁助理，協助公司長期規劃，他逐漸「深信哈伯德就是要將ＬＳＤ帶到世上之人」。*

◆　◆　◆　◆　◆

一九五三年，在頓悟啟靈之道不久後，哈伯德邀請奧斯蒙德到溫哥華遊艇俱樂部共用午餐。許多人見了哈伯德如此貼近俗世、多金、有人脈，還能弄到彷彿無窮無盡的ＬＳＤ，都另眼相看，奧斯蒙德也是如此。那次午餐開啟了合作，合作又改變了啟靈研究的方向，也替今日的研究工作打下重要基礎。

哈伯德跟赫胥黎的主要興趣是啟靈藥的啟發方式，而奧斯蒙德受到兩人的影響，放棄了模擬精神病的模型。*其實，正是哈伯德第一個向他建議，許多受試者在服用單次高劑量麥斯卡林或ＬＳＤ後都經歷了神祕經驗，或許經驗本身就能用來作為治療模式，而且比化學物質更為重要。靈遊就像一次脫胎換骨的經驗，能讓人不得不用全新且更為全面的觀點看待自己的生命，而這樣的觀點將有助於他們改變自己。話雖如此，哈伯德對於啟靈治療的種種貢獻中，影響最為深遠的，或許還是在治療室。

蒐羅哈伯德的生平事蹟，要比確定他到底是什麼樣的人要容易得多。他的一生實在有太多矛盾。是裝運軍火的硬漢，同時也是滿口愛與天國八福的虔誠神祕主義者；是交遊廣闊的商人和政府特務，沒想到也是極為敏感、充滿天賦的治療師。他是第一個明白「心境」與「場景」會強烈影響啟靈感受的人*，雖然他從未用過這些詞。消毒過的醫院病房裡，四面白牆，點著日光燈，他直覺知道這一切都不對勁，於是把圖畫、音樂、鮮花與鑽石帶進治療室中，讓病人做好準備迎接神祕的啟示，又或者是在旅程突然變得嚇人時得以轉移注意。他喜歡給對方看達利的畫作及耶穌畫像，或拿出隨身攜帶的鑽石要對方端詳切面。他在溫哥華治療過一名因社交焦慮而無法正常運作的酒癮患者，此人記得哈伯德在某場ＬＳＤ治療中遞來一束玫瑰，「他說：『現在，討厭這些玫瑰吧。』花就謝了，花瓣掉落，我也哭了起來。然後他說：『喜歡這些玫瑰吧。』花又活了，而且比之前更鮮豔更動人。那件事對我意義很大。我這才明白，原來你可以把人際關係打造成任何你想要的樣子。我跟其他人之間的問題，都來自我自己。」*

哈伯德引進治療室的事物，其實傳統治療師都很熟悉。數千年來，薩滿都知道極度出神的人，或是受到強效草藥影響的人，只消幾個字詞、幾件特殊物品又或者是合適的音樂推波助瀾，就很容易操控。哈伯德憑直覺知道，意識處於改變狀態時，人心容易受到暗示，而這樣的現象若能善用，可以成為治療的重要資源，用以打破原先有害的思想模式，並以新的觀點取代。研究者或許偏好稱此為操縱「心境」與「場景」，這麼說也沒錯，但哈伯德對於現代啟靈療法最大的貢獻，就是引進薩滿信仰中行之有效的工具，至少是引進了這種工具的西方版。

◆　◆　◆　◆　◆

不消幾年，哈伯德幾乎認識了北美啟靈藥研究圈內的每個人。所到之處，除了在所有人心中留下難以磨滅的印象之外，還留下了治療的祕訣以及許多安瓿的山德士ＬＳＤ。到了一九五〇年末期，他已經變得像是某種啟靈教派的巡迴牧師，這個星期可能在加拿大威伯恩協助奧斯蒙德及賀弗治療酒精成癮者（當時兩人的工作已逐漸獲得國際矚目），然後又從威伯恩到曼哈頓去找華生，回西部的途中順道去替哪個要人施用ＬＳＤ，或者去看看芝加哥某個研究團體的狀況。

到了下星期，他可能跑到洛杉磯，與艾絲納、柯恩或者傑尼格一同提供LSD治療，毫不藏私地分享自己的治療技術及LSD藥品。（多年後，傑尼格回想道：「我們都翹首盼望他來，就像大草原上的老太太盼著收到西爾斯百貨公司的商品目錄。」）*然後鏡頭回到溫哥華，他已經說動當地的好萊塢醫院把建築物整棟側翼都用來向酒精成癮者施行LSD療法。[11]哈伯德也常坐著他的私人飛機到洛杉磯，把好萊塢名人偷偷載到溫哥華治療，正是這個副業讓他獲得了「靈遊艦長」的暱稱。哈伯德還在加拿大成立了另外兩家治療酒癮的機構，經常在那裡提供LSD治療，成功率據說相當亮眼。*以哈伯德法使用LSD治療酒癮，在加拿大成了一門生意。哈伯德合作的幾家機構中，有些機構向病人收取每次高達五百元的費用，但哈伯德卻認為從LSD中牟利並不道德，他和這些機構的關係因而變得緊張。在哈伯德看來，啟靈療法是慈善的一種形式，而他也為了推行這項大業而散盡家財。

前述研究中心彼此距離遙遠，而哈伯德就像啟靈界的蜜蜂，在中間飛來飛去，散播資訊、藥物還有臨床專業，同時也在整個北美建構起幅員遼闊的網絡。隨著時間過去，他的巡迴講道路線還會加入加州門洛帕克及麻州劍橋。不過，哈伯德只是在傳播資訊嗎？還是他同時也在替中情局蒐集、傳遞資訊呢？這隻授粉的蜜蜂是否也是間諜？很難說，有些認識哈伯德的人（比如法迪曼）覺得完全有可能，但其他人就沒有那麼肯定了，他們指出哈伯德艦長經常批評中情局把LSD當成武器來用。一九七〇年代末期他對傑尼格說：「中情局的工作爛透了。」*

哈伯德所指的，是中情局的MK-Ultra研究計畫。自一九五三年以來，此計畫就一直試圖弄清LSD是否能成為非致命武器（比如倒入敵方的水源當中）、偵訊時的吐真劑、控制思想的手段[12]，或者用來惡整不友善的外國領導人，讓他們出醜或失言。上述這些陰謀詭計都沒有得逞（至少就我們所知是如此），也在在反映出，當其他研究人員早已放棄模擬精神病的模型之後，仍有一項研究計畫對這個模型樂此不疲。在計畫進行期間，中情局對成員及毫不知情的一般民眾下藥，其中有個惡名昭彰的案例要到七〇年代才曝光：中情局承認曾對軍方的生物武器專家法蘭克・奧森祕密施用ＬＳＤ，數天後奧森從紐約史達特勒飯店十三樓跳下，據說是自殺身亡。（其他人則相信奧森是被人推下去的，而中情局供認這麼難堪的事，不過是為了掩蓋更駭人聽聞的罪行。）哈伯德說過：「我試過告訴他們怎麼用，但即使他們都殺人了，你也什麼都沒法跟他們說。」*他指的被害者有可能就是奧森。

哈伯德前往洛杉磯途中經常順道拜訪的一個地方，就是赫胥黎與夫人蘿拉的住處。很難想像這兩人竟會成為朋友。哈伯德一九五五年向赫胥黎引介了ＬＳＤ（還有哈伯德法），從此開始了這段友誼，而那次體驗也讓作家赫胥黎一九五三年的麥斯卡林靈遊相形失色。事後赫胥黎寫信給奧斯蒙德：「從關著的門穿越而來的……可以說，是從內部直接、全面地覺知到，愛是宇宙首要且基本的事實。」*此一領悟的力量如此露骨，幾乎要讓作家難堪了——「當然，這些文字如此粗鄙，一定讓人覺得虛假得如同胡扯，但事實仍是事實。」

赫胥黎立刻看到，這麼精於世道的盟友相當寶貴（赫胥黎喜歡叫哈伯德「好艦長」）。文人似乎總會愛上行動派，這次也是。

11 哈伯德的名字只出現在一份科學論文上，作者是他在好萊塢醫院的幾位同事："The Use of LSD-25 in the Treatment of Alcoholism and Other Psychiatric Problems," *Quarterly Journal of Studies on Alcohol* 22 (March 1961): 34-45。——作者註

12 負責UK-Ultra計畫的中情局官員西德尼・戈特利布（Sidney Gottlieb）後來在國會前作證表示，計畫的目標為「調查是否可能以祕密手段改變個人行為，又該如何進行」。若是戈特利布沒有遵照中情局局長李察・赫姆斯（Richard Helms）指示，摧毀計畫大部分紀錄的話，現在對於MK-Ultra就能有更多了解。——作者註

「我們這些作家、專業人士多麼像是森林裡的嬰孩啊！」*赫胥黎在給奧斯蒙德的信如此評論哈伯德：「浩浩天下，偶爾需要你的服務，至於我的服務，則略能娛人，但天下之人全心注意、百般敬重的，則是鈾礦和大生意。而今代表這兩個強大力量的人，竟然（一）對麥斯卡林產生如此熱切興趣，又（二）是這麼好的一個人，真可謂是極其幸運了！」

不論赫胥黎或哈伯德都並不特別致力於醫學或科學，也難怪隨著時間過去，兩人的主要興趣會逐漸從治療有心理問題的個人，轉向治療整個社會。（研究啟靈藥的人似乎最終都會染上這個志向，科學家也不例外，這當中也包括了秉性差異極大的人，比如格里菲斯和利里。）可是心理研究的進程，就是得一個人又一個人、一個實驗又一個實驗地推進，現實世界中沒有哪個模型可以像哈伯德與赫胥黎決心要做的那樣，用一種藥來改變整個社會，這一來就會令他們覺得科學方法變得越來越像是束縛，之後的利里也是這麼想。

第一次體驗LSD之後，赫胥黎寫信給奧斯蒙德，信中提到：「當明白了在愛中合一這項根本的事實之後，有誰還會想要回到精神層次的實驗？……我要說的重點是，藉由麥斯卡林或LSD開啟那扇門是多麼珍貴的機會，多麼大的殊榮，不應為了實驗而忽視。」*也不應限用於病人。奧斯蒙德其實對於這個觀點頗有共鳴，畢竟他曾給赫胥黎施用麥斯卡林（那可算不上是什麼對照實驗），也參與了哈伯德為美國的頂尖人士進行的療程。不過，無論赫胥黎與哈伯德認為還有什麼能超越科學及醫學，奧斯蒙德並不打算放棄這兩大領域。

一九五五年，哈伯德為了逃脫科學的束縛，也給自己的啟靈研究網絡一個正式名分，於是創立一個組織，取名為「創意想像研究委員會」。*從名字可以看出，他想要讓自己的啟靈藥研究超越醫學的限制，也不再只局限於病人。哈伯德請來奧斯蒙德、賀弗、赫胥黎、柯恩，以及其他五、六名啟靈藥研究者、一位哲學家傑拉德．赫爾德，還有一位聯合國官員，一起擔任委員會的理事，他自己則自封為「科學總監」。

（對於哈伯德這個人，還有他浮誇的頭銜，這些人有何看法，更別說他的學術文憑還都是假的？他們既縱容，又傾慕。艾絲納寫過一封信給奧斯蒙德，表示哈伯德的某些言論令她不安，後來奧斯蒙德建議她把哈伯德想成類似哥倫布那樣的人物：「探險家不見得都是最科學、卓越或完全超然的人。*」）

「創意想像研究委員會」除了響亮的名號之外到底還有什麼，這點並不清楚，但光是有這個委員會，就多少顯示當時啟靈藥在醫學之路和靈性之道間的裂隙逐漸加深。（說到要在科學與神祕主義間擇一，柯恩一向很矛盾，一九五七年也就是加入理事會的一年之後，便驟然請辭。）雖說頭銜是「科學總監」，哈伯德在這個時期卻說過：「為了科學而科學，對此我日漸不以為然……畢竟我在世最想要的，是實證操縱力所遠遠無法觸及的事物。」*早在利里之前，啟靈藥研究的目的就已經開始從心理治療轉向文化革新了。

◆　◆　◆　◆

哈伯德在啟靈藥界相識滿天下，他的網絡中還有最後一個值得造訪的地方：矽谷。一直到今天，LSD增強「開創性的想像」並因而改變文化的理論，在當地受到最徹底的試驗。矽谷對於啟靈藥一直很有興趣，認為那是帶來創意、創新的工具，從這點來看，哈伯德在矽谷播下的種子，直至今天仍有引人關注的成果。（在我寫作此書的同時，「微量用藥」正風靡科技界。所謂「微量用藥」就是經常服用極少、「不影響感知」劑量的LSD，用以滋補心智。）賈伯斯經常跟人說，他人生有兩三個最重要的經歷，試用LSD是其中一個。*他很喜歡嘲笑比爾．蓋茲，說：「要是年輕時嗑過藥，或是離家去跟嬉皮混一混，他度量會大一點。」＊（蓋茲說他其實試過LSD。）哈伯德帶著滿滿一皮包的LSD來到矽谷，四分之一世紀後科技蓬勃發展（其中有賈伯斯推波助瀾），兩件事之間或許沒有直接的因果關係，但仍有可能找出關聯。

哈伯德跟矽谷這樁姻緣的關鍵人物是斯杜拉洛夫。斯杜拉洛夫是天才電機工程師，一九五〇年中期矽谷還是座處處都是農場和果園的沉睡之谷，安培屬於第一批來此開拓事業的科技公司，而斯杜拉洛夫當時已經當上安培策略規劃總裁的助理（此地要到一九七一年才有了矽谷的名號）。安培全盛時期有一萬三千名員工，是研發錄音及資料錄製用盤式磁帶的先驅。斯杜拉洛夫一九二〇年出生於新墨西哥州的羅斯威爾，之後就讀史丹佛大學電機系，是安培最早的一批員工，日後也將因此致富。他名義上是猶太教徒，三十多歲開始追尋靈性，最終會因這條路而結識赫胥黎的朋友——英國哲學家赫爾德。赫爾德曾說起哈伯德替他施用LSD的經驗，斯杜拉洛夫聽了大受感動，一九五六年三月便動身到溫哥華，去「艦長」的公寓進行一次療程。

三十六微克的山德士LSD帶領斯杜拉洛夫踏上旅程，一路又是驚駭又是狂喜。幾小時內，他見證了整部地球史，從行星形成，到萬物演化、人類出現，高潮則是他的出生創傷。（由哈伯德引導的靈遊，似乎都循著這種軌跡。）多年後他告訴採訪者：「那對我而言是很非凡的啟發，非常重大。出生的痛苦經驗幾乎決定了我所有的人格特質，這樣的經驗，當時我又重新經歷了一次，但我也體驗到眾生為一，還體驗到神的真相。從那時起我就知道……自己將會全心投入此道。」＊

「第一次體驗LSD之後，我說，這是人類從古至今最偉大的發現。」＊

斯杜拉洛夫把消息分享給一小群朋友還有安培的同事，大家開始約每個月聚會一次，討論種種靈性問題，以及LSD是否有可能幫助個人（而且是健康的個人）實現自己的全部潛能。安培的年輕工程師唐・艾倫和史丹佛大學電機工程教授威利斯・哈曼也加入這個團體，哈伯德開始到門洛帕克來帶領這群人靈遊，之後也訓練他們當其他人的嚮導。斯杜拉洛夫回憶道：「以治療師來說，他是數一數二的。」

他深信LSD能夠幫助人超越自身極限，有段時間也試圖在哈伯德幫助下改造安培，使安培成為世上第一家「啟靈企業」。哈伯德在公司總部舉辦了一系列一周一次的工作坊，也在內華達山脈的某個地點替公司主管施用LSD。不過，後來哈伯德堅持要把耶穌、聖母、最後晚餐等畫作帶進總經理辦公室，總經理是猶太人，斷然拒絕，計畫也因此以失敗告終。差不多同一時期，哈曼也調整自己在史丹佛的教學重點，新開了一門課教「人類潛能」，最後一個單元教的就是啟靈藥。工程師開始有了信仰。（到現在也還有。我知道現今灣區有家科技公司訓練管理階層時會用到啟靈藥，還有好幾家公司都舉辦過「周五微量用藥」的活動。）

一九六一年，斯杜拉洛夫離開安培，全職投入研究啟靈藥。他和哈曼一起創立了名字很響亮的「國際先進研究基金會」，探索LSD是否能夠改善人格、促進創意。斯杜拉洛夫請來精神科醫師查爾斯・薩維奇擔任醫學主任，另外還請了一名研究所一年級的學生當組織內聘的心理師，即法迪曼。（法迪曼一九六〇年從哈佛畢業，之所以知道裸蓋菇鹼，是因為李察・艾爾帕的介紹，不過那是他畢業之後的事了。艾爾帕教過法迪曼，他告訴法迪曼：「我遇見世上最棒的事，想跟你分享。*」）艾倫也離開了安培的工程師職位，在基金會負責篩選和嚮導工作。基金會拿到食藥局的藥物研究許可，也從哈伯德那兒弄到LSD和麥斯卡林，接下來（用哈伯德的話說）開始「經手個案」。之後六年，基金會共經手了三百五十個人。

法迪曼和艾倫回想在基金會的那幾年（兩人都參加了大量訪談），當時兩人都認為那是人類潛能的最前線，工作時既激動又陶醉。多數時候，他們的實驗對象都是「健康的正常人」，法迪曼稱這群人為「健康而神經質的門診患者」。每名個案以五百元的價格購買套裝方案，包含：事前及事後人格測驗、有人帶領的ＬＳＤ療程，還有一些後續追蹤。據艾倫回憶，哈伯德「有時會飄過來看看又飄走」。他「既是我們的靈感來源，也是我們的駐院專家」。法迪曼則說：「他是門洛帕克研究案的幕後推手。」哈伯德時不時會帶員工到死亡谷上訓練課程，他認為當地原始的景觀對於頓悟啟發的經驗特別有助益。

基金會的研究人員在一九六〇年代發表了五、六篇論文，提出頗為聳動的「成果」。七十八%的個案表示，啟靈體驗讓自己更能去愛，七十一%感到自信增加，八十三%表示療程中曾一窺「更高的力量，或者極致的真理」。*有過上述經驗的人，也正是那些會回報自己在療程中獲得最持久療效的人。艾倫告訴我，大多數個案結束時「信念、態度、行為都有明顯且頗為持久的改變，遠超出統計概率」。具體而言，他們「妄下評判、頑固的情況改善許多，更為開放，防衛心也沒那麼強」。但也並非都是好事，有好些個案在療程結束之後認定自己找錯配偶，或者被困在不良的行為模式中，於是突然就離了婚。

基金會也做了好些研究，以確認ＬＳＤ是否真能增進創意及解決問題的能力。法迪曼指出：「這方面一點也不明顯，畢竟體驗太強烈，你可能不知神遊到何方，忘了自己原本想達成的是什麼。」為了測試假說是否為真，法迪曼跟同事開始拿自己做實驗，想看看在服下相對較少（一百微克）的ＬＳＤ後，能否設計出可信的創意實驗。他們最後認為自己可以——這點或許不足為奇。

法迪曼與哈曼以四人為一組，對藝術家、工程師、建築師、科學家施用同樣劑量的ＬＳＤ，這些人都在自己的某件作品上遇到某種「卡關」。法迪曼回憶道：「所有能用的心境和場景操縱，我們都用上了。」他們告訴受試者「將會拜倒在自己的聰明才智下，而且會用前所未有的方式解決問題」。受試者表示，思考變得流暢許多，也更能夠將問題具象化，並放在不同情境下思考。「我們的療程居然變出這麼多新穎又有效的解決方案，我們大開眼界，受試者也是。」*未來幾年，一些有遠見的人將為電腦帶來革命性的改變，其中有幾位就是當時的受試者，包括威廉．英格里希及道格拉斯．恩格爾巴特。[13]此研究有各種各樣的問題：沒有對照組、受試者自行評估成功或失敗、尚未完成即遭中止。不過，至少指出了一條前景看好的研究途徑。

基金會在一九六六年關門，但哈伯德在矽谷的事業卻尚未告終。哈伯德的職業生涯中有幾起神祕事件，其中一件發生在一九六八年，他本已是半退休狀態，但哈曼請他重出江湖。國際先進研究基金會解散之後，哈曼去了史丹佛研究院工作。史丹佛研究院是頗富盛名的智庫，隸屬於史丹佛大學，還拿到幾個政府機構（包括軍方）的合約。哈曼受命負責史丹佛研究院的教育政策研究中心，擘劃教育的未來面貌。此時ＬＳＤ已成非法物質，但史丹佛校園及鄰近的工程師界、學界仍經常有人使用。

至於哈伯德，他已破產，受雇擔任兼職「特別調查探員」，名義上負責密切觀察學生運動中的用藥情形。哈曼給哈伯德的雇用信寫得既語焉不詳，又意在言外：「當前影響教育之社會運動，部分經本院調查，顯示新左派學生成員用藥情形普遍一事，並非完全出於偶然，若干似乎為有心人設計，欲以此為武器，意圖改變政局。此事影響長遠教育政策相關事宜，因此吾等對於評

13 恩格爾巴特在某場ＬＳＤ療程中，發明了一種「噓噓玩具」，用來訓練孩子（至少是男孩子）上廁所，那是一種漂在馬桶水中的水車，能以尿液的水流來推動。他之後的成就則顯著許多，包括：滑鼠、圖形化電腦介面、文字編輯、超文本、連網電腦、電子郵件、視訊會議，以上種種發明全都在一九六八年舊金山的一場傳奇發表會中展示，那場發表會也被譽為「展示之母」（mother of all demos）。——作者註

估事態之輕重，甚為關切。爰此，如能舉薦閣下任特別調查探員一職，或能接觸一般難以獲悉之相關資料，將能有所助益。」*雖然信中並未提及，但哈伯德為史丹佛研究院提供的服務還包含運用他在政府廣大的人脈，確保合作案源源不斷。於是，哈伯德又穿上他那身卡其保安制服，別上金徽章，腰間掛著武器、繫上鑲著子彈的皮帶，回去工作了。

不過，這身制服還有那「特別探員」的名號都是掩護，而且是大膽的掩護。

哈伯德一向反對聲勢日大的反文化，所以他完全有可能替史丹佛研究院（或其他單位[14]）調查校園非法藥物使用情形，但即便如此，他仍再次在工作中當起兩面派。畢竟，LSD的法定地位雖然在一九六八年有了改變，但哈伯德與哈曼「提供LSD體驗給世界各地政界及知識界泰斗」*的任務顯然並未改變。此項工作很可能繼續，只是更加不動聲色。一九九〇年，哈曼曾在訪談中告訴陶德・費海：「老哈的工作跟維安沒有半點關係。」*此事也獲得史丹佛研究院某前員工的證實。

「老哈的工作就是替我們主持特殊療程。」

前面說的前員工，是彼得・舒瓦茲，原本是工程師，後來成了未來學家，目前擔任Salesforce.com的政府關係暨策略規劃副總經理。一九七三年，舒瓦茲進入史丹佛研究院，在哈曼手下工作，那是他研究所畢業後的第一份工作。那時哈伯德大抵已算退休，他的辦公室就給舒瓦茲用。辦公桌上方的牆上掛著一大幅理查・尼克森總統的照片，上頭寫著：「給我的好友老哈：謝謝你多年的服務。你的朋友老查。」收件匣裡積了一堆信，來自世界各地，都注明要寄給哈伯德。據他回憶，其中有一封來自老布希，時任共和黨全國委員會主席，未來將成為中情局局長。

「這傢伙到底是誰？」舒瓦茲忍不住想。然後有一天，這傢伙就出現了，身材福態，理著平頭，穿一身保安制服，帶著一把點三八手槍，說要來取信。

「我是威利斯的朋友。」哈伯德這麼跟舒瓦茲說。「然後他就問些最怪的問題，完全天外飛來一筆。『你覺得你到底是哪裡來的？你對大千世界有什麼想法？』後來我才知道，原來這是他試探人的方法，用來決定你到底值不值得一試。」

舒瓦茲十分驚異，便問哈曼這個神祕男子是什麼來頭，然後一點一滴拼湊出哈伯德生平故事的大致樣貌。年輕的未來學家舒瓦茲很快發現，原來「我認識的那些想法有趣的人多半都和哈伯德一同靈遊過：史丹佛、柏克萊的教授、史丹佛研究院的員工、電腦工程師、科學家，還有作家。他們都因為靈遊經驗而脫胎換骨。」舒瓦茲表示，早年有些電腦工程師是靠著ＬＳＤ才設計出電路晶片，尤其是一開始還無法在電腦上設計的時候。「你要有能力在三維空間中將極其複雜的事物視覺化，而且全都要放在腦袋裡。他們發現ＬＳＤ能幫上忙。」

舒瓦茲最終明白「圈子裡的人都吃過哈伯德的ＬＳＤ」。這指的是一九六〇年代及七〇年代初期灣區科技圈的人，還有布蘭德的「全球網絡」圈子裡跟周邊的人。

為何工程師都對啟靈藥特別感興趣？舒瓦茲本人是航太工程師出身，他認為這跟工作性質有關：科學家能把研究問題簡化，但工程不同，「在工程中，解決問題都會牽涉到無法化約的複雜度。你總在設法兼顧永遠無法盡善盡美的種種複雜變因，於是拚命想找出模式。ＬＳＤ讓你看到

14 哈伯德十分痛恨啟靈藥流向街頭，也很不喜歡反文化用藥。據唐・艾倫表示，哈伯德至少在一場破獲案中起過作用。一九六七年曾破獲一個重要的地下ＬＳＤ藥商，當時哈伯德派艾倫扮成加拿大來的買家去參加聚會，假意要向灣區的某個團體購買「純ＬＳＤ」，惡名昭彰的ＬＳＤ藥商奧斯利・史丹利三世（Owsley Stanley III）也是此團體的一員（他還是死之華樂團〔Grateful Dead〕的音響技師）。聯邦探員尾隨參加聚會的人，找到了史丹利以及他位於加州奧林達（Orinda）的實驗室，據報該次行動共破獲三十五萬劑ＬＳＤ。——作者註

模式。」

「我們大家吃過的那些哈伯德的LSD，對於矽谷的誕生一定有重大影響，這點我毫不懷疑。」

布蘭德受洗進入哈伯德LSD教的時間則是一九六二年，在國際先進研究基金會，由法迪曼當他的嚮導。據他回想，第一次服用LSD的經驗「算是頗糟」，不過有一就有二，之後一連串的靈遊重塑了他的世界觀，也間接重塑了我們的世界觀。之後「全球網絡品牌」將會到齊（包含舒瓦茲、艾絲特・戴森、凱文・凱利、霍華德・瑞格德、約翰・佩里・巴洛），他們在重新定義電腦的意義及功能方面也將扮演關鍵角色。電腦本是一種上對下的工具，電腦打孔卡更是「組織人」的現成象徵[15]，此後卻成為個人解放、虛擬社群的工具，還明顯帶有反文化味道。網路空間是個非物質的領域，大家能在其中建立新的身分，並融入由諸多虛擬他者所組成的社群，這樣的概念有多少必須歸功於啟靈藥體驗所形塑的想像？同理，虛擬實境是否也是如此？[16]模控學的整體概念是，物質的真實能轉譯為訊息的位元，而LSD能讓物質崩解成精神，對於前述概念或許也多少有些功勞。

布蘭德認為，LSD對科技圈的價值在於激發了創意，將網路電腦的威力介紹給眾人（這是透過史丹佛研究院恩格爾巴特等預見電腦未來的人，以及早年的駭客圈的力量），只不過後來LSD又被電腦本身所取代。（布蘭德說：「到了某個時間點，藥物就不再進步了，但電腦卻持續進步。」）有了國際先進研究基金會的經驗之後，布蘭德接觸了克西及他那惡名昭彰的迷幻試驗，據他描述，那是「某種形式的參與式藝術，直接造就了火人祭」，也就是藝術、科技、啟靈藥圈子的人一年一度在內華達沙漠的聚會。在他看來，西岸電腦文化與眾不同處，在於合作式實驗以及包容錯誤的精神，而培養這種精神的一項要素，正是LSD。「讓我們可以放手跟其他人合作，一起嘗試一些千奇百怪、亂七八糟的東西。」

偶爾，LSD也會產生真正的洞見，比如在一九六六年某個春寒料峭的午後，布蘭德就因為LSD而福至心靈。他當時住在舊金山北灘的一棟樓裡，那日百無聊賴就到了樓頂，嗑了一百微克的LSD（法迪曼說找創意就得這劑量）。他身上裹著毯子，望向市中心，兩邊佇立著建築的街道看來並不怎麼平行。布蘭德斷定，這一定是因為地球的弧面。他突然想到，我們通常會把地球想成平的，此時也就會假定地球無邊無際，並用同樣態度對待地球資源。他心想：「無邊無際就讓人想到可以大肆揮霍，但圓形的地球是有限的太空船，必須小心管理。」至少，那天下午從「三層樓及一百微克高」的境界望去是如此。

若是能把這點告訴大家，一切就會有所改變！但要怎麼做？美國的太空計畫在腦中一閃而過，他心想：「為什麼我們都沒看過從太空看地球的照片？我滿腦子都是這事，還有該如何才能弄到照片，那張照片將會讓我們對人類在宇宙中的位置有完全不同的理解。我知道了，我來做個胸章！但上面要說什麼呢？『給太空中的地球拍張照吧！』不好，應該要問個問題，也許還要有點疑神疑鬼——要善用美國人的這項資源。『為什麼到現在都還沒看到整個地球的照片？』」

15 打孔卡（punch card）以紙板上特定位置是否穿孔來儲存訊息，也讓電腦從中判讀訊息，電腦閱卷中塗黑的答案卡就是使用相同原理。自從打孔卡技術在人口普查上發揮奇效，並由IBM公司發展與普及至一般商用之後，電腦與打孔卡便成為組織管理和管束員工的重要工具。一九五六年威廉•懷特（William H. Whyte）出版了管理學上的暢銷名作《組織人》（The Organization Man），講述美國人過度相信和依附組織，甚至試圖規訓自己以便融入，結果造成個人表現與創意力減損，書籍封面設計就用上了打孔卡的圖像。——編註

16 關於反文化（及反文化藥商）對於電腦革命的影響，寫得最好的兩本為：《尋找新樂園：只用剪刀漿糊、超越谷歌與臉書的《全球型錄》出版神話》以及《睡鼠說：個人電腦之啟靈往事》。——作者註

布蘭德下樓發起一項運動，最終抵達了國會及美國太空總署的殿堂。沒有人知道那是不是布蘭德的倡議成果，但兩年後，也就是一九六八年，阿波羅計畫的太空人把相機轉了一個方向，替我們拍了第一張從月球看地球的照片，而布蘭德也給了我們第一版的《全球型錄》。一切有改變嗎？可以說，有的。

第二部：崩潰墜跌

啟靈藥這個領域，利里來得算遲，一九六〇年代他推出了哈佛裸蓋菇鹼計畫，到那時北美研究啟靈藥已經整整十年，端出了數百篇論文、多場國際研討會。利里本人倒是很少提到這批研究，他比較喜歡讓人以為他的啟靈藥研究就代表心理學編年史上的一頁全新篇章。一九六〇年，啟靈藥研究的未來看來一片光明，然而短短五年內，政治與文化就徹底風雲變色，對LSD的道德恐慌席捲美國，所有的啟靈藥研究與治療不是停擺，就是被迫轉入地下——到底怎麼了？

說「利里」正是問題的答案，太過理所當然。針對這個話題，我訪問過數十人，差不多每個人回答時的開場白都是：「很容易一不小心就怪罪利里。」然後就怪罪利里。這個浮誇的心理學教授，像生物仰望太陽一樣嚮往名氣（無論這名氣是好是壞），很難讓人不去論定，正是他嚴重傷害了啟靈藥研究的大業。他的確造成傷害，然而，這類藥物一旦走出實驗室、走入文化，所引發的社會力量之強大，沒有哪個人能夠承擔，也沒有哪個人能攬功。無論有沒有利里那些冒冒失失、得意洋洋又大肆登上新聞的噱頭，LSD那如酒神狂歡宴飲般的力量本身就注定要鬧得天翻地覆，也必定會引發回應。

一九五九年哈佛聘用利里，當時他已是聞名全國的人格研究天才學者，也還沒有在墨西哥的奎納瓦卡首次經歷裸蓋菇鹼的震撼教育*（那是一九六〇年夏天的事），然而那時他對自己的領域已有些失望。幾年前，在奧克蘭的凱撒醫院擔任精神醫學研究主任的時候，利里和同事用了一個巧妙的實驗來評估心理治療的療效。他們把精神科的病患分成兩組，一組接受當時的標準療法，另一組（由候補名單上的人所組成）則完全不接受治療。一年後，三分之一的受試者有了改善，三分之一惡化，還有三分之一沒有改變，無論哪一組都這樣。受試者接受治療與否，對於結果完全沒有影響。那麼，傳統心理治療到底有什麼用？心理學又有何用？利里忍不住尋思起來。

利里在哈佛大學社會關係系任教，很快就建立活力充沛、充滿個人魅力（或許有些憤世嫉俗）的形象。英俊的利里教授口才便給，是那種愛爾蘭人滔滔不絕的風格，而且能把任何人迷得神魂顛倒，尤其是女性，女人見了他顯然就像貓見了貓草。利里一直都有一絲玩世不恭的叛逆性格，在西點軍校時曾因違反校規進過軍事法庭，之後又因為在女生宿舍過夜而被阿拉巴馬大學開除，而哈佛這個體制更帶出他的反骨。利里會很犬儒地把心理研究稱為「遊戲」。赫伯特・凱爾曼是利里的系上同事，後來成了他的頭號死敵。據凱爾曼的回憶，這名新來的教授「很討人喜歡」（凱爾曼幫利里找到他的第一棟房子），但又說：「我從一開始就對他有疑慮。他常想也不想就隨口談論自己一無所知的事情，比如存在主義，還跟系上學生說心理學不過是場遊戲。在我看來有點輕率又不負責任。」

凱爾曼現已九十多歲，和妻子一起住在麻州劍橋西區的養護型機構，我就在他那塞了太多東西的小公寓中和他碰面。凱爾曼對利里倒沒有什麼怨恨，但也不怎麼敬重他在杏壇及科學界的所作所為。凱爾曼認為，其實早在啟靈藥走進生命之前，利里就已對科學幻滅。在他看來，就算是在接觸裸蓋菇鹼之前，「他也早已有一隻腳踏進深淵」。

利里初次接觸裸蓋菇鹼是在墨西哥的泳池畔，那是一九六〇年夏天，三年前華生在《生活》雜誌上發表了他那篇惡名昭彰的文章，談論「使人產生異象的蘑菇」。對利里而言，這些蘑菇有令人脫胎換骨之效。那天下午，他想要了解人類心智的熱情又重新燃起——其實，是一瞬間爆發了。

「奎納瓦卡泳池畔四小時，所學到關於心智、大腦、腦部結構的一切，要比我之前十五年勤勤懇懇研究心理學學到的還多。」*後來他在一九八三年的自傳《昨日再現》當中如此寫道。「我發現，原來大腦是部未充分使用的生物電腦……原來正常意識在智能的浩瀚汪洋中不過涓滴。原來意識跟智識能以有系統的方式擴展。原來大腦的程式可以重寫。」

利里在一九六八年的回憶錄《大祭司》當中回憶，靈遊歸來，他忍不住想「衝回去告訴大家」。幾句話後，筆調逐漸變得有如先知預言，從中可預先道出利里未來的走向：

> 聽啊！起來吧！你就是神！你的內在有以細胞的字母銘刻的天意。聽啊！服下這聖餐吧！你將得見！你將得悟！那將改變你的一生！*

不過，至少在哈佛的頭一兩年間，利里還做做科學研究的樣子。那年秋天回到麻州劍橋，他聘用了艾爾帕，艾爾帕是個很有前途的助理教授，家裡靠鐵路發跡致富，他是繼承人。兩人獲得系主任大衛・麥克利蘭默許，展開了哈佛裸蓋菇鹼計畫。社會關係學系在神學大道五號有棟房子，計畫就在裡頭一間小如掃帚櫃的辦公室中展開。（我去找過那棟房子，不過建築早被鏟平，取而代之的是一棟向四面八方延伸的紅磚科學大樓，占了整個街區。）利里一貫業務員本色，早已說服了哈佛，說自己提出的研究計畫正與詹姆士的傳統一脈相承（二十世紀初期詹姆士也在哈佛進行過另類意識與神祕經驗的研究）。校方給研究定了一個條件：利里跟艾爾帕可以給研究生服用新藥，但不能給大學生。不久，哈佛的選課課表上就新開了一門專題課，課名很耐人尋味：

意識的實驗性擴張

將針對由內、外部因素所引發之意識變化，進行文獻回顧。亦將從跨文化角度探討神祕經驗的基本元素。本門專題課的同學將參與各種意識擴張法的體驗，且課程將著重有系統地分析此領域方法論的各項問題。僅限研究所高年級學生選修，選修需獲導師同意。*

結果，「意識的實驗性擴張」大受歡迎。

◆　◆　◆　◆　◆

哈佛裸蓋菇鹼計畫為時三年，成果卻意外地少——至少科學方面是如此。利里與艾爾帕在最早的幾項實驗中對數百人施用了裸蓋菇鹼，這些人形形色色，包括：家庭主婦、音樂家、藝術家、學者、作家、心理學家同行，還有研究生，之後這些人還填寫了關於自身經驗的問卷。據〈初步報告：仿自然環境中的美國人與蘑菇〉所述，整體而言受試者的經驗多半正面，偶爾還足以改變一生。

「仿自然」一詞名符其實：實驗並不在校園建築中進行，而是選在舒適的客廳，伴有音樂與燭光，乍看之下更像是派對而非實驗，尤其研究者自己通常還會加入。（利里與艾爾帕英勇服下大量藥物，先是裸蓋菇鹼，後來又變成ＬＳＤ。）至少在一開始，利里、艾爾帕以及他們的研究生曾經努力想寫下自身及受試者靈遊的經歷，彷彿自己是拓荒者，正在探索意識尚未畫出地圖的邊疆地帶，而先前十年探勘啟靈天地的工作從未發生。「我們只能靠自己。西方文獻幾乎沒有指引，沒有地圖，甚至連承認變化狀態存在的文字都沒有。」*利里如此寫道，筆下帶著不盡不實。

不過，利里他們運用廣泛的田野工作，還是做了一些原創研究，不但將「心境」與「場景」的概念理論化，也首創在學術文獻的這類脈絡中運用這些詞彙。就算不是概念本身（這方面多半應歸功於哈伯德），這些有用的術語或許仍是利里對於啟靈科學最歷久彌新的貢獻。利里與艾爾帕在哈佛的頭幾年發表了好些論文，既是觀察細密、文筆曉暢的民族誌，也能從文字中一窺新的感知方式在早年如何萌芽，今日仍值得一讀。

裸蓋菇鹼計畫志願受試者那些足以改變人生的經驗，或許有某些更廣泛的社會意涵，根據這樣的想法，利里與研究生雷夫・梅茨納構思出了一個野心更大的研究計畫。裸蓋菇鹼有可能改變人格，而康科德監獄實驗就是希望以慣犯為母群體，看看這種特性能否用來減低他們的再犯率。如此膽大妄為的實驗居然能上路，足以證明利里的推銷員性格與魅力，畢竟這實驗不僅需要監所心理師同意，也需要典獄長批准。

實驗的想法是，在麻州康科德的最高安全層級監獄將受刑人分成兩組，比較其再犯率。其中一組由三十二名受刑人組成，在監獄進行的療程中服下裸蓋菇鹼，利里團隊中的一名成員也會一起服藥，利里解釋這麼做是為了不要顯得自己高囚犯一等，也避免將他們當成白老鼠。[17]另外一名成員則維持清醒，以便觀察跟記錄。第二組受刑人則不給予任何藥物或特殊處遇。接著，在兩組人獲釋出獄後繼續追蹤數月時間。

利里做出的結果令人瞠目結舌。*出獄十個月後，服用裸蓋菇鹼的人僅有二十五%回到監獄，而控制組的比例則為八十%，更接近一般數據。不過，數十年後，啟靈藥跨領域研究協會的德布林曾鉅細靡遺地重建了康科德實驗*，一個個檢視研究結果，最後下了結論：利里誇大了數據，其實兩組人的再犯率並無統計上的顯著差距。（即便在當時，此研究在方法學上的問題就已讓系主任麥克利蘭寫了一封措辭嚴厲的便箋給梅茨納。）本身也研究啟靈藥的柯恩總結道，利里的科學研究「是那種會讓科學家皺眉的研究」。*

另外，利里曾在一個較為可信的實驗中扮演了次要的角色，那就是一九六二年春天的聖周五實驗，在第一章中介紹過。聖周五實驗後來又被稱為「馬許教堂的奇蹟」，這項實驗很有誠意地努力想遵循雙盲對照心理實驗的各項傳統。無論研究人員還是受試者（二十五名學生）都不知道誰拿到的是藥物，誰拿到的是活性安慰劑。聖周五實驗絕非完美無瑕，有個受試者嚇壞了，不得不對他施以鎮靜劑，這件事被潘克壓了下來。不過潘克的主要結論仍然成立，也就是裸蓋菇鹼確實能產生與文獻所述「即便不完全相同，也難以區分」的神祕經驗，而此結論也有助於啟發當前這波研究浪潮，尤其是在約翰・霍普金斯大學，二〇〇六年該校還（大致）複製了該實驗。

然而，聖周五實驗的功勞的確大多要歸功給潘克，而非利里。利里從一開始就對實驗設計頗為不滿，他跟潘克說採用控制組或者安慰劑是浪費時間。利里後來寫道：「要說從那次經驗學到

17 利里曾在《昨日再現》當中寫道，一開始他想到要在監獄裡和暴力犯一起服用裸蓋菇鹼就覺得害怕，後來向其中一名獄友坦承自己很恐懼，這時對方承認他也很怕。利里不解，問：「你為什麼要怕我？」「我怕你，是因為你他媽是個瘋狂科學家。」——作者註

什麼教訓，就是啟靈藥研究採用雙盲設計有多蠢。五分鐘後，就騙不了人了。」*

◆ ◆ ◆ ◆ ◆

到了此時，利里對於科學研究大抵已失去興趣，正準備退出「心理遊戲」，改玩「心靈上師遊戲」。（這個詞是後來他自己說的——或許利里最迷人的特質，就是不太把自己當回事，就算當上師也一樣。）在他看來，裸蓋菇鹼及LSD在心靈與文化層面的重要性，遠超過對任何個人的治療益處。啟靈藥讓前輩赫胥黎與奧斯蒙德相信這類藥物並非僅能治病，還能改變社會、拯救人類，利里也信了，而他的使命就是當啟靈藥的先知。彷彿是這些化學物自己無意間發現了一個繁衍的妙計，也就是到充滿魅力、以救世主自居的那一型人類的大腦中建立殖民地。

利里寫下這段時期的事情：「當時我們在思考哈佛最新穎的史觀，深信（在膚淺懷舊的五〇年代後）此刻就該要有最遠的展望，心知美國已無哲學思想可用，迫切需要經驗主義的、具體有形的形上學。」*原子彈與冷戰是這些想法背後的重要背景，替他的計畫增添了一分急切。

從研究科學到傳播福音，利里的改變還受到某些的藝術家的鼓勵，而這些人是由他引領入門。比如，一九六〇年十二月某次在他牛頓市的家中，利里給垮掉的一代詩人艾倫・金斯堡服用裸蓋菇鹼。其實金斯堡根本不需要化學藥物刺激就能扮演眼觀異象的先知，那回如癡如狂的靈遊快結束時，金斯堡踉蹌下樓，脫去身上衣物，宣布自己打算赤身裸體在牛頓市大街上昂首闊步宣揚新福音。

金斯堡說：「我們要教導大家別再仇恨了。要開始和平與愛的運動。」*從他這番話中，幾乎可以聽到一九六〇年代孵育出來，那羽翼尚濕、帶著螢光幻彩的雛雞正破殼而出。利里好不容易說服了金斯堡，要他別到屋外去（別的不說，那可是十二月啊！），詩人便走向電話，開始撥號給世界各國元首，設法讓甘迺迪、赫魯雪夫、毛澤東在線上一同解決分歧。最後，金斯堡只找到他朋友傑克·凱魯亞克，金斯堡自稱為神（「是上帝那種神」），還叫凱魯亞克一定得試試這些神奇的蘑菇。

跟大家一起。

金斯堡深信哈佛教授利里正是統領新啟靈藥聖戰的不二人選。在金斯堡看來，新的先知「居然出現在哈佛大學」，也就是新任總統的母校，實在是一齣「歷史喜劇」，因為這裡這位「獨一無二的利里博士，這值得尊敬的人類，他一介凡人卻面臨救世主的任務」。利里的自我既豐饒又雨水豐沛，而從大詩人口中說出的話，字字像種子一樣落進土裡。（啟靈藥有許多矛盾之處，其中之一就是這些藥物可能引發的自我消融經驗，在某些人身上竟會很快導致自我大幅膨脹。獲准一窺宇宙天機，得到這些知識的人必然將感到自己與眾不同，是獲揀選要做大事的人。）

赫胥黎、哈伯德、奧斯蒙德跟利里一樣，也有這種歷史使命感，但他們對於要如何達成使命，卻有非常不一樣的想法。這三人偏向於靈性主義的供應端——首先得勾起菁英階層興致，然後讓新的意識經過濾後流向普羅大眾，畢竟大眾可能還未準備好一下子全數吸收如此震撼的經驗。他們採用的模式雖未點破，但其實就是「厄琉息斯密儀」，古希臘菁英祕密集會，同飲「凱其翁」聖酒，共度充滿啟悟之夜。不過美國精神在利里與金斯堡心中根深柢固，兩人一心一意要使異象經驗都能民有民享，讓人人都能超凡脫俗。而這也正是啟靈藥美好之處——這可是第一次有技術讓上述願望成真。這樣的價值理念，多年後哈佛精神醫學家萊斯特·葛林斯朋在與詹姆斯·巴卡拉合寫的《重思啟靈藥物》中描述得頗為貼切：「心智的某些疆土，從前只有一小群極其大無畏的探險家（主要是宗教神祕主義者）探索過，而啟靈藥則讓此地開放大眾旅遊。」*除宗教神祕主義者外，還有異象藝術家，比如：英國詩人布萊克、美國詩人惠特曼及金斯堡。現在，只要一粒藥錠或一小張吸墨紙，任何人都能親身體驗布萊克跟惠特曼到底在講什麼。

但是在一九六二年春天之前，還沒有多少廣告及促銷活動在推動這種大眾靈性旅遊的新形式。到了一九六二年春，哈佛裸蓋菇鹼計畫的相關爭議首次登上報紙，最開始是哈佛自己的學生報《緋紅報》，但畢竟報的是那個哈佛、那個利里，於是消息很快就傳到全國性報紙，不僅把心理學教授利里變成了名人，也加速了他跟艾爾帕因醜聞而離開哈佛的速度。那次醜聞，不僅預告了啟靈藥之後將受強烈反彈而導致大部分研究終止，醜聞本身也助長了反彈的力道。

利里與艾爾帕的同事幾乎從一開始就覺得哈佛裸蓋菇鹼計畫不太對勁。麥克利蘭一九六一年寫過一張便箋*，質疑利里與艾爾帕的「自然主義」研究為何沒有對照組，也沒有醫療人員的監督，還有為何研究人員堅持要和數百名受試者一同服用藥物。（他問：「一個人到底該多常服用裸蓋菇鹼？」這話指的是利里跟艾爾帕。）麥克利蘭還直斥這兩個做研究的人「在哲學方面天真無知」。

他寫道：「許多報告都說要談深刻的神祕體驗，可是主要特徵皆為思索自己多有深度。」隔年，麥克利蘭詳細評論了研究生梅茨納的康科德監獄實驗，文中指出梅茨納未能「客觀、仔細分析手中數據。事前已知結論為何……而數據不過是用以支持自己早知為真之事」。*裸蓋菇鹼計畫大受系上學生歡迎，又有搞小圈圈的性質，無疑讓系上其他老師憤憤不平，他們得跟利里、艾爾帕及這兩人的藥物爭奪珍貴的學術資源：優秀的研究生。

不過這些牢騷都還是在神學大道五號關起門來發——在一九六二年三月之前是。一九六二年三月，麥克利蘭回應凱爾曼的要求，召集系上師生開會，提出對於裸蓋菇鹼計畫的憂慮。凱爾曼之所以要求開會，是因為他聽自己的研究生說，以艾爾帕、利里兩人為中心形成了某種密教崇拜，還有些學生覺得自己是迫於壓力不得不一同服藥。會議開始不久，凱爾曼發言：「我很希望自己能把這當成學術意見分歧，但這個研究已經違反了學術圈的價值觀。整個計畫有種反智的氣氛，強調純然的經驗，而非以語言文字描述研究結果。」＊

「我也很遺憾看到利里博士和艾爾帕博士對於這些實驗如此漫不經心，特別是考慮到這些藥物對於受試者的可能影響，我更加有此感受。」

凱爾曼最後總結：「最令我還有來找我談的人憂心的，是這些藥物的致幻功能及心智影響被用來在系上形成某種『自己人』的小圈圈，而那些選擇不參加的人都會被貼上『老古板』的標籤。我就是不覺得系上應該鼓勵這樣子的事情。」啟靈藥物導致哈佛社會關係系分裂，一如不久後將會導致整個文化的分裂。

艾爾帕的回應很強硬，宣稱此研究「正符合詹姆士的傳統」（詹姆士可是鎮系之神），還說凱爾曼的批評等同於攻擊學術自由。不過利里採取了比較打圓場的做法，同意了幾項該研究應採取的合理限制。眾人打道回府，都以為事情已經了結。

直到第二天早上。

那天會議室裡滿滿的師生，沒人注意到有個《緋紅報》的大學部記者羅伯特・史密斯在場狂寫筆記。第二天《緋紅報》把這場爭議放到頭版：〈裸蓋菇鹼研究，心理界意見分歧〉。＊隔天，美國報業集團赫斯特旗下的《波士頓先驅報》抄走這則新聞，還下了個沒那麼準確但更為聳動的標題：〈哈佛致幻藥物大戰——三百五十名學生嗑藥〉＊。現在，報導已經出去了，而利里又一向願意提供辛辣聳動的言論給記者引述，這回他很快出了名。學校強制要求他把手中那批山德士裸蓋菇鹼交給保健中心控管之後，利里還給了記者一段口味特別重的：「啟靈藥物會導致恐慌及暫時神智不清，發生在沒吃的人身上。」＊

到了那年年底，利里與艾爾帕下了結論：「此類物質效力過強、爭議太大，不宜在大學環境中研究。」*兩人寄信給《緋紅報》，宣布要籌組所謂的「國際內在自由聯合會」，此後研究將統一以聯盟而非哈佛名義進行。二人公開譴責對啟靈藥研究新設的限制，而設下限制的不只是哈佛，還有聯邦政府。過去曾有醫師將新上市的鎮定藥物「沙利竇邁」開給孕婦，用來防止晨吐，結果導致胎兒嚴重畸形，這場悲劇之後，國會便授權食藥局可管制實驗用藥。國際內在自由聯合會宣布：「現在，繼宗教裁判所之後，美國史上第一次、西方世界頭一回有了地下科學界。」*他們預測：「下個十年，公民自由的一個主要問題，會是意識的控管與擴張。」

他們在給《緋紅報》也就是給學生的信中寫道：「你的皮質由誰來掌控？誰來決定你的覺知範圍在哪兒、限制為何？若想研究自己的神經系統、擴展自己的意識，誰來決定你不能這麼做，又為什麼？」

常有人說，一九六〇年代啟靈藥「逃離了實驗室」，但或許更準確的說法是啟靈藥被拋出實驗室的牆外，而且從來沒有像一九六二年底那樣，被利里與艾爾帕拋得又高、又快。「這場科學遊戲，我們玩完了。」*那年秋天，利里回到美國劍橋時如此對麥克利蘭說。現在，利里與艾爾帕玩的，是一場文化革新的遊戲。

◆ ◆ ◆ ◆ ◆

聽到利里這些挑釁的言論，整個北美啟靈藥研究界的反應先是氣餒，後是警覺。先前利里跟西岸及加拿大的研究圈一直有接觸，頻繁跟這些分布範圍甚廣的同行通信、互訪。（一九六〇或六一年，他和艾爾帕一起造訪了斯杜拉洛夫的基金會。艾倫跟我說：「我覺得他們認為我們太一板一眼了。」）進入哈佛不久，利里就認識了當時在麻省理工學院授課一學期的赫胥黎。赫胥黎對於這個玩世不恭的教授極為欣賞，還和他分享自己期望以啟靈藥帶動文化轉型，但也憂心利里衝得太快、太驚世駭俗。[18]赫胥黎最後一次造訪劍橋時（赫胥黎在一九六三年十一月逝世於洛杉磯，與甘迺迪總統同天），感覺利里「如此胡說八道……我頗為擔心，倒不是擔心他的神智，他神智很清醒，而是擔心他在這世上的前途」。*

利里宣布籌組國際內在自由聯合會後不久，奧斯蒙德便前往劍橋，想設法開導他。他和賀弗很擔心利里在臨床研究以外的情境中推廣這類藥物，很有可能會觸怒政府，也牽連到他們的研究。奧斯蒙德也指責利里沒有諮詢精神藥理學家就做研究，還把這些「效力強大的化學物質當成無害的玩具*」。奧斯蒙德希望能拉開正經研究與不負責任用藥之間的距離，也很困擾反文化逐漸汙染了他原先替啟靈藥所創的名字，意涵中性的「psychedelic」。於是他又一次再鑄新詞*：「psychodelytic」，但不消說，這個詞並沒有流行起來。

「你得去面對這些反對意見，而不是一笑置之，不管那個笑有多麼法力無邊。」奧斯蒙德如此跟他說。*又來了，又是那堅不可摧的利里式微笑！不過，奧斯蒙德的種種困擾，最後獲得的也就只有那個微笑。

斯杜拉洛夫也積極加入，寫了封直截了當的信給利里，說國際內在自由聯合會這件事是「頭腦不清楚」，還準確預言了接下來的大崩毀：此事將會「嚴重傷害我們這些在全國各地進行

18 漢弗萊・奧斯蒙德一九九二年曾在給艾絲納的信中寫道：「老哈跟赫胥黎不同意利里之處在於，他們覺得利里把時間軸的長度給弄錯了，再者，美國的慣性也比他以為的更強。他二人的理由雖不太相同，但都認為在體制內低調而堅定地推動，長期而言能夠轉變體制，但利里則認為體制能一夕間攻下。」——作者註

ＬＳＤ研究的人……。」*

「老利，我很確定，如果你打算照你跟我說的那樣做下去，一定會出大事。不只會給你，還會給我們所有人帶來很多麻煩，更可能對整個啟靈藥領域造成無可修復的傷害。」

但是，國際內在自由聯合會的計畫到底是什麼？利里很樂意開誠布公*：要盡可能向美國人介紹「強效啟靈藥」，以便一個腦袋、一個腦袋地改變整個國家。他算過了，結論是「要震撼美國社會的心智，關鍵數字會是四百萬個ＬＳＤ使用者，此事將於一九六九年之前發生。」

後來發現，利里的計算與事實相去不遠。雖然到了一九六九年，試過ＬＳＤ的美國人大約只有近兩百人，但這群幹部確實震撼了美國的心智，使整個國家的處境有了本質上的不同。

不過利里這番全球心智革命的計畫，反應最為猛烈的或許是哈伯德。哈伯德與利里教授的關係一直不是很好，兩人第一次見面是在利里進哈佛之後不久，哈伯德開著他的勞斯萊斯到劍橋去，還帶了一批ＬＳＤ，希望可以和利里交換一些裸蓋菇鹼。

利里回憶道：「他穿著那身制服闖了進來，一身難以置信的神祕與浮誇，還滿口真的很讓人欽佩的屁話！」*——這方面，利里絕對有資格評論。哈伯德「開始丟出一堆名字，你都不敢相信……他還宣稱他是教宗的朋友」。

「我印象很深刻，一方面他看起來像投機的詐騙分子，另一方面全世界最厲害的人都乖乖聽他的話，基本上都替他撐腰。」

不過，利里的傳奇魅力對於哈伯德一直施展不開。哈伯德極其保守、虔誠，不管是炫目的鎂光燈還是新興的反文化，他都十分鄙視。多年後他說：「第一次見面的時候，我很喜歡他，但我警告了他十幾次。」*哈伯德是要他離麻煩還有媒體遠一點。「他這人似乎是出於好意，但後來就過頭了……原來他一點也不好。」利里認為靈遊可以靠自己來就好，哈伯德跟許多同行一樣大力反對這點，尤其反對利里竟覺得大可捨棄訓練有素的嚮導所能提供的重要協助。此外，哈伯德和執法人士及情報人員接觸甚廣，或許也影響了他對利里的態度——這兩個圈子已經開始關注這位哈佛教授了。

據奧斯蒙德所述，爭議日漸升高的那段日子，他和哈伯德艦長一同做過一場療程，期間哈伯德流露出對於利里的反感，十分令人心驚。「老哈變得一心想著自己得開槍殺了利里，我勸他，說這不是好主意，這時候……我倒擔心起來，他可能也會開槍把我殺了。」*

哈伯德認為，現在只有一顆子彈才能阻止利里，這點他應該沒想錯。就像斯杜拉洛夫寫信給利里時在信末所說：「你這麼毅然決然，就算我想阻止你，希望也不大吧。」*

◆　◆　◆　◆　◆

到了一九六三年春天，利里一隻腳已經踏出了哈佛。他經常不去教課，還聲明打算在那學年結束、自己聘約到期時離開。不過，艾爾帕在教育學院有個新職務，也打算留下來，只是後來《緋紅報》又登了篇足以鬧出軒然大波的文章，這下兩人都被開除了。這篇文章的作者是威爾。

威爾進哈佛的時候就對啟靈藥興致勃勃（高中就如飢似渴讀完了赫胥黎的《眾妙之門》），後來聽說了裸蓋菇鹼計畫，便立刻去利里教授的辦公室找他，問可不可以參加。

利里解釋，學校規定只有研究生才可服用這些藥物，不過利里想幫威爾一點忙，就告訴他德州有家公司，說不定可以郵購到一些麥斯卡林（當時仍然合法），而威爾也立刻照做（用的還是學校的文具）。後來威爾深深迷上啟靈藥的潛力，也協助成立了大學部的麥斯卡林社團，但他非常想要加入利里及艾爾帕那個更排外的俱樂部。一九六二年秋天，他陸陸續續聽到有其他大學部學生從艾爾帕那兒拿到藥物，滿心憤慨，便去找了他在《緋紅報》的編輯，提出要進行調查。

威爾追到了好幾條線，都是艾爾帕違反校規給藥的大學部同學。（之後威爾在文章裡寫道：「學生及其他人利用致幻劑作為誘姦藥物，對象有異性也有同性。」*不過他的這則獨家新聞有兩個問題，一是這些據說曾從艾爾帕那裡拿到藥物的學生都不願公然接受採訪，再者要白紙黑字對教授提出誹謗性質的指控，也讓《緋紅報》的幾個律師很擔心。律師建議威爾把手上資訊交給行政部門，之後無論校方對於指控採取什麼樣的行動，他都能寫篇報導，如此一來便能降低《緋紅報》的法律風險。不過，威爾還是需要有學生出面。

他去了紐約市，和其中一名學生羅尼・溫斯頓身分顯赫的父親碰面，並提出要與他做個交易。據艾爾帕所述：「他去找了哈里・溫斯頓。」（哈里・溫斯頓是赫赫有名的第五大道珠寶商。）「然後說：『令郎從系上老師那裡拿藥，若是他承認這項指控，我們就把他的名字拿掉，不會放在文章裡面。』」於是，小溫斯頓就到了系主任那裡，主任問他有沒有從艾爾帕博士那裡拿到藥物，他承認了，還語出驚人地推波助瀾：「有的，主任。那是我在哈佛學到最多的經驗。」*[19]

二十世紀遭哈佛開除的教授應該就只有艾爾帕跟利里兩人。*（嚴格來說，利里並非被開除，但哈佛在他聘約到期前的幾個月就不再支付他薪水。）消息登上了全國新聞，成百上千萬名的美國人都因此知道了這些稀奇古怪的新藥鬧出的風波。威爾還因此得了份好工作，《展望》雜誌請他替此次風波撰寫相關報導，這下新聞傳得更遠了。威爾以第三人稱敘述哈佛的啟靈藥情況，提到「大學部有個學生社團……祕密以麥斯卡林進行研究」*，卻忘了提他正是社團的創始成員。

不消說，這並非威爾最光采的一刻，最近我跟他談到此事，他坦承那次事件後心裡一直很不好受，也曾想去向利里跟拉姆・達斯賠罪。（離開哈佛兩年後，艾爾帕踏上了前往印度的靈性之旅，回來時成了拉姆・達斯。）利里很快接受了威爾的道歉（利里的個性顯然無法記恨），不過拉姆・達斯則有許多年都不肯跟威爾說話，讓威爾很難受。不過一九九七年拉姆・達斯中風之後，威爾曾到夏威夷去請求原諒。拉姆・達斯的態度終於軟化，告訴威爾自己早已覺得被哈佛開除是福不是禍。他告訴威爾：「要是你沒做那件事，我永遠也不會成為拉姆・達斯。」

◆ ◆ ◆ ◆ ◆

至此，利里與艾爾帕離開了哈佛，我們或許也該向兩人告別了，只不過這兩人在美國文化中漫長而古怪的旅程還有很長一段路要走。他們倆將帶著自己那齣大戲（以及無數的前學生以及前來攀附之人）巡迴演出，將國際內在自由聯合會（之後會變成「靈性發現聯盟」）從麻州劍橋搬到墨西哥的芝華塔尼歐，後來遭墨國政府（迫於美國當局壓力）驅逐，暫時居留在加勒比海島國多明尼克，又被該國政府趕走，最後終於在紐約州密爾布路克一幢六十四房的豪宅中落了腳，過了好些年喧囂的時光，那幢屋子的主人是個富豪，叫比利・希區考克。

反文化逐漸興起，利里受到擁戴，獲邀到舊金山第一屆「人類大聚會」中演講，那次活動吸引了兩萬五千多名年輕人在一九六七年一月來到金門公園，一面嗑著免費發送的ＬＳＤ踏上靈遊，一面聽演講者宣稱新時代來到。前教授利里換下了平素那身布克兄弟牌經典男裝，換上白袍

19 出自：Don Lattin, *The Harvard Psychedelic Club* (New York: HarperOne, 2010), 94。——作者註

及彩色長念珠（逐漸花白的頭髮上戴著鮮花），籲請現場一大群飄飄然的「嬉皮」（這個詞在同一年因為當地報紙專欄作家赫布・肯恩而流行起來）要「開啟、諧調、抽離」。這個口號（他一開始說是沖澡時想到，多年後又聲稱是麥克魯漢「送給他的」＊），將跟隨利里一生，替他招來舉世父母及政治人物的不齒。

不過利里的故事還會變得更奇怪、更悲傷。離開麻州劍橋後不久，由於他對美國年輕人的影響力日增，驚動了政府，於是對他展開一系列騷擾，最終於一九六六年在德州拉雷多逮捕了他，當時他正開車帶家人去墨西哥度假，邊境搜查官搜了他的車，發現少量大麻。利里將在獄中待上好些年，對抗聯邦政府對他的大麻案指控，接著又將潛逃更多年，為躲避司法而在全球逃亡。一九七〇年他在革命組織「氣象員」的協助下，大膽逃出加州監獄，從此成了逃犯。他的戰友把他偷偷送到阿根廷，黑豹黨的埃爾德里奇・柯利佛在當地建立了根據地，利里就交由他保護。然而，在柯利佛手下尋求庇護並不輕鬆愜意，黑豹黨沒收了他的護照，等於實際上挾持了利里。利里又得逃跑，這次跑到瑞士（在某軍火商的山間度假木屋中度過奢華的庇護生活），接著（在美國說服瑞士將他關入大牢之後）又去了奧地利維也納、黎巴嫩貝魯特、阿富汗喀布爾，最終在喀布爾被美國探員抓獲，押送回美國獄中，這次是在最高安全管理監服刑，有段時間還被單獨禁閉。然而，這樣的迫害反而更加深了他的使命感。

他的餘生是令人難以置信的一九六〇年代悲喜劇，有許多法庭戲和監獄戲（共二十九場），但也有回憶錄、演講、上電視，還出來競選加州州長（約翰・藍儂還為此寫了一首競選歌曲〈一起來吧〉，由披頭四樂團錄製），也和哥頓・利迪搭檔到大學巡迴講課，很受歡迎，卻也有些可悲——是的，利迪正是水門案中的那個竊賊，此人過去擔任紐約州達奇斯郡助理檢察官時還在密爾布魯克逮捕過利里。從頭至尾，利里一直樂觀到很不真實，從未發火，而從無數的照片和影片中看來，他似乎也未曾忘記麥克魯漢的睿智建言：無論如何，永遠保持微笑。

同一時間，從一九六五年開始，利里的啟靈藥研究前搭檔艾爾帕則動身前往東方，展開風平浪靜得多的靈性遠航。他成了拉姆・達斯，也是一九七一年經典作品《活在當下》的作者，他開闢了一條路，讓東方宗教進入反文化及後續所謂的「新世紀」運動，甚至還催生了一九六〇年代美國靈性復甦的某種形式，在美國文化留下自己的永恆印記。

利里離開哈佛後的「噱頭」之所以事關重大，是因為助長了道德恐慌，而道德恐慌現在則淹沒了啟靈藥，也斷送了相關研究。利里不僅成了這類藥物的代言人，還代表了一種想法：反文化DNA中的關鍵部分可以用L、S、D這三個字母拼出來。自一九六〇年金斯堡在他牛頓市的家中靈遊之後，利里就把啟靈藥和反文化連結起來，這個連結一直沒有被打破，而啟靈藥之所以被人視為體制的威脅，這無疑是原因之一。（事情是否可能有不同走向？要是這類藥物在文化中的身分是由哈伯德這樣的保守天主教徒來形塑，會是什麼情況呢？這樣的反歷史，實在很難想像。）

更糟的是，利里很愛說什麼「LSD比炸彈還令人害怕」或者「吃LSD的孩子不會去替你打仗。也不會加入你的公司」*，他說的可不是空話，自一九六〇年代中期起，真有數以萬計的美國孩子輟學湧進舊金山海特艾許伯里區及紐約東村街頭。[20]青年也拒絕去打越戰。打仗的意願還有當局的權威都受到了侵蝕，而這件事必定和這些奇怪的、吃了似乎就會變了個人的新藥有

20 其實「LSD中輟生」的問題可追溯至一九五〇年代，斯杜拉洛夫、哈曼、艾倫等成功的工程師分別離開安培公司及史丹佛校園，投向啟靈藥的懷抱。——作者註

關。利里是這麼說的。

不過，就算沒有利里，啟靈藥也還是一定會造成動盪。利里絕非啟靈藥逐漸滲透美國文化的唯一途徑，只不過是最惡名昭彰的一個。一九六〇年，也就是利里初嘗裸蓋菇鹼並推出研究計畫那年，小說家克西也經歷了令他大開眼界的LSD體驗，那次靈遊讓他起心動念，要盡力大肆推廣且廣為散播啟靈藥的訊息和藥物本身。

說來這也是啟靈藥史上最諷刺的事件之一，克西之所以有第一次LSD體驗，其實還是拜政府在門洛帕克榮民醫院的研究計畫所賜：他試用實驗藥物，計畫還付了他七十五美元。克西並不知道，替他的第一場LSD靈遊買單的是中情局，贊助門洛帕克研究案是中情局MK-Ultra計畫的一部分，該計畫長達十年，一直想探究是否能將LSD當成武器。

說到這位克西*，中情局可是徹底找錯人了。他開始與他「歡鬧一族」那幫人舉辦了一系列的「LSD測試」，發放LSD給幾千名灣區年輕人，期望能改變一整世代的心智，還很貼切地把這件事稱為「白老鼠造反」。從克西與他那幫「歡鬧一族」對於新時代精神的影響程度看來，若要說所謂的「一九六〇年代」這樣的文化劇變竟是始自一場未按照預定方向走的中情局心智控制實驗，還是不無道理。

◆　◆　◆　◆

現在回想，早在一九五六、五七年間，奧斯蒙德、哈伯德、赫胥黎提出啟靈治療的新範式時，大概就很難避免傳統的精神醫學界會出現反彈。從前用以理解此類藥物的理論模型，相較之下比較容易放入精神醫學原有的框架中，也不會大幅干擾現況。「擬精神病藥物」（藥物的效果類似於常見的精神病）很能放進精神醫學界對於心理疾病的標準認知當中，而「精神鬆弛劑」也能與精神分析的理論及實務結合，成為有用的談話治療輔助劑。然而，啟靈療法的整個概念帶來了更強大的挑戰，不論是在精神醫學這個領域還是這個行業，都是如此。這項新的治療模式不必無止境地每周進行療程，而是採取單次高劑量治療，以期達成一種脫胎換骨的體驗，在這樣的體驗當中，無論是病患還是治療師原先習慣的角色都必須重新想像。

啟靈療法中的靈性色彩讓學界的精神醫學專家感到不安。加州大學洛杉磯分校的精神科醫師葛洛普在啟靈藥研究的復興中扮演重要角色。一九九八年，他在一篇談啟靈藥歷史的文章中寫道：「由於模糊了宗教與科學、疾病與健康、治療者與患者之間的界線，啟靈模型於是進入應用神祕主義的領域。」*而精神醫學越來越著重以生化角度認識心智，並不願意涉足這個領域。由於強調心境與場景（也就是葛洛普口中的「藥理學外的關鍵變因」），啟靈療法也有點太接近薩滿信仰，令人不安。畢竟，這些在美國俚語中被稱為「shrink」的精神科醫師，在科學界的地位本來就不穩固，現在還要跨出這一步，也太為難了。（這個俚語是「headshrinker」的簡稱[21]，會讓人想起纏著腰帶的巫醫。）另外一個因素，則是在沙利竇邁風波之後，用安慰劑做對照組的雙盲試驗逐漸興起，成為測試藥物的「金科玉律」，而啟靈藥很難滿足此標準。

到了一九六三年，業界領袖已開始在期刊內以編輯身分撰文批評啟靈藥研究。《一般精神醫

21 headshrinker字面意思是「縮頭人」，指亞馬遜原始部落將敵人首級割下，經特殊處理使其乾燥萎縮，用於儀式當中。至於為何以此稱呼精神科醫師以及心理師等職業，眾說紛紜，有一派說法是因為大家通常不知道他們對自己的頭腦做了什麼，於是開此玩笑，也反映了大眾對於此類職業的恐懼。也有人說是因為心理治療往往是要將腦中過於膨脹的自我縮小，所以戲稱相關職業為「縮頭族」。——譯註

學彙刊》的編輯羅伊・格林克爾就抨擊研究人員施用「藥物在自己身上且……（變得）著迷於神祕的幻覺狀態」*，因此「不具資格擔任稱職的研究人員」。隔年格林克爾替《美國醫學會雜誌》撰文時，又譴責研究人員自己也服藥的做法，「因自身狂喜，致使結論出現偏誤。」*一九六四年有另外一名批評者在《美國醫學會雜誌》上開砲，說這些新藥四周圍繞著一股不科學的「怪力亂神之氣*」。（某些啟靈藥治療師，如艾絲納等人，歌頌「玄妙進入精神醫學*」，還對超自然現象產生興趣，更讓事情雪上加霜。）

說研究者因自身用藥經驗而出現偏誤，這也有幾分真實，但替代方案（迴避）也有自己的問題，最後導致一九六〇年代的啟靈藥論戰中，最大聲也最有分量的意見，正出自對啟靈藥認識最少的人口中。在沒有親自體驗過的精神科醫師看來，啟靈藥的效果看起來並不像超脫，而比較像精神病。擬精神病的範式又捲土重來，這次還是來報仇的。

一九六二、六三年間街頭出現了好幾批的「私販LSD」，遭遇「惡性靈遊」的人也開始在急診室和精神病房出現，之後主流精神醫學界覺得不得不放棄啟靈藥研究。現在，LSD被人視為精神疾病的成因而非解方。一九六五年曼哈頓的柏衛醫院收了六十五個人，醫院當局說入院的原因是LSD引發的精神病。現在媒體已經進入徹底恐慌模式，關於LSD有多危險的都市傳說也因此傳得比事實還要快速。[22]很多表面看似科學的發現，往往也是如此。當時有個研究廣受報導，研究者在《科學》雜誌上表示，LSD有可能損害染色體，或許將因此導致胎兒先天缺陷。然而之後該研究遭到推翻（同樣也是在《科學》雜誌上）*，反駁的意見卻沒有獲得太多人注意，畢竟那並不符合視LSD為威脅的最新輿論。

不過，一九六〇年代中期服用LSD後進了急診室的人數確實大增，這些人出現了偏執妄想、狂躁、緊張症、焦慮的急性症狀，還有「瞬間幻覺重現」，也就是服下LSD的數天或數周後，症狀還會自發出現。這當中有些病患確實是精神病發作了，尤其是原先就有思覺失調症風險的年輕人，ＬＳＤ靈遊很可能會引發他們第一次精神病發作，有部分案例也的確如此。（但在此也必須指出，任何創傷經驗都有可能引發，包括父母離異或是唸研究所。）然而其他案例則是由於醫師沒有太多啟靈藥相關經驗，把驚慌失措的反應當成了精神病徹底發作。這反而是火上澆油。

一九六八年，年輕醫師威爾在海特—艾許柏里免費診所義診，見了很多惡性靈遊，最後發展出一套有效的「治療」方式。「我會幫病患檢查，斷定那是驚慌反應後會跟對方說：『我可以失陪一下嗎？隔壁那間有人的狀況很嚴重。』他們立刻就會覺得好多了。」

一九六〇年代，ＬＳＤ等啟靈藥的風險在科學界和報章媒體都引發激烈論戰。正反雙方通常都會刻意挑選符合自己主張的證據跟軼事，但柯恩例外，他對這個問題抱持開放態度，為了找到答案還實際做了研究。從一九六〇年開始，他發表了一系列文章，也記下他日益加重的憂慮。柯恩的第一個研究調查了四十四名啟靈藥研究人員，收集了五千多名受試者共兩萬五千多次服用ＬＳＤ或麥斯卡林的資料。*他發現這個母群體中只有兩筆可信的自殺通報（以一群精神病患而

22 這些都市傳說，有好些都已追到源頭且證明不足採信。比如，一九六七年《新聞周刊》（*Newsweek*）報導六名大學生服用ＬＳＤ後直視太陽導致失明，後來發現這則消息乃賓州盲人事務委員會的會長諾曼・尤德博士（Dr. Norman Yoder）所杜撰。揭發此事的是賓州州長，據他表示，尤德「參加了一場關於孩童使用ＬＳＤ的講座，感到憂心忡忡，一時忍不住。」然而一旦進入文化當中，這些都市傳說就會留存下來，偶爾會因為服用ＬＳＤ的人從中獲得靈感加以仿效而「成真」，比如直視太陽就確實發生過。請見：David Presti and Jerome Beck, "Strychnine and Other Enduring Myths: Expert and User Folklore Surrounding LSD," in *Psychoactive Sacramentals: Essays on Entheogens and Religion*, ed. Thomas B. Roberts (San Francisco: Council on Spiritual Practices, 2001)。——作者註

言比例很低）、幾起驚慌反應，但「沒有證據顯示有長久、嚴重的精神副作用。」他的結論是：若啟靈藥是由合格的治療師及研究人員施用，則併發症「出現頻率意外地少」，也認為LSD及麥斯卡林很「安全」。

利里等人經常引用柯恩一九六〇年的這篇論文替啟靈藥開脫。然而，一九六二年柯恩在《美國醫學會雜誌》發表了一篇後續文章，提到「令人憂心」的新發展：在臨床環境之外，以及由不負責任的治療師隨便使用LSD，已導致「嚴重併發症」，偶爾還有「慘烈的反應」。柯恩眼見醫師已經逐漸失去對藥物的掌控，感到十分憂心，於是提出警告：「有自殺、長期精神病反應、反社會宣洩行為的危險。」*隔年又在《一般精神醫學彙刊》發表了一篇論文*，舉出幾起精神崩潰及一起自殺未遂的案例，還提到有名男童的父親是警探，從某個藥頭那兒沒收摻了LSD的方糖，男童吃下方糖，出現視覺扭曲和焦慮，一個多月後才恢復。《彙刊》的編輯格林克爾正是讀了此文，才在隨附的評論中譴責啟靈藥研究，只不過柯恩本人依舊認為，在負責任的治療師手中，啟靈藥的潛力無窮。一九六六年，柯恩發表第四篇文章*，提到更多起LSD造成的傷亡，其中包含兩起與LSD有關的意外死亡案，一起死於溺水，另一起則是因為走進車陣中，大喊：「停！」

然而，上述這種兼顧啟靈藥風險及益處的評估是當時的異數。到了一九六六年，對LSD已是一片道德恐慌，從幾個頭條中可看出那時的社會氣氛：「服LSD弒師遭起訴」、「少年嘗試LSD，自高架橋一躍而下」、「加州服用LSD情況已近流行病規模」、「LSD幻遊，六生直視太陽致盲」、「五歲女童誤食LSD發瘋」、「興奮劑扭曲神智致死」，還有「藏在我們當中的怪物——名為LSD的藥物」。就連《生活》雜誌也不例外，而那距離《生活》刊登華生那篇筆調熱切、介紹裸蓋菇鹼的文章，從此點燃大眾對於啟靈藥的興趣，也不過九年，如今這本雜誌也同聲譴責，刊登了一篇激昂的封面報導，標題就叫〈LSD：心智藥物失控，威脅爆發〉。＊雖說雜誌發行人及夫人分明最近才經歷了幾次正面的LSD體驗（由柯恩指引），但現在年輕人就是在用藥，而且已經「失控」。報導中放了好幾張神智不清的人瑟縮在角落的照片，警告「LSD幻遊不一定有去有回」，反而可能「一去便進入精神病院、監獄、墳墓，再不復返」。[23]一九六五年魯斯寫了封信給柯恩，提到：「LSD已成了你的科學怪人。」＊

◆　◆　◆　◆　◆

鴉片製劑等其他強效藥物即便遭到濫用，仍能夠維持合法醫療工具的地位。為何啟靈藥就不行？因為利里。他是最著名的啟靈藥研究者，而他的故事讓人很難主張在啟靈藥的科學與娛樂用途之間能畫出一條鮮明的界線，並時時巡視。此人刻意地（其實是得意地）把這類界線全都擦去。但是上述區別之所以失效，除了利里等人的性格或研究缺陷外，這些藥物本身「性格」的影響可能也不遑多讓。

第一波啟靈藥研究浪潮之所以衰亡，一是因為人們被這類藥物的潛力沖昏了頭，而這種不理智的興奮本身就受到藥物助長；二是因為用今天的說法來說，這些藥是所謂的「顛覆式技

23　這篇文章當中，有幾段引述的話，不管哪個編輯看了，胡扯雷達都應該要警鈴大作才對，比如某個嗑藥的母親，家有四個小孩，她說：「我和老公想一起靈遊的時候，早上就會在孩子的柳橙汁裡放一點藥，讓他們一整天到林子裡去瘋。」——作者註

術[24]」。研究這些強效分子的人就像那些衝下聯邦大道的神學院學生一樣，在下結論時，很難不認為自己突然掌握的消息有如此強大的威力，不僅能改變個人，還能改變全世界。既然這些藥物對所有人都能有這麼大的幫助，包括研究人員本身，就很難據理主張這些藥物不可走出實驗室，或者只可用於造福病人。

利里如此不謹慎，或許讓比較嚴苛的同行對他退避三舍，但多數人其實也和他一樣，對於啟靈藥的可能性大感興奮，做出的結論也差不多，只不過在公開談論時比較審慎。

以下這段激昂的言論，是典型的利里風格（約發表於一九六三年）：「可別誤會了，意識擴張藥物的效果將轉變我們對於人類天性、潛能、存在的概念。各位先生、各位女士，遊戲規則即將改變。人類正要開始運用頭顱中隨身攜帶的絕妙電路。如此變化，當前的社會建制最好準備好面對。我們最愛的觀念阻擋了累積二十萬年的浪潮，語言的大堤正逐漸崩潰。往山丘上走去，不然就讓你的智識之船順應浪潮吧。」[25]這樣的說法，第一代的啟靈藥研究者又有誰會反對呢？

因此，或許利里真正的罪過在於有勇氣實踐信念——那是他的，也是啟靈藥研究界其他人的信念。常有人說，政界會鬧出醜聞，都是因為大權在握的人不小心說出了事實。利里太常也太願意對周遭的人大聲說出心裡話，其他人其實也這麼想，只是知道最好別一五一十說出來或寫出來。利用這些藥物來治療生病和失調的人是一回事，只要是為了幫助難以管束的個人遵循常規，社會都會縱容，但利用藥物來治療社會本身，彷彿社會病了，還要讓看似健康的個人變得難以管束，那可就是另一回事了。

事實上，啟靈藥不論是以自身的本質，或是以第一代研究者無意間建構經驗的方式，都將深具顛覆性的事物帶進了西方，也因此各種既有體制便只能排斥啟靈藥。ＬＳＤ（麥角酸二乙醯胺）果然是種酸類，無論接觸到什麼，都會將之溶解，先是心智的層級架構（超我、自我、無意識），然後從此處為起點，溶解社會各種權力地位的結構，再溶解各種想像得到的界線：病人與治療師、研究與創造、疾病與健康、自我與他人、主體與客體、心靈與物質。若這些界線展現了西方文明中一脈相承的太陽神傳統（也就是想要建立區別、二元對立、層級結構並加以捍衛的衝動），那麼啟靈藥所代表的，便是無法駕馭的酒神之力，開開心心地沖刷掉這所有界線。

不過，這些化學物質所釋放的力量，不一定無法駕馭。即便是最強效的酸，也能小心處理，作為工具來成就大事。第一代研究者的故事，不就是在搜尋合適的容器來盛裝這些強效的化學物質嗎？他們測試了幾種可能模式：擬精神病、精神鬆弛、啟靈，再後來又有了宗教顯靈。沒有哪一個模式完美無缺，但每個模式都各代表一種方法，藉由提出一套運用藥物的程序規則及理論框架，想要管制這些化合物的力量。當利里決定不需要這樣的容器（無論那是醫學、宗教還是科學），決定啟靈藥不必有人引導、可以自己來的時候，他及反文化就跟第一代研究者分道揚鑣了。結果發現，這麼做風險很大，而且大概是個錯誤。然而，如果不去實驗，又怎會發現這點？一九四三年以前，美國社會從未有過如此強效的心智改變藥物。

其他社會長期以來一直有接觸啟靈藥的經驗，而且頗有成效。若我們早知此事並加以留心，

24 顛覆式技術（disruptive technology）：顯著地改變消費者、企業或產業的舊有運作模式的技術或創新模式。此概念由哈佛大學商學院教授克雷頓．克里斯汀生（Clayton M. Christensen）提出，後來發展為「破壞式創新」（disruptive innovation）。——編註

25 這段話一開始發表在《哈佛評論》（*Harvard Review*）（一九六三年夏季號），之後又在以下著作中再次刊出：Timothy Leary and James Penner, *Timothy Leary, The Harvard Years: Early Writings on LSD and Psilocybin with Richard Alpert, Huston Smith, Ralph Metzner, and Others* (Rochester, Vt.: Park Street Press, 2014)。此段文字也出現在一九六六年由參議院行政組織再造子委員會（Subcommittee on Executive Reorganization）所舉辦的聯邦ＬＳＤ管制聽證會逐字稿的第一四一頁。——作者註

或許就能省下很多麻煩。這些社會，許多都被我們視為「落後」，或許正是這個想法使我們未能向其學習。不過，我們學到的最大教訓，或許就是這些強效藥物若沒有穩固的社會容器盛裝，那麼無論是對個人還是社會，都可能有危險。此處所謂的「容器」，是一套有穩定力量、能規範其運用的儀式規章（使用程序），還非常需要嚮導的參與，而這個嚮導通常被稱為薩滿。採用哈伯德法的啟靈療法當時逐漸為這個範式摸索出一套西方版本，至今也仍最接近前文所述的使用程序。然而這當中得有前輩參與，而對一九六〇年代的美國年輕人來說，啟靈藥的體驗在各方面都是全新的，讓前者參與的想法在他們看來大概永遠行不通。不過，我認為這正是一九六〇年代啟靈藥實驗最重要的教訓：這些威力強大的化學藥物及體驗，一定要找到合適的情境或者容器。

說到界線，一九六〇年代的啟靈藥倒是確實畫出至少了一條界線，而且是空前鮮明的線，我指的是世代間的界線。要說出啟靈藥到底對於一九六〇年代反文化有何貢獻、又如何造成，並非易事，畢竟當時的影響因素如此之多。無論有沒有啟靈藥，反文化大概都會興起——越戰、徵兵的影響很大。不過，若是沒有這些化學物質，反文化所採取的各類形式，以及音樂、藝術、文字、設計、社會關係的種種獨特風格，必定完全不同。社會學家陶德・季特林說，一九六〇年代政治思潮中有種「最好是啦！」的情緒，也就是感覺凡事都可爭取，沒什麼已知之事不可違反，還覺得說不定真有可能抹去歷史（「酸類」的意象又來了），然後世界從零開始，而這樣的情緒也受到了啟靈藥的影響。

然而，若是談到一九六〇年代的動盪有多大程度是源於世代之間異常鮮明的鴻溝，那麼如此前所未有的「代溝」多半可以歸咎於（或歸功於）啟靈藥。一個社會的年輕人經歷了劇烈的成年禮，前一個世代的人竟對這儀式完全不熟悉——歷史上還有哪個時代是這樣？通常，年輕人在成年的路上會跨過種種障礙，穿過長輩所建立和維護的閘門，來到另外一頭，在大人世界安身立命，也因此成年禮能讓社會交織得更為緊密。一九六〇年代的啟靈藥之旅卻非如此，這場靈遊的最後，年輕的旅行者落在啟靈之境，而他們的父母認不出那片天地。我之所以希望啟靈藥史的下一章節不要再有如此多對立，正是因為希望上述狀況永遠別再發生。

而這，或許正是利里歷久不衰的貢獻：他讓一個世代嗑了藥，多年後這個世代又執掌了我們的制度，是他幫忙創造出了條件，才讓啟靈藥研究現在得以復興。

◆ ◆ ◆ ◆ ◆

到了一九六六年底，啟靈藥科學研究已全然崩盤。一九六六年四月，山德士藥廠為了遠離那場席捲藥物的風波，便回收了市面流通的LSD-25（之後霍夫曼會說這藥是他的「問題孩子」），剩餘庫存則多數上繳美國政府，當時正在進行的七十個研究案有許多也因此終止。

當年五月，參議院舉辦了多場關於LSD問題的聽證會。利里和柯恩二人皆前往作證，試圖英勇替啟靈藥研究辯護，並在合法使用及政府現在決心掃蕩的黑市之間畫出界線。沒想到，竟然有人願意支持他們，那人是羅伯特・甘迺迪參議員，他的妻子艾瑟爾據說曾在溫哥華的好萊塢醫院（哈伯德的前哨站之一）接受LSD治療。啟靈藥的主管機關食藥局計畫取消許多剩下的研究計畫，甘迺迪在質詢時，要官員回答：「這些研究案若是六個月前值得做，為什麼現在就不值得？」*甘迺迪說，若僅因有人非法使用，就禁止醫學使用啟靈藥，將是「國家的損失」。「或許我們忽略了，如果妥善運用，這些藥可以對社會非常、非常有幫助。」

然而，甘迺迪沒有成功。這樣的區分，已經因為利里，或許還因為藥物本身，而變得不可能。一九六六年十月，散布全美各地的六十多名啟靈藥研究人員都收到了食藥局來函，要求停止研究工作。

心理學家法迪曼當時在門洛帕克的國際先進研究基金會進行創意研究，那一天，他記得很清楚。那時，他才剛為四名創意界人士用藥，正要開始展開療程，療程主題是解決問題，就收到撤銷食藥局許可的信。法迪曼讀信的當下，隔壁房間地板上「躺著四個大男人，他們的意識也真的在伸展開來」。*法迪曼對同事說：「我想，大夥兒得達成共識，這封信明天才收到。」於是國際先進研究基金會的研究計畫一直要到隔天才告終止，全美所有進行中的研究案也幾乎都停了。

這場肅清中有一個案子倖存了下來，那就是春林馬里蘭精神醫學研究中心的研究。葛羅夫、理查茲和理查・尹森等研究者仍繼續在此探索裸蓋菇鹼以及LSD是否能治療酒癮、思覺失調、癌症病患的存在主義式痛苦等適應症，聖周五研究的潘克在一九七一年逝世前也在此進行前述研究。其他數十個研究計畫都結束了，這個啟靈藥研究大案為何獲准一直延續到一九七六年，至今仍是個謎。有些沒那麼幸運的研究者推測，可能是因為春林一直提供啟靈療法給華府的有力人士，這些人或認可療法的價值，或希望能從研究中學習，又或許是希望維持獲得藥物的管道。然而我跟從前任職研究中心的某些員工談過，他們都對這樣的說法存疑。不過，這些人也表示，擔任中心主任的醫學博士亞伯特・庫蘭不但在聯邦官員間很有名望，在華府也極有人脈。他運用這樣的人脈，在其他地方的研究都吹了熄燈號之後，維持該中心研究燈火十年不滅，且能繼續取得LSD，其中部分藥物還是來自政府。

不過，後來發現不論是一九六六還是一九七六年，美國的啟靈藥研究及療法都並未劃下句點，只是悄悄轉入地下繼續祕密進行。

後記

一九七九年二月，傑尼格在洛杉磯的住處辦了一場聚會，美國第一波啟靈藥研究的重要人物幾乎全到齊了。有人拍了活動的錄影帶*，雖然畫質很差，但對話多半清晰可聞。在傑尼格的客廳中，可以見到奧斯蒙德、柯恩、斯杜拉洛夫、利里，艦長哈伯德就坐在利里旁邊的沙發上，看來顯然很不自在。那年哈伯德七十七（或七十八）歲，平素住在亞利桑那州卡沙格蘭德一處旅行拖車停車場*，身上穿著那身民兵裝束，但看不出來有沒有帶武器。

在場的老人憶起當年，一開始還有些拘謹，現場飄盪著一些餘怒，不過利里依舊富有魅力，極為寬宏，漸漸讓大夥兒都放鬆了下來。他們最輝煌的時日早已不再，曾投注一生的偉大計畫已成廢墟，不過他們全都相信，過去還是成就了某些重要之事，否則今天也就不會到場團聚。柯恩穿著西裝打著領帶，問出了所有人心上的那個問題：「這一切的意義是什麼？」然後又大膽提出答案：「它刺激了大家，打破了數萬人，說不定是數百萬人的參照架構。我想，能做到這件事的，都是好事。」

所有人當中，開口問起以下這個問題的，竟是利里：「有人覺得犯了什麼錯誤嗎？」

奧斯蒙德是英國人，向來很斯文，這回倒是火力全開，他謝絕使用「錯誤」一詞：「要我說……本可以有其他做法。」不知道是誰說了句玩笑話：「是有個錯——竟然沒人拿去給尼克森！」

終於，斯杜拉洛夫挑明了大家一向迴避的問題，轉身看著利里說：「當年你做的一些事，讓繼續合法研究變得更加困難，我們心裡都有些不舒服。」利里則提醒他，正如當年跟大夥兒說的，他要扮演不同的角色：「讓我們當走得最遠的探險者吧！我們走得越遠，春林的那些人就越有理由宣布我們錯了。」這樣看來，似乎是負起了責任。

「我只希望，我希望大家都明白我們每個人都扮演了自己分配到的角色，沒有什麼人是好人、壞人，或者有功或有罪之類的……。」利里說。

「嗯，我想我們是需要像老利跟老哈這樣的人。」柯恩很和氣地接受了利里的說法。「的確是有必要走出去，走得遠遠的，事實上要走過頭——這樣才能撼動這艘大船……讓事情轉向。」然後，他又轉向奧斯蒙德說：「我們也需要像你這樣的人，去深思，去研究，一點一點動作，積少成多。所以呢，我想不到事情還能以什麼別的方式發展。」

這些話，哈伯德一直聚精會神地聽著，但沒什麼要補充的，手裡一直翻著腿上的一本精裝書。突然他開了口，建議工作還要繼續，藥品法管他去死——我們應該「就繼續做。把大家喚醒！讓他們自己看看到底是什麼。我想應該可以給老卡特來上一劑」。卡特政府的國防部長哈洛德．布朗及中情局局長斯坦斯菲爾德．特納也可以。不過，是否想跟利里同坐一張沙發，哈伯德卻不是那麼確定，此外，無論利里對哈伯德有多殷勤，相較於其他人，艦長本人就是沒那麼樂意讓過去變成過去、讓利里脫身。

在某一刻，利里說：「啊，老哈！我欠你太多。」一面對哈伯德露出他最燦爛的微笑。「銀河系中心在最需要的時候派你下凡。」

哈伯德連微笑也沒有。然後，過了幾分鐘：

「你這傢伙還真是盡了自己的一份力。」

CHAPTER FOUR

Travelogue:

Journeying Underground

第四章

旅行誌 地下之旅

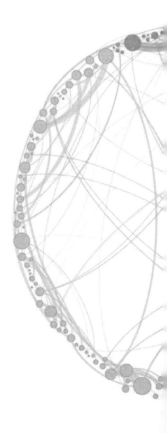

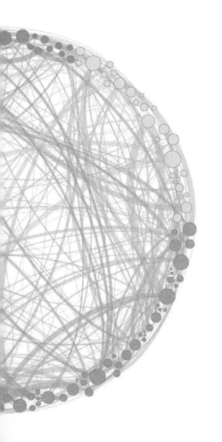

我本來的計畫，是志願參加霍普金斯大學或紐約大學的試驗。想要有人引導靈遊，在任何情況下都屬機會渺茫，但若真能成行，我非常希望身邊有受過訓練的專業人員陪伴，還要靠近醫院急診室。然而，檯面上的研究人員都不再找「健康的正常人」合作了，換言之，聽了這麼多靈遊，我若想踏上旅程，只有走入地下。我能否找到這樣的嚮導，既願意和打算出版靈遊記實的作家合作，我在他面前也夠自在，能放心把心智交給他？這整起嘗試充滿了不確定性，且必然有各種風險：法律的、道德的、心理學的，甚至還有文學的。畢竟，你要如何將這種據說難以言喻的經驗化為筆墨？

說我的動力來源是「好奇」，很精準，卻也有些平平無奇。到目前為止，我已深入訪談十來位曾經由嚮導引領靈遊的人，聽著他們的故事，不可能不好奇這樣的旅程會對自身有何影響。他們當中許多人都認為，這是一生中最深刻的兩、三個經驗之一，還有好些人因此有了正向而持續的改變。到了我這年紀，心智的習慣早已刻得太深，似乎擺脫不掉了，也正因為如此，變得更為「開放」的可能性格外令人心動。此外，還可能有某種性靈的啟悟——不論可能性有多渺茫。我採訪過的很多人，一開始都是徹徹底底的唯物論者、無神論者，靈性開發程度都不比我高。我假定物質構成了世界一切，但有好些人卻因為有了「神祕體驗」而轉為深信在我們已知的世界之外還有別的事物，是某種超脫物質界的「未知」。我經常想到採訪過的一位癌症病患，他總跟人說自己是無神論者，結果卻發現自己「沐浴在神的愛中」。

不過，從這些人口中聽到的種種，卻也不是每一件都讓我等不及要追隨他們坐上治療椅。許多人被裸蓋菇鹼帶回過往的深淵，有好幾位一路回到早已忘卻的童年創傷場景。這些旅程令人痛徹心扉，深深震撼了這些旅人，但也有宣洩的效果。顯然，這些良藥（無論檯面上下的嚮導都如此稱呼自己所施用的藥物）能大力搖動精神的容器，使各種遭壓抑的素材浮現，其中有些很嚇人、很醜惡。我真的想要走到那一步嗎？

不想！坦白說我不想。說真的，我從不喜歡深入內省或持續反思。通常我更寧願向前看，而非向後看或向下探，而且一般而言偏好不去擾動我的精神深淵——假如我真有精神深淵。光是精神的表層就已經有夠多事要處理了。而這，大概也是我成為記者而非小說家或詩人的原因。精神的地下室裡，種種事物之所以放在那裡，一定有其原因，而且除非是確切要挖出某樣東西來解決某個問題，否則怎會有人自願走下這幾級階梯，打開那盞燈？

在大家心中，我是相當平穩的人，精神也很強韌，不論是小時候在家裡，長大後在家裡，或在朋友、同事之中，我扮演這樣的角色很久了——這樣描述我這個人的性格，可能頗為準確。然而時不時，或許是凌晨輾轉難寐之時，又或者嗑了大麻，發現自己被扔進存在主義式恐懼的精神風暴之中，風暴晦暗而猛烈，致使船舶龍骨脫落，向來可靠的身分認同傾覆。如此時分，我開始認真思考在我波瀾不驚的外表之下，是否深藏著一個幽魂，而構成這個幽魂的力量洶湧、無法無天，或許還很瘋狂。我這一層理智的外皮，到底有多薄？有時我忍不住如此思索。或許我們大家都會這麼想。但，我真的想找出答案嗎？蘇格蘭精神科名醫連恩說過，人害怕三件事：死亡、他人、自己的心智。*三件說中了我兩件。然而，也有那麼些時刻，好奇心戰勝了恐懼。我想，那樣的時刻已經來了。

◆　◆　◆　◆　◆

我所說的「地下啟靈界」，指的並不是那個非法製造、販售、使用藥物的幽暗世界，而是啟靈界的一個特定子集，那裡或許住著幾百個「嚮導」，也就是治療師，他們小心翼翼遵照規矩運用多種啟靈物質，期望能治療病患，又或者藉此幫助沒病的人發揮自身靈性、創意或情緒的潛能，使人生更為完滿。許多嚮導都是有證照的治療師，也因此擔任嚮導可能會賠上的不僅是自由，還有執業證照。我就遇過一位內科醫師，還聽說過另一位。有些人是宗教界人士，有猶太拉比士，還有各種教派的牧師。有些人自稱是薩滿，還有個人說自己是德魯伊[1]。剩下的治療師則出身各種另類門派，五花八門，我就遇過榮格學派、賴希學派、完型心理學派、「超個人心理學」的治療師。也有人從事能量療法、氣場色彩療法、呼吸療法、人體功療、EST訓練、前世療法、家族排列、靈境追尋、占星，以及形形色色的冥想師。一九七〇年代的各種另類「治療性工具」雜七雜八地在此會合，通常這些形式會統統被歸到「人類潛能運動」的標題下，以依沙蘭中心作為世界總部。他們那套新世紀運動的術語可能會讓人有點反感，有時我聽他們說話，都覺得這些人的語言、詞彙過了一九七〇年代初期就不再演進——啟靈療法正是在當時被迫走入地下，整個次文化於是凍結於時光之中。

灣區大概是全美國地下嚮導密度最高的地區，我沒花什麼力氣就追蹤到好幾個。四處打探，很快就發現有個朋友的朋友會在每年生日時去靈遊，他在聖克魯斯有個配合的嚮導。很快還發現，地上與地下啟靈界之間的那層薄膜，某些部位其實可以穿透，我在報導大學啟靈藥試驗時採訪過的對象，好些都願意介紹在地下工作的「同行」給我認識。隨著大家逐漸相信我的善意，就這樣一個介紹一個，到現在我已訪問了十五位地下嚮導，還和五位攜手靈遊。

就箇中風險而論，大多數人的開放、大方及信任都令人相當意外。雖說主管機關目前還看不出有興趣要拿從事啟靈輔助療法的人開刀，但這一行仍舊不合法，因此毫無防備地和記者談也還是有風險。所有嚮導都要求我不要透露他們的姓名和所在地點，並用任何我能做到的措施保護他們。因此我不只改了他們的姓名及所在地，也調整了每個人故事中足以讓人認出他們身分的細節。不過，各位將見到的這些人，都是一個個確確實實存在的人，而非許多人的集合，也並非杜撰虛構。

我見過的這些地下嚮導，幾乎所有人都以某種方式師承一九五〇、六〇年代此類治療還屬合法之時在美國西岸及劍橋附近執業的那一代啟靈治療師。其實，每個受訪者都能將自己的師門上推至利里（通常中間會經由利里的某個研究生）、葛羅夫，或者是灣區的心理師萊奧・澤夫。澤夫逝於一九八八年，是最早也絕對是最知名的一位地下治療師，整個職業生涯中他據說「經手」過（這是哈伯德的用詞）三千名病患，還訓練了一百五十位嚮導*，當中有好幾人我都在西岸見過。

澤夫死後，他的工作實錄以書的形式匿名留了下來，書名《上師》，在一九九七年出版，記載了治療師「雅各」的摯友斯杜拉洛夫引導他發言的一系列訪談。二〇〇四年，澤夫的家人允許斯杜拉洛夫公開他的身分，並重新出版本書，更名為《上師揭示》。從訪談看來，無論做法還是作風，澤夫在許多方面都很能代表我遇過的地下治療師。他給人的感覺並不離經叛道，也不像宗師、嬉皮，反而頗為平易近人，用某個意第緒語的詞來形容他，他一定會喜歡，那就是「haimish」（家常）。二〇〇四年版中有張照片，澤夫面露微笑，戴著飛行員的大眼鏡，襯衫上罩了一件毛線背心，看起來更像家中最受晚輩喜愛的叔伯，而非不法之徒、神祕主義者。然而，他兩者都是。

1 德魯伊（druid）：古凱爾特文化中的僧侶，掌管祭祀，同時也是醫者、教師、魔法師、先知、法官，在社會中屬於高階職業。現代的德魯伊信仰（druidry或druidism）則是強調與自然和諧共處的靈性或宗教運動，追隨此道者亦稱為德魯伊（Druid），雖然並無歷史傳承，但有些追隨者認為現代德魯伊運動實際上延續了古代德魯伊的處世之法。——譯註澤夫第一次靈遊是一九六一年，在奧克蘭吃了一百微克的LSD，那年他四十九歲，是榮格派的治療師。（最先「領遊他」的人可能是斯杜拉洛夫——「領遊他」是澤夫自創的詞。）當時嚮導要他帶一件具個人意義的物品，於是澤夫就帶了他的猶太律法書。LSD的效果上來後，嚮導「把律法書放在我的胸前，我立刻感到進入神的懷抱。祂與我合一」。*

澤夫很快就開始在執業時納入多種啟靈藥，發現藥物有助於病患卸下心防，讓層層深埋的無意識浮出表面，並獲得靈性洞悟，而這樣的效果往往一次療程就能達到。他告訴斯杜拉洛夫，結果實在太「神奇」，也因此一九七〇年聯邦政府將啟靈藥列為附表一管制品時，澤夫做了重要決定：轉入地下繼續自己的工作。

這決定可不容易。他告訴斯杜拉洛夫：「很多時候我煎熬到睡不著覺，然後早上醒來突然就想：『雅各（澤夫的化名）啊，老天，你幹嘛蹚這渾水？根本沒必要啊。』然後我會靜下心來說：『看看這些人。看看他們的遭遇。』我會說：『這值得嗎？』最終我一定會回：『是啊，值得……無論你得經歷什麼，能有這些成果，都值得！』」*

漫長的職業生涯當中，澤夫協助將許多地下療法的程序整理成明文規則，訂定了嚮導通常會與案主簽訂的「協定」，包含了保密（要嚴格）、性接觸（要禁止）、療程中遵守治療師指示（要絕對）的規定，還擬定了許多點綴儀式，比如要參與者喝下杯中的藥物，「那是代表脫胎換骨經驗的重要象徵」。澤夫也描述了啟靈嚮導和傳統治療實務的常見差異，認為嚮導一定要親身體驗過施用的藥物。（檯面上的嚮導並不追求這樣的經驗，或是不承認自己曾有過此類經驗。）他漸漸認為，嚮導不該試圖指引或操控靈遊，而該讓靈遊自行找到旅途及目的地。（他告訴斯杜拉洛夫：「隨他們去就好！」）*嚮導應樂於放下分析師那抽離的面具，釋出自身的個性及情緒，在靈遊旅途特別艱辛之時，也該以肢體接觸或擁抱來安慰案主。

斯杜拉洛夫在《上師揭示》的導論中大致描繪了澤夫這類地下嚮導對整個領域的影響，提到一九九〇年代末期，也就是他寫作此書之時，合法的啟靈藥研究捲土重來，而這類研究「之所以演進，是因受到地下治療師軼事證據的影響」（比如澤夫），此外也受到一九五〇、六〇年代第一波啟靈藥研究的影響。現今在大學進行啟靈藥研究的人不願承認，這點情有可原，但兩個世界間確有某種程度的交流，還有少數人物小心翼翼往來兩地。舉例而言，大學的啟靈藥研究試驗就曾聘請一些著名的地下治療師來訓練新的啟靈藥嚮導。霍普金斯大學想研究音樂在有人引導的裸蓋菇鹼療程中扮演何種角色，就聯繫了好幾名地下嚮導，要調查他們在實務上如何運用音樂。*

直到二〇一〇年以前，沒有人知道美國有多少從業的地下嚮導，也不清楚他們的工作內容。二〇一〇那年，過去就讀於史丹佛，一九六〇年代曾參與加州門洛帕克國際先進研究基金會啟靈藥研究的法迪曼在灣區參加了一場啟靈藥科學研討會。那場研討會由啟靈藥跨領域研究協會主辦，海夫特研究院、貝克利基金會、傑斯創立的靈修會贊助。除主辦單位外，資助當時的啟靈藥研究最多經費的非營利組織，就屬這三家。會議在聖荷西的假日酒店舉行，超過千人齊聚一堂，包括幾十位科學家（搭配簡報投影片，報告研究成果）、分別從大學實驗室及地下啟靈界請來的一批嚮導，還有一些「腦航員」，這些人年齡不一，生活中經常使用啟靈藥物，或者為了追求靈性，或者用於治療，又或者拿來「娛樂用」。（每回我用到這個詞，傑斯就會很快提醒我，「娛樂用」不見得就代表淺薄、草率、毫無目的。我明白。）

法迪曼「以科學組的身分」參加這次研討會，在演講中談的是由嚮導帶領宗教顯靈劑之旅有何價值。他想知道聽眾當中是否有許多地下嚮導，便在演講最後宣布第二天早上八點有一場嚮導會議。

「七點半我把自己從床上挖起來，預期大概會看到五個人吧，結果來了一百個，好驚人。」

這群人來自四面八方，天差地別，可能很難說是屬於同一個群體，更別說是同個組織，但我訪問了其中十來個人，似乎能看出他們都是有相同願景、同一套做法甚至還有同樣行為準則的專業人士。聖荷西的會議結束之後，網路上出現了一個「共筆」，也就是讓眾人分享文件、一起創作新內容的合力網站（法迪曼把這個網址放進他二〇一一年的著作《啟靈探索者指南》當中）。我在共筆網站上找到兩筆特別意思的資料，還有些多年沒更新的「子共筆」（建構中的文件），或許是由於法迪曼在書中公開了這個網站，原先的撰寫者於是棄置了這些條目，又或者是搬到別處去了。

第一筆資料是一份章程草案：「為支持某類深刻而珍貴的經驗能為更多人所知所得。」文中用「聯合意識」、「不二意識」等詞語形容這些經驗，還提到了幾種不靠藥物而達到此境界的方式，包括：冥想、呼吸法、進食等。「嚮導的一項主要工具，便是審慎地運用某類具精神活性的物質」，這些物質已知是「強效靈性催化劑」。

網站提供了一些連結，讓有志成為嚮導的人可以將免責聲明書、倫理協議書和醫學問卷列印出來。（有個嚮導曾冷笑著對我說：「我們不是很有保障，所以很小心。」）上頭還有一個連結可連到〈靈性嚮導倫理守則〉，這份周詳的文件坦承靈遊有其身心風險，並強調嚮導首先得對案主的身心健康負責。守則指出，在進行「原發的宗教實踐」時，「參與者尤其容易受到暗示、操縱、利用」，而嚮導有義務揭露所有風險、獲得同意、確保守密、全程保護參與者的健康與安全，「慎防……急功近利」、自我宣傳，「無論對方是否有能力支付」，都應照顧好案主。

網站上最有用的文件，應是〈給旅人與嚮導的指南〉。[2]指南整理了累積半世紀的相關知識與智慧，為參與者及嚮導介紹最好的靈遊方法，當中涵蓋心境與場景的基本概念、療程前的身心準備、可能的藥物交互作用、規畫靈遊意圖的價值、此次經驗中應該會發生什麼事（好壞皆有）、靈遊的各個階段、可能出的錯，以及該如何因應可怕的內容、療程後的「彙整」工作為何極度重要等。

而我，此刻還站在體驗的門檻上觀望，這時知道有這麼一群地下啟靈嚮導（本以為他們就是幾個人各做各的），有專業人士的作業方式，不但根據一套累積的知識與經驗行事，也依循哈伯德、利里、斯杜拉洛夫、葛羅夫等啟靈界先驅傳承下來的傳統形式，著實讓人感到心安。他們有規矩，有準則，還有同意書，而且工作中的許多元素或多或少已經制度化。

無意間發現這個網站，也讓我明白自一九五〇、六〇年代以來，啟靈藥文化其實已有大幅演進。在我看來，這些文件流露出一股言外之意：這些威力強大、無政府主義的藥物有可能被濫用，也曾經被濫用，而如果要讓藥物利大於弊，就需要以某種文化產物來盛裝，包括程序、規定、儀式等，以共同形成某種太陽神理性的反制力量，來遏制並疏導藥物那純然酒神、狂歡宴飲的力量。這樣的盛裝容器，現代醫學運用對照試驗、穿著白袍的臨床醫師、《精神疾病診斷與統計手冊》的診斷提供了一種，而地下嚮導則提供了另一種。

◆ ◆ ◆ ◆ ◆

不過，最早採訪的幾個嚮導並沒有給我充足的信心。也許是我只是這個領域的新生，對靈遊

2 下列書籍中也能找到這些指南的其中一個版本：James Fadiman, *The Psychedelic Explorer's Guide: Safe, Therapeutic, and Sacred Journeys* (Rochester, Vt.: Park Street Press, 2011)。——作者註

相當緊張吧，但在他們滔滔不絕的時候，我的警鈴不停大作，忍不住想往反方向跑走。

第一個訪問的嚮導安德雷，生於羅馬尼亞，是個大老粗心理師，歲數六十幾近七十，有幾十年的經驗，我朋友的朋友的朋友曾經找過他。我們約在他的辦公室，那位在太平洋西北地區某個城市不太起眼的社區中，附近有許許多多小平房及整齊的草坪。辦公室門上掛著一張手寫告示，請訪客脫鞋上樓，樓上是一間燈光昏暗的等候室，牆上釘著一面土耳其羊毛平織毯。

等候室裡沒有堆著過期《時人》或《消費者報告》雜誌的桌子，反而有個小小的神龕，裡頭安放著許多宗教文物：佛像一尊、水晶一顆、烏鴉翅膀一片、用於焚香的黃銅碗一只、鼠尾草一枝，信仰傳統五花八門，讓人摸不著頭腦。神龕後方放著兩張裱框相片，一張是個不認識的印度師父，另一張的墨西哥「甘蘭德」我倒是認識，正是莎賓娜。

這不會是我最後一次看見這麼令人一頭霧水的畫面。其實我遇到的每個嚮導都在工作空間供著這樣的神龕，也往往會請案主在踏上靈遊前，先獻上一件具個人意義的物件。我本來不以為意，以為那神龕是眾教平等、新世紀風格小裝飾的大雜燴，但最終我將學會用更同理的心態，將神龕當成是以物質來展現啟靈圈盛行的融合主義。在任何禮儀上，這個圈子的成員總是更重視靈性而非宗教性，認為不同的宗教傳統背後都蘊含神祕主義或者「宇宙意識」，這樣的共同核心才是他們要關注的。因此，這些東西雖然在我眼中是一堆相互衝突、滿天神佛的符號，實則是以不同方式在表達或詮釋同一套隱含的靈性真實。這樣的真實，便是赫胥黎用來鞏固所有宗教地基的「長青哲學」，也是啟靈藥據說能直接帶領人們前往之處。

幾分鐘後，安德雷大步走進房內，我起身要與他握手，想不到他卻給了我一個熊抱。安德雷個子高大，一頭草草梳過的灰髮，身著一件藍色格紋的扣領襯衫，襯衫下的黃色T恤勉強遮住他圓滾滾的肚腩。他說話口音濃重，直率得令人尷尬，但又同時讓人感到親切。

安德雷是在二十一歲那年初次體驗ＬＳＤ，那時他剛退役不久，有個朋友從美國寄了ＬＳＤ過來，從此改變了他。「ＬＳＤ讓我明白，我們平常過的生活，只不過是生命的縮減版。」如此領悟，讓他踏上了橫越東方宗教及西方心理學的旅程，最終以心理學博士學位登上高峰。他發現軍旅生涯有可能干擾他的心理暨心靈之旅，「覺得要做出自己的抉擇」，就當了逃兵。

安德雷最終離開羅馬尼亞首都布加勒斯特，聽說舊金山有「第一所新世紀研究所」，也就是加州整體研究學院，便去了那兒。學院成立於一九六八年，專長為「超個人心理學」，這個治療學派有強烈的靈性傾向，以榮格及馬斯洛的研究為根本，兼容東西方「智慧傳統」，包含美洲原住民療法及南美薩滿信仰。超個人及啟靈療法的先驅葛羅夫已在學院服務多年。二〇一六年，學院開辦了全美第一個啟靈療法的證照課程。

修習學位課程期間，安德雷必須接受心理治療，也因緣際會認識了一個在美國西南四角落地區[3]還有灣區「從事醫療工作」的美洲原住民。他回憶，當時自己心想：「呦呼，好吔！」「因為自己的ＬＳＤ經驗，我知道這件事可行。」醫療工作成了他的志業。

「我幫人想通他們是誰，這樣他們才能活得更完滿。以前誰來找我，我都做，但有些人狀況太糟。要是你已經在精神病的邊緣，這檔事就可能把你推到另一邊。你需要很強的自我，才能把自我放掉，然後有辦法回到自己的領域內。」他提到，曾有個飽受折磨的案主來找他，後來精神崩潰，認定是他害的，把他告上法庭。「所以我就決定不再服務瘋子了。我一跟宇宙發出聲明，他們就不再來了。」現在他服務的對象是許多科技界的年輕人。「我是矽谷的危險病毒。他們來

3 四角落地區（Four Corners）：猶他州、科羅拉多州、新墨西哥州和亞利桑那州這四州的交界及周邊地區。——編註

找我，心裡想的是：『我現在是在幹嘛，在黃金籠子裡面追著黃金胡蘿蔔跑嗎？』很多人之後的生活都用來做更有意義的事情。這樣的經驗讓他們願意接受對靈性的真實。」

我不想和安德雷搭配的原因很難說清，但奇怪的是，那倒不是因為那種新世紀式的靈性主義，而是他的態度。我對靈遊仍感到陌生而害怕，他的態度卻如此無動於衷。「心理治療那一套，我是不玩的。」他這麼告訴我，態度就像熟食店櫃台後面包三明治、切三明治的店員那麼無動於衷。「沒有『空白螢幕』[4]這回事。在主流心理學界，你是不抱人的。我會抱人。我會摸對方，也提供建議。我要他們來森林裡跟我們同住。」他不在辦公室服務案主，而是在奧林匹克半島鄉下的深林中。「我做的都是千萬不可以做的事情。」他聳聳肩，彷佛是說，那又怎樣？

我告訴他一些自己的恐懼，這些他以前都聽過。他跟我說：「你或許不會得到你想要的，但會得到你需要的。」我在心裡倒抽一口涼氣。「重點是要把自己交給體驗，就算體驗變得很艱苦也一樣。把自己交給恐懼。你會遇到最大的恐懼，就是怕死還有怕發瘋。但唯一要做的，就是把自己交出去。那就交吧！」安德雷點名了我最害怕的兩件事，但他給的處方似乎是說來容易做來難。

我發現，原來我希望看到嚮導流露出稍微多一點的溫柔與耐心，但我仍不確定是否要因為他大咧咧的態度而打退堂鼓。他很聰明，有許多經驗，也願意與我搭配。然後他說了一個起了決定性作用的故事。

有一次他服務的對象跟我差不多年紀，靈遊途中，對方堅信自己心臟病發作了。「他說：『我快死了，快打九一一！我能感覺到，我的心臟！』我叫他把自己交給瀕死體驗。聖法蘭西斯說過，在瀕死之中，將獲得永生。當你明白死只不過是另一個體驗的時候，就再沒什麼好擔心的了。」

好吧，但如果真的是心臟病發作怎麼辦？而且還是在奧林匹克半島的森林中？安德雷提到，他正在培訓的一個嚮導學徒問過：「『要是有人死了，你怎麼辦？』」安德雷一貫理所當然地聳了聳肩，開口回答——我不知道自己期待什麼樣的答覆，但絕不是我耳朵聽到的那個。

「你就把他跟其他死人埋在一起。」

我跟安德雷說我會再聯繫他。

很快我就發現，地下啟靈界充滿這樣性格鮮明的人物，但這些性格不盡然能讓我覺得可以安心把自己的心智，或者自己的任何一部分交付出去。與安德雷會談之後，我跟第二個嚮導候選人見了面，他八十來歲，是很厲害的心理師，曾經在哈佛受教於利里。他有深厚的啟靈藥相關知識，學歷讓人眼睛一亮，幾個我敬重的人也都大力推崇他。然而，我們在他辦公室附近的西藏料理餐廳吃午飯時，他把自己的波洛領帶[5]解了下來，掛在菜單上，這時我開始失去信心，懷疑這人並不適合我。他解釋道，自己都靠領帶銀質扣環擺盪時釋放的能量，來選擇最可能適合自己「時好時壞的消化系統」的主菜。我已經忘記他的領帶點了什麼當午飯，後來他開始侃侃而談有哪些證據顯示九一一事件其實是自己人的手筆，但在那之前，我就已經知道找尋嚮導之路尚未結束。

◆ ◆ ◆ ◆ ◆

4 空白螢幕（blank screen）：精神分析治療中的一種做法，強調治療師要隱匿自己的個性及想法，使自己成為中立的「空白螢幕」，讓病患可以將內心種種投射上去。——譯註

5 波洛領帶（bolo tie）：源自於美國西部，由皮繩、兩端的金屬綴飾還有中間裝飾及調整長度的金屬扣組成。——譯註

六十歲的時候使用啟靈藥，跟十八、二十歲有個明顯的不同，那就是六十歲時，靈遊前你很可能會想先找個心臟科醫師諮詢一下。我就是這樣。我的心臟一直很可靠，讓我總是把心臟正常運作視為理所當然。但在我決定出發冒險的前一年，心臟突然變得很有存在感，也生平第一次喚起我的注意。某天下午坐在電腦前，我突然察覺胸口明顯有一陣先前未曾出現的律動像切分音般亂跳。

我的心電圖上出現了不正常的波形短線，醫師說那叫「心房顫動」。他說心房顫動的風險不在於心臟病——聽到這話我（暫時）鬆了口氣——而在中風機率增加。大概在這段期間，我的用語突然多了「我的心臟科醫師」這個不幸的詞。我的心臟科醫師開了幾種緩和心跳節律、降低血壓的藥給我，還有每日極低劑量的阿斯匹靈，用來降低血液濃度。然後他叫我不要擔心。

他的建議我全都乖乖照做，只有最後一項例外。現在，我又忍不住不停想起自己的心臟。心臟的運作過去全然在我意識之外，現在突然變得十分明顯，每次想到該檢查一下，就能聽到、感覺到心臟在運作，而現在我一天到晚都想檢查。幾個月後，心房顫動不再出現，但我卻已經管不住自己，總忍不住要去監測我的小心臟。我每天量血壓，每回上床睡覺時總要聽聽心室有沒有什麼不尋常，一直要等過了好幾個月都沒有中風，才再次相信心臟不用我監測也可以把自己的事做好。謝天謝地，心臟又漸漸退回幕後，不再引起我的注意。

跟各位說這些，是為了說明為何我覺得自己在踏上靈遊前應該先找我的心臟科醫師聊聊。我的心臟科醫師和我同齡，不太可能會被「裸蓋菇鹼」、「ＬＳＤ」、「ＭＤＭＡ」這類字眼嚇到。我把心裡的想法告訴他，問：就我的心臟問題而言，這些藥物有無不當之處，或者跟他開的藥有沒有可能產生交互作用？對於啟靈藥，他並不過度擔心，大部分的啟靈藥主要作用於心智，對於心血管系統的影響極其微小，不過我提到的這些藥物當中，有一種他建議我別嘗試，那就是

MDMA，又稱作「快樂丸」、「衣服」，一九八〇年興起成為派對狂歡的流行用藥，自此以後就被列為附表一管制品。

MDMA全名「亞甲雙氧甲基安非他命」，並不是典型的啟靈藥（作用於不同受體，且不會產生強烈的視覺效果），然而有好幾位採訪過的嚮導都跟我說，MDMA也是他們療法的一部分。MDMA有時又叫做「同感劑」，能降低心理防禦，快速建立病患與治療師之間的情誼。（澤夫是灣區傳奇化學家舒爾金的朋友，一九七〇年代舒爾金及擔任治療師的夫人安帶起MDMA風潮之後，澤夫是最早使用MDMA的治療師之一。）有些嚮導跟我說，MDMA很適合在靈遊開始前用於「破冰」以及建立信任。（有一位說：「MDMA能把多年的心理治療濃縮在一個下午。」）不過，正如該藥學名所示，MDMA是一種安非他命，因此從化學的角度來看，會對心臟產生啟靈藥所不具有的影響。我很失望我的心臟科醫師把MDMA從選項中拿掉，但旅行計畫的其他部分，他多少算是放行了，這點我還是很高興。

靈遊一：LSD

我選擇的第一個嚮導，至少從書面資料上看來，並不特別令人看好。此人居住及工作之地都在美國西部群山之中，與世隔絕，沒有電話，自己發電，自己打水，自己種菜，還只能偶爾連上衛星網路。什麼要選在醫院急診室可達的範圍內，還是算了吧。還有一件事，我是猶太人，我們家族以前連德產汽車都不願意買，而這傢伙卻是納粹之子——他是六十中旬的德國人，父親在二戰期間曾在納粹親衛隊服役。在我聽了那麼多人講心境與場景有多麼重要之後，上述資料顯得不怎麼有說服力。

然而，當我把租來的車開進弗里茲那偏遠的營地，他一走出來招呼我，給我一個大大的微笑和溫暖的擁抱（這些我已經漸漸習慣了），我就對他有了好感。營地是一個整潔的小村落，有一棟手工蓋的房子、幾間小一點的木屋、一頂八角帳篷、兩間漆上繽紛色彩的屋外廁所，全都坐落在一座林木蓊鬱的山上，在山脊空地間排開。按照弗里茲寄給我的手繪地圖（此地對GPS而言是未知領域），在泥路開了好幾公里，一路穿過廢棄礦場的荒蕪景色，再往上進到幽暗的柏樹與黃松林中，樹下長著茂密的熊果屬灌木叢，光滑的樹皮呈現鮮血的色澤。我來到一個前不巴村、後不著店的地方。

弗里茲本人是矛盾的綜合體，但又明顯是個溫暖的人，看起來也很開心。他今年六十五歲，像有點疏於打理的歐洲影星，一頭中分的濃密白髮，結實又精壯的體格剛開始有點走樣。弗里茲在巴伐利亞長大，父親是酒鬼，曾在納粹親衛隊服役，擔任文化外交專員的保鑣（那名專員負責替部隊安排歌劇演出等娛樂活動，即納粹的勞軍聯合組織成員）。後來，父親到俄國前線作戰，在史達林格勒戰役中活了下來，但因得了砲彈休克症而回到家中。弗里茲從小就活在父親那片化不開的痛苦陰影中，和成長於戰後的同輩人一樣，感到羞恥和憤怒。

春日午後，陽光晴朗，我們坐在他廚房餐桌旁啜飲著茶水，他說：「軍方來找我（要他服義務役），我叫他們滾開去死，他們就把我扔進牢裡。」弗里茲最後不得不去當兵，在軍中被送上軍事法庭兩次，其中一次是因為點火燒軍服。關禁閉時，他讀托爾斯泰跟杜斯妥也夫斯基，還和隔壁牢房的毛澤東主義者共謀革命大業，兩人利用牢裡的管線互通聲息。「我最自豪的時刻，就是把加州朋友送我的『橘色陽光牌』LSD給了獄卒。」

大學時他讀心理學，還嗑了很多從駐德美軍那兒弄來的LSD。「跟LSD一比，佛洛伊德就是個笑話。在他看來，人生歷程就是一切，神祕經驗他瞧不上眼。」弗里茲接著談到榮格還有賴希——「賴希是我的偶像。」一路走來，他發現LSD是探索自己精神深淵的強大工具，讓他可以再次經歷年輕時讓他步履艱難的憤怒與憂鬱，然後放掉這些情緒。「之後我的人生就多了些光明。有些事變得不一樣了。」

就像之前遇過的嚮導一樣，吃了啟靈藥之後的神祕體驗讓弗里茲展開數十年的靈性追尋，最終「震撼了我那線性、實證主義的心」，讓他敞開心胸，接受前世、心電感應、預知及「共時性」等種種打破我們時空概念的事物皆有可能為真。他在印度的靜修中心待了一段時間，親眼見到某些出現在他靈遊中的具體場景。某次他在德國和一個女人做愛（兩人在做譚崔雙修），雙方都有了靈魂出竅的體驗，得以從天花板觀察自身。「這些藥物讓我看到，某些所謂『不可能』的事物確實存在。但我不覺得這是魔法還是超現實，這是我們還不了解的意識科技。」

通常別人開始談起意識的超個人層面還有「形態形成場」[6]的時候，我都沒多少耐心（或根本沒耐心），但弗里茲有某種特質，讓這些話就算不足以說服人，也至少……能引人省思。如此牽強附會的想法，他竟能用如此質樸甚至可說是務實的方式說出，讓人忍不住卸下心防。我感覺到，對於啟靈藥及超自然現象相關書籍，他除了用來滿足自身好奇心之外，別無所求。對某些人

6 形態形成場（morphogenetic field）：由英國生物學家兼超心理學家謝德雷克（Alfred Rupert Sheldrake）提出的假說，認為自然中有與生俱來的一份集體記憶，大至生物、小至分子的所有物體，只要在過去曾發展出某種形態，都會被記錄在這份集體記憶之中，然後藉由跨越時空的「形態共振」（morphic resonance）去影響和形塑之後出現的同類物體。包括化學物質的結晶體形狀、生物的細胞分裂，和未經學習就已知的本能，都是因形態形成場的影響而造成。——編註

來說，有神祕經驗是一種殊榮，這樣的殊榮往往會讓人的自我大幅膨脹，使他們深信僅有自己榮獲了通往宇宙的鑰匙。這可是造就師父的絕佳配方。那把鑰匙多半會讓人堅信，還會讓人用居高臨下的態度看待肉眼凡胎的普羅眾生，使這些「擁有殊榮」的人變得十分惹人厭。不過，弗里茲並非如此，還恰恰相反。超脫的經驗反而讓他更加謙卑，使他對各種可能及神祕抱持開放態度，也並未失去懷疑精神，或是不再能感受到俗世日常的種種歡喜。他一點也沒有不食人間煙火的感覺。我這麼喜歡弗里茲這個人，連我自己都吃了一驚。

他在巴伐利亞的公社住了五年（「我們都努力要消除某些在戰後世代身上造成的傷害。」），一九七六年到喜馬拉雅山健行，認識了一名加州女子，便隨她回到聖克魯斯。到了當地，他就一頭栽進整個北加州人類潛能界，一度替某個名喚羅傑尼希的印度師父經營冥想中心，也做過人體功療（包括深層組織按摩以及魯爾夫治療法）、完形及賴希療法，為了付帳單也做過庭園造景。一九八二年父親過世後不久，他在依沙蘭的呼吸法課程中認識了葛羅夫，覺得自己終於找到應有的父親。那次工作坊中，弗里茲「感受到跟任何啟靈藥一樣強烈的體驗。突然間我體驗到自己出生的過程，此刻母親正將我誕下。同時，我也在巨大的IMAX銀幕上看著濕婆女神[7]創世又滅世。團體裡的所有人都想要跟我一樣的體驗！」現在他還在人體功療法中加入整體自療呼吸法。

最終，弗里茲追隨葛羅夫在北加州以及英屬哥倫比亞地區接受了多年的密集訓練。在其中一個課程中，他認識了未來的妻子，一名臨床心理師。葛羅夫表面上教授的是整體自療呼吸法，也就是他在啟靈藥被禁之後研發的非藥物治療模式，但弗里茲表示，葛羅夫也和這群一時之選分享自己關於啟靈療法的深厚知識，小心翼翼地將他的方法傳授給新一代。工作坊中有不少人後來都成了地下嚮導，包括弗里茲及他未來的夫人。找到山上來的人，若是女性就與弗里茲的太太搭配，若是男性則與他本人配合。

「你不太能靠靈遊賺錢。」弗里茲告訴我。確實如此，三天的療程，包含食宿只收九百美元。「這並不合法，還很危險。對方可能會精神病發作。賺的錢也真的不多。但我是治療者，而且這些藥物有效。」很顯然，他有他的使命，也熱愛自己所做之事，熱愛見證他人在眼前脫胎換骨。

• • • •

弗里茲告訴我，若跟他配合，我之後可能會發生什麼事。這代表要回到這兒來，待上三天，睡在八角帳篷裡面，「正事」也會在那兒進行。第一天下午會是暖身或熟悉療程，用MDMA或是呼吸法進行。（我解釋道，以我的狀況，必須用呼吸法。）這階段讓他有機會在第二天早上送我踏上LSD靈遊之前，先觀察我怎麼處理意識的變化狀態，也能幫助他決定合適的劑量。

我問他，他如何確定手上藥物的純度及品質，畢竟這些藥物都來自非法製藥的藥商。他說，每回收到一批新貨，「我首先會測試藥的純度，然後會服下極大劑量看看感覺如何，然後才給別人用。」我心想，雖然不算是經美國食藥局核准，但聊勝於無。

弗里茲工作時自己並不用藥，但往往會因案主而「觸景生嗨」。療程中他記筆記、選音樂，

7 濕婆（Shiva）：印度教三大主神之一，通常以男性形象出現，但因印度教流派的詮釋不同，也可視為雌雄同體或無性別。——編註

而且每二十分鐘左右會確認一次。「我不會問你還好嗎，而是問你在哪。」

「我在這兒，只守著你，為你護持這個空間，這樣你就不用擔心任何事情和任何人，不用擔心妻子、孩子。這樣你就可以真正放開手，還有放開腳步。」我恍然明白，這就是我迫切想找嚮導的另一個原因。去年夏天，我跟茱迪絲吃了神奇蘑菇的那天，我一直隱隱擔心她的安危，這一點持續干擾我的靈遊，因此我不得不留在意識表面附近。我雖討厭不斷夾雜心理學術語的說話方式，卻很喜愛有人替我「護持空間」的概念。

「靈遊那天晚上我會請你睡前先寫筆記，最後一天早上我們會比較彼此的筆記，設法彙整、弄清你的經驗有何意義。然後我會替你煮一頓豐盛的早餐，讓你準備好開車上州際公路。」我們敲定我回訪的時間。

◆　◆　◆　◆

第一天下午，我和弗里茲一起在帳篷裡。我學到跟自己有關的第一件事就是我「很容易帶下去」，意思是很容易進入出神狀態。這種意識空間對我而言是全新的體驗，而且僅靠改變自身的呼吸模式就能達成，那是最令人意外的事。

弗里茲的指令直截了當：快速深吸，盡全力吐氣。「一開始會覺得不自然，你得專心維持那個節奏，不過幾分鐘後身體就會接手，自己動作了。」我伸長四肢躺在墊子上，戴上眼罩，他放了音樂，大抵上充滿節奏及部落風情，以鼓聲咚咚最為顯著。他在我身旁放了個塑膠水桶，解釋說偶爾會有人嘔吐。

一開始，要用那麼誇張、不自然的方式呼吸頗為辛苦，就算弗里茲在旁熱切指導也一樣，接著身體一瞬間接管了一切，我發現完全不需要思考，就能維持強勁的速度和節奏，彷彿脫離重力上了軌道，大口深沉的呼吸吐納就這麼自然而然發生了。現在我不由自主想要擺動手腳以配合咚咚的鼓聲，鼓聲在我的胸腔中迴盪，彷彿是新得的心跳，強而有力。我感覺身體和心智都被附身了。當時我在想什麼，現在大多忘了，只記得：「嘿，不管這是什麼，這很有效！」

我背臥地、面朝天，卻狂野亂舞，手腳按自己的意識動了起來。我把對身體的所有控制都交給了音樂。感覺有點像是說靈語[8]，或是我想像中的說靈語，有意圖不明的外力掌控了身心。

視覺意象不多，只有暢快的裸身感，後來才開始看到自己騎在一匹大黑馬的背上，達達沿著小徑飛馳而下穿過樹林。我像是個賽馬騎師，高高坐在馬肩上，在馬兒壯碩結實的肌肉隨著步伐前後擺動時，緊緊抓著馬。我的節奏與馬兒合一，能感覺自己在吸取那頭獸的力量。完全與身體同在的感覺是如此美妙，彷彿我是生平第一次棲居在身體中。然而畢竟我不是自負的騎師（或是舞者），那過程也讓人感覺很危險，彷彿若是錯失了一次吐納，或者一個節拍，就有可能跌落。

那樣的出神狀態不知維持了多久，我已完全失去時間感，不過後來弗里茲只是鼓勵我把呼吸放慢、放鬆，便輕輕把我帶回當下，回到房間的現實當中，那時他表示我「進入」了一小時又十五分鐘。我感覺滿臉通紅、渾身是汗，還有一種歡欣鼓舞的感覺，彷彿剛跑完了馬拉松。弗里茲說我看起來「容光煥發」，「嫩得像嬰兒」。

他頗為嘉許：「你毫不抗拒，這對明天而言是個好兆頭。」我渾然不知剛才怎麼了，那一個

8 說靈語（speak tongues）：一種暫時的精神狀態，能流暢發出類似話語的聲音，但旁人無法理解內容。在基督教中又稱為說「方言」。——譯註

小時除了騎馬，能回憶起來的並不多，但這當中似乎包含了某種絕妙的肉體釋放。本來有什麼東西抓著我，這下子放了手，又或者被消去，我感覺飄飄然，也為當中的神祕難解而感到卑微。畢竟這可是（引用詹姆士的話）一種「全然不同型態的意識」*，不同於尋常，然而又如此靠近，與正常清醒時的意識之間只隔著……隔著什麼呢？幾次吐氣！

接下來發生了一件可怕的事情。弗里茲進屋去準備我倆的晚餐，留下我一個人在筆電寫下這次體驗的紀錄，突然我感到心臟提了起來，在胸膛裡狂舞。我立刻認出這種騷動感是心房顫動，量了量脈搏，非常紊亂。有隻驚惶失措的小鳥被胸腔捕獲，不斷往柵欄上撞，想要出去。而我，還偏偏在距離電力輸送網千里之外一個荒無人煙的地方。

就這麼過了兩小時，我們一路默不作聲、滿懷焦慮地吃完了晚飯。弗里茲似乎很關切，他帶過或見證過數百場呼吸療程，從未見過這種反應。（他稍早提過唯一一次因整體自療呼吸法而死亡的事件，死者有動脈瘤。）我十分擔心明天會如何，我想他也是。只不過他也在想，我感覺到的心臟狀況，有沒有可能反映了某種精神上的改變，或是「心胸敞開」。我不願接受這當中暗含的比喻修辭，堅守生理學的領域，心臟就是個幫浦，而我這顆故障了。我們討論了第二天的計畫，或許該調低劑量，弗里茲建議：「你這麼容易受影響，也許不用太多就能靈遊。」我跟他說，我可能會完全放棄。然後，狀況突然退了，就跟出現時一樣突然，我感覺心臟又悄悄回到平時習慣的節奏和舒適狀態。

當晚我沒怎麼睡，心裡一直爭辯不休，不管劑量多寡，明早還要繼續服用ＬＳＤ是不是瘋了？說不定我會死在這裡，這樣不是很蠢嗎？但，我真的有任何危險嗎？現在，我的心臟感覺沒事，而且讀過的所有資料都說ＬＳＤ的影響僅限於腦部，幾乎不會影響到心血管系統。事後回想，像整體自療呼吸法這麼耗體力的過程，會擾亂心臟也是很理所當然的事。[9]沒錯，我是可以改約下次再來ＬＳＤ靈遊，但光是想到這個選項，就令人失望得有如在心上重重一擊。我走了這麼遠，之前窺見了這麼有意思的意識狀態，縱使害怕，我也迫不及待想更深入探索。

我就這麼反反覆覆、一來一往一個晚上，不過到了太陽升起，第一道陽光穿過東邊松樹的針葉之時，我已下了決心。早餐時，我跟弗里茲說自己覺得狀況很好，想繼續實施原訂計畫。不過我倆說好，劑量不要多，先給一百微克，等過了一兩小時，如果我想要的話再「追加」。

弗里茲送我出門去散步，讓我整理一下思緒，也想想自己的目的，而他則去洗碗，還有替我的旅程把八角蒙古包整理好。我沿著一條林間小徑健行了一小時，前晚下了場雨，將林子洗刷一新，滌淨過的空氣帶著雪松的芬芳，熊果屬灌木叢那沒有樹皮的枝幹閃閃發光。之前弗里茲跟我說，要我找個東西放在祭壇上。我邊走邊找，一面暗自決定要請弗里茲答應我，不管什麼出了問題，即便會對他個人造成風險，他都會打九一一求救。

大概十點回到蒙古包，我的口袋裡裝著一片熊果葉和一顆光滑的石頭，心裡則抱著一個直接了當的目的：關於我自己，無論這趟旅程要教我什麼，我都要學。弗里茲已在柴爐裡點起了火，房間逐漸不再寒冷。墊子已移到房間的另一頭，這樣我的頭就能離喇叭近一些。他語調嚴肅，談起預期會發生的事情，以及該如何應付各種可能出現的狀況：「偏執妄想、陰森恐怖的地方、覺得自己要發瘋了或者要死了。」

他建議：「那就像是看見美洲獅。你要是跑，牠就追，所以你得站穩腳步。」這讓我想起了

9　後來我才知道，在呼吸法中占有一席之地的「過度換氣」（hyperventilation）能改變血液中的二氧化碳濃度，進而影響某些人的心跳節律。我本以為呼吸法對生理無害，又可替代ＭＤＭＡ，結果根本不是這麼回事。就算不用藥物，也還是有可能改變人血液中的化學狀態，從而影響心跳節律。——作者註

約翰・霍普金斯大學的嚮導使用的「飛行操作指南」：眼前出現了怪獸，別跑，反而要向怪物移動，站穩腳步，要求對方回答：「你在我的心智裡做什麼？你想教我什麼事情？」

我把石頭和葉子放到祭壇上，壇上有一尊青銅佛像，四周圍繞著先前許多旅人供奉的各色物品。弗里茲觀察到：「有硬，有軟。」為了繼續進行靈遊，我需要他承諾必要時會向外求援，我開口要求，而他也答應了。現在，他遞給我一只日式茶杯，杯底放著一小片吸墨紙，還有另外半張撕下來的吸墨紙，那是追加用的藥劑。吸墨紙的一面印著佛像，另一面則有個我不認識的卡通人物。我把紙放在舌上，喝了一口水吞下去。弗里茲並沒有擺出多少儀式，但確實談到我現在加入了一個「神聖傳統」，指的是一支宗系：古往今來世界各地在啟蒙儀式中使用此類藥物的部落、民族。我呢，在六十歲生日的前後第一次服用ＬＳＤ。確實有那麼點人生重要階段的「通過儀禮」[10]的味道，但到底要通往哪裡？

等待ＬＳＤ發生作用的同時，我們坐在蒙古包外圍的木頭陽台上，天南地北小聲聊天。聊這裡的山居歲月，也聊山裡的野生動物，因為他不養狗，所以這些動物和他共享這塊地，有美洲獅、熊、郊狼、狐狸，還有響尾蛇。我心神不寧，努力想換話題，其實我晚上一直很怕去屋外廁所，總選擇改從門廊上往外尿。獅子、熊和蛇是我現在最不願去想的東西。

約莫十一點，我跟弗里茲說感覺自己有點搖搖晃晃。他建議我躺在墊子上，戴上眼罩。他放起亞馬遜風情音樂，傳統樂器奏出溫和節奏，但又有自然的聲響（雨聲、蟋蟀鳴叫），創造出戶外空間的鮮明立體感。樂音一放，我就啟程了，在腦海中某個地方遊歷，那是一個全然成形的森林景象，不知怎地就被音樂召喚出來。我這才明白，眼罩這樣一個小小的工具竟有如此強大威力，至少在此情此景是如此，就像是戴上了一副虛擬實境的眼鏡，讓我能立即離開此地、此刻。

我猜想自己產生幻覺了，但這跟我預期中排山倒海式的ＬＳＤ幻覺完全不同。不過，弗里茲跟我說過，「hallucination」（幻覺）一詞字面上的意義就是在腦海中漫遊，而這正是我此刻在做的事情。對於「能動性」，我當時的感覺正如漫遊者，散散漫漫，並不放在心上。但我仍有能動性，我能隨心所欲改變思想內容，但在這樣夢境般、如此願意接受暗示的狀態當中，我很願意讓所在的地形和音樂畫出我的路徑。

接下來幾個小時，音樂確實畫出了我的路徑，召喚出一連串精神景觀，有些上頭住著我親近的人，其他則只有我獨自探索。許多音樂都是新世紀風格的胡亂呢喃，就是那種你在高檔SPA可能會聽到的東西，但聽起來從來不像現在這樣心盪神馳、這樣美麗。音樂變得比單純的聲響更為崇高而深遠。我自由穿梭於其他感官的邊界，音樂變得伸手可觸，形成了我能穿梭的三維度空間。

那首亞馬遜部落風情歌曲讓我走上一條小徑，穿過紅杉林，爬上陡峭的小山丘，順著山坡上的一道溝壑往前走，坡旁有條銀刃般的滔滔溪流。我知道這個地方，這是從加州斯汀森海灘通往塔瑪爾巴斯山的小路。然而我一認出來，景象就完全幻變成別的事物。現在，音樂形成了一個垂直而上的木材結構，有橫、有豎、有斜，神奇地吊放就位，一層上面又有一層，高聳入空，就像興建中的多層樹屋，但建築卻又如此隨風飄盪，有如風鈴。

我看出，每一層都代表我這輩子和茱迪絲在一起的一個階段。我們倆在那兒，一個階段一個階段往上走過在一起的許多年，一開始都還是孩子，在大學認識，墜入情網，在城裡同居，然後

10 通過儀禮（rite of passage）：人生從一階段進入下一階段，包括：出生、成年、結婚、死亡。英語使用習慣上多指成年禮，但此處顯然不在此限。——譯註

結婚，生下兒子艾撒克，從此有了家庭，後來搬到鄉間。現在，在最頂端，我看著一個尚未完全成型的新階段正逐漸蓋起來，現階段確實是這樣。艾撒克已經長大離家，兩人在一起的日子到底會怎麼樣？我努力瞧，希望能瞧出一些端倪，知道該預期些什麼，但能看清楚的，只有這個新階段建築於先前階段的木製鷹架上，也因此必定會很穩固。

於是就這麼一首歌接著一首，過了好幾小時。某種原住民風格的樂聲，帶著深沉陰森的迪吉里杜管的調子，把我帶到了地下，不知怎地，自己竟在森林棕黑色的根系景觀當中穿梭。有那麼一會兒，我緊張了起來——要變可怕了嗎？我死了被人埋了起來？若是，也沒關係。有一片菌絲體，白色窗花般在樹根之間交織，將樹與樹連成網絡，網絡複雜得無法理解，我盯著菌絲體看得入迷。我對這片菌絲體的網絡瞭若指掌，知道它如何構成某種樹木間的網際網路，讓林木互通聲息，只是原本那都只是巧思妙喻，現在卻是鮮明可感的真實，而我也成了其中的一部分。

此時隨著樂聲變得較為陽剛，或者說是較有征戰沙場的味道，我的心田也開始充滿了種種兒子的形象，然後是父親。我看著艾撒克人生的傳記電影迅速展開，一路演到此時此刻，看他小時候敏感異常，過得很辛苦，看這些敏感的特質如何變成優點，讓他成為現在的樣子。我想著那些必須告訴他的事情，我想對他說，看著他邁向成年生活，走向新的城市、新的職業道路，我心頭便會湧上一種引以為榮的感覺。但我也想告訴他，我熱切企盼他功成名就之時也不會變得冷酷，也不會斬斷自己的脆弱和溫善。

我覺得眼皮上有東西，這才明白原來是被淚水沾濕了。

我早已感覺心門大開，毫不設防，這時突然想到其實自己並不是在對艾撒克說話，或者是說不只對他，也對我自己說話。有硬、有軟，這組詞像硬幣一樣翻過來，又翻過去。來弗里茲家的前一晚，我在音樂廳對著兩千人演講，聚光燈追著我走過舞台，那時我扮演的角色是有答案的人，大家可以仰仗我來解釋事情。從小我在家裡大抵也扮演同樣角色，而且不只是在我幾個妹妹面前，遇到狀況的時候，對父母而言我也是知道答案的人。（就算是現在，我的妹妹還是很頑固地永遠不願聽我說出「不知道」這幾個字。）「瞧瞧我現在這樣子！」這一想，臉上就綻開了微笑。一個大男人蒙著眼躺在啟靈藥治療師家中的蒙古包地板上，心智隨意穿過人生的樹林，四處遊蕩，我在後頭追著跑，而熱淚——這熱淚為何而流呢？不知道！——熱淚流下了我的雙頰。

這對我而言是不熟悉的領域，也和先前預期自己吃下LSD的狀況完全不同。我這趟靈遊離家並不遠。本來我預期會遇上魔鬼、天使等各種存在，實際上卻一再碰見家人。我依次拜訪他們，由音樂決定基調，情緒如大浪拍打著我，有的是欣賞（對我的妹妹和母親，她們在我腦海中沿著馬蹄形的長桌而坐，就像聯合國一樣。每個人都代表一種女性力量的典型），有的是感激，有的則是同情，尤其對我父親，這個男人半生汲汲營營，到此時此刻之前，我從未完完整整想過他是人子，而父母又非常令他費心。

同情的潮汐湧上，淹過了河岸，滲到某些意想不到之處，比如小學四年級的音樂課堂。我鬼使神差地在這兒遇見可憐的羅普老師，這個認真的年輕男人穿著廉價西裝，縱使費了萬般心力，不管給我們播了幾次〈彼得與狼〉，也無法讓我們把他畫在黑板上的管弦樂團分布或是各種樂器的特性當回事。他走動的路線上早已放了尖端朝上的圖釘，當他興沖沖踏入教室時，我們正屏息等他一腳踩中陷阱，為了這樣的刺激不惜留校察看。但，這位羅普老師到底是怎樣的人？在我們無情折磨的那個卡通人物形象背後，無疑有個正直的人，求的不過是在我們心中點燃他對音樂的熱情，為何我們就是看不到？兒童那種不顧一切的殘酷，讓我一下子感到一陣羞愧。但話說回來，我必是感到了過剩的同情，才能分這麼多給羅普老師。

而在這許許多多的相遇之上，有決堤的愛傾瀉而下，愛茱迪絲，愛艾撒克，愛所有的家人，甚至愛我那不可理喻的祖母，還有她長年受苦的丈夫。第二天彙整時，弗里茲唸了他筆記中的兩件事，顯然我在靈遊到了這個階段時，大聲說了：「我不想吝惜自己的感情。」還有「花這麼多時間擔心自己那顆心臟，那我人生當中的其他顆心又怎麼辦呢？」

這些文字聽來如此空洞、如此平庸，現在寫下來覺得很不好意思。這無疑是我文筆不足，但或許又不僅僅如此。啟靈體驗是著名的難以言喻，試圖以語言描摹，等於是粗暴對待所見、所感。這些見聞、感覺，存在於語言之前或之後，又或者用神祕主義門徒的話來說，那叫妙不可言。情緒來臨時，新生而赤裸，既不防禦審視的嚴苛強光，也不抵擋反諷的無情照射。放在賣場卡片上也不顯突兀的老生常談，而今卻閃耀著揭示真相的力量。

愛，是一切。

好，那除此之外你還學到什麼？

沒了。你剛一定沒聽到我說：是一切啊！

老生常談，若是經過深切體悟，那還只不過是老生常談嗎？我決定，不是。老生常談正是抽光所有情緒後的事實。那乾癟的殼只要再次充飽情緒，就能再次看見殼的真貌。那是最美好、最根深柢固的真相，只是平時視而不見。是靈性的領悟嗎？或許吧。至少，在我的旅途中似乎是如此。啟靈藥能讓我們當中最犬儒的人，也熱烈替顯而易見的事傳起福音。

你可以說，是這藥讓人變笨了，但靈遊之後我卻不這麼認為，此次遊歷的景象，在他人耳中聽來必定平庸而強說愁，然而說到底，平庸感或者反諷觀點到底是什麼？不過是成人的自我所部署的兩道較為堅實的防線，能讓我們不被淹沒——當然，是不被情緒所淹沒，但或許也是不被五感淹沒。世界如此之妙，感官任何時候都有可能捎來這樣令人驚奇的消息。要想好好把日子過完，就得把所感知的大部分事物放到工工整整貼著「已知」和「新奇」標籤的盒子當中。「已知」的盒子要趕快上架，不用思考太多當中的奇觀美景；而「新奇」可想而知會受到更多注意，至少在新鮮感消逝之前是如此。啟靈藥很可能把這些盒子全都從架上取下、打開，即便是最熟悉的事物也同樣取出，然後把東西翻過來，在想像中擦拭，直到再次閃耀著第一眼見到的光芒。將熟悉事物重新分類是浪費時間嗎？若是，那麼許多藝術也是在浪費時間。在我看來，此種舊翻新的做法很有價值，而且隨著我們年紀越大，逐漸認為什麼都看過、都感覺過了，價值也就越來越高。

然而，一百微克的ＬＳＤ當然並沒有像對澤夫那樣，將我投向神的懷抱，即便追加之後也沒有（後來我追加了五十微克，迫不及待服下，希望能有更深、更久的效果）。我從未達到超脫、「不二」或「近似神祕」的體驗，第二天早上和弗里茲一起總結此趟幻遊時，我表現出了某種失望。不過，我曾在意識的新奇境界遊蕩了幾小時，那兒很有趣、很令人開心，而且我想對我也有用處。至於效果能否持續，還得看看，不過感覺這次經驗像是以意想不到的方式打開了我的心胸。

由於藥物並未完全融去我的自我，因此我從未全然喪失調整自己意識流向的能力，也還能察知那其實是我的意識。不過，意識流本身的感覺變得截然不同，變得比較不受到意志及外在干擾的影響。讓我想起晚上躺在床上，半睡半醒之間，那個偶爾會開啟，古怪得很有趣的心智空間，也就是所謂的入眠前意識。自我告退的時間似乎比意識的其他部分更早一些，留下意識無人看管，容易產生溫和噴發的意象以及幻覺般的片段敘事。想像一下，這樣的狀態無止境延伸開來，但又還有能力可以注意這個、注意那個，彷彿在做特別鮮明又引人入勝的白日夢。然而跟白日夢不同的是，無論敘事如何開展，內容之中都有你完全在場，徹底處於其中，無法分心。我只能遵循這白日夢的邏輯，遵循它本體論及認識論的種種規則，一直到意志或者一首新歌的嶄新音符轉換了心智的頻道，然後我發現自己身處完全不同之處。

我猜，當自我放鬆對心智的掌控，卻又未完全消逝時（若加高劑量大概就會），就會如此。正如赫胥黎在《眾妙之門》中所述：「那好事的神經質，清醒時總想主管一切，而此刻它暫時不再擋路，謝天謝地。」*以我而言，雖然並非完全不再擋路，但LSD確實壓低了那道富控制欲的聲音，而在那樣低度管制的空間當中，各種各樣有趣的事都有可能冒出來。若在平時，任何一個有自尊心的自我大概都會繼續掩蓋掉這些事物。

我服用的LSD劑量足以啟靈，讓病患在探索自己精神領域時不受限制，但仍能有意為之，同時神智也還足夠清明，足以談論此事。LSD感覺起來完全透明，沒有其他精神活性藥物會讓我聯想到的生理層面干擾，我覺得那比較不像嗑藥的體驗，反而更像一種認知的全新模式，介於思考與感覺之間。我召喚出了幾位親近的人，而和他們一起出現的情緒如此之強，也是我好一段時間未曾感受過的。河流潰堤，宣洩的感覺十分美妙。相遇之中也萌生真悟，比如認知到我父親也是人子，啟動了（有同理心的）想像，即便長大成人的孩子也很少能拉開足夠心理距離，以此種方式想像。彙整靈遊經驗的時候，弗里茲提到有些人服用LSD的經驗，以內容和特性而言更類似MDMA，而非典型的靈遊。或許我所經歷的，正是不得不跳過不做的MDMA療程。多年的心理治療濃縮於數小時中，這個概念似乎沒錯，尤其那天早上我跟弗里茲一一細數旅程場景之後，更是如此。

我開著租來的車下山，要去機場搭飛機回家，一路上因為此次經驗竟如此溫和而鬆了口氣（我活下來了！沒有喚醒無意識當中沉睡的怪物！），也因為有收穫而滿懷感激。那一整天一直到隔天，我的心理氣象都籠罩著幸福美滿的高氣壓系統。茱迪絲發現我少見地愛聊天、少見地有空，平時的不耐煩暫時失效，晚飯後我留在飯桌旁的時間竟比她還久，一點也不急著起身洗碗，好接著做下一件事，一件做完又一件。我想這就是從前讀到的「餘韻」，有那麼幾天，餘韻讓萬事萬物都打上了好看的劇場燈光，平凡無奇的事物獲得凸顯，讓我感到異於尋常地……懂得感恩。

不過，維持的時間並不長，隨著日子過去，對於此次經驗未能讓我更脫胎換骨，我逐漸感到失望。之前我得以淺嘗另一種略為不同的處世方式，可以說是少了點防備心，也因此更活在當下。而現在，既然我已認識了這塊領域，第一次冒險也大抵平安歸來，我決定該探探更遠的地方了。

靈遊二：裸蓋菇鹼

我的第二趟旅程，繞著一座祭壇展開。祭壇位於東部濱海地區小城城郊二樓閣樓的正中央，正在對著這祭壇禱祝的，是個漂亮女人，有一頭金色中分的長髮，還有高高的顴骨，之所以提到這點，是因為之後她將幻化為墨西哥原住民，到那時頭髮跟顴骨都會再次出現。瑪莉隔著祭壇坐在我對面，閉著雙眼背誦出長而繁複的北美原住民禱詞。她輪流呼求四方、四元素、動植物及礦物界的力量，懇求當中神靈在我的旅程中幫助指引方向。

我也閉著雙眼，但時不時忍不住睜眼偷看現場景象：橙色的閣樓、幾株盆栽、各種象徵豐饒及女性力量的物品，祭壇上蓋著來自秘魯的紫色刺繡布料，各色物件在壇上一字排開，包括：一顆心型的紫晶、一座放蠟燭的紫水晶、幾個裝滿水的小杯、一個放著幾片黑巧克力的碗，還有她請我帶來的兩件「聖物」（某個摯友去東方旅行帶回來的青銅佛像，以及格里菲斯在我們第一次碰面時送我的裸蓋菇硬幣）；此外，就在我面前，還有一個祖母風的碎花骨董盤，上頭放著我所見過最大的裸蓋菇。很難相信，我等等就要把這玩意整個吃下。

擺得滿滿的祭壇上，還放著一根鼠尾草枝，一段秘魯聖木（這是一種生長於南美洲、具有香氣的木頭，印第安人會在儀式當中焚燒），還有一只烏鴉墨黑的翅膀。儀式當中，有好幾次瑪莉點燃了鼠尾草及聖木，並用翅膀讓我「染上」煙霧，這是為了引導神靈從四面八方圍繞到我的頭四周。她拿著翅膀掃過我耳旁時，翅膀「嗖」的一聲，那聲音不似凡間之物，陰森可怕像是一隻靠得太近、讓人渾身不安的大鳥，又或者是闇靈被人「噓」一聲從嬰孩身旁趕走。

我知道，這整件事聽來必定蠢得可笑，但瑪莉給儀式帶來一種篤定感，加上植物焚燒的香氣，以及翅膀拍動空氣造成振動的聲音，再加上我對於即將開始的旅程十分緊張，以上種種，有如魔咒，讓我暫時收起懷疑。我已決定要把自己交給這朵大蘑菇，至於瑪莉，她是我這趟旅程的嚮導，我已把自己的精神託付予她，而她認為，儀式和化學一樣重要。就此而言，她表現得更像薩滿，而非心理師。

向我推薦瑪莉的人，是我在西岸採訪過的某個嚮導，他是猶太拉比，對我的啟靈藥教育極感興趣。瑪莉與我同年，我之前提過，我曾訪問過一個八十多歲的利里門生，後來認為他有些太過不尋常，不太適合我。瑪莉曾經與此人一同學藝，光看書面資料，可能會覺得瑪莉也和他相去不遠，但她的舉手投足、莊嚴的神色，還有顯而易見的慈悲，都讓我在她面前更為自在。

瑪莉從事過五花八門的新世紀療法，從能量治療到屬靈心理學再到家族系統排列[11]，形形色色，到了五十歲才接觸藥物工作。（「那產生了一種膠著力，把我之前做的其他工作都帶到了一塊兒。」）當時，瑪莉只用過一次啟靈藥，而且是很久以前的事了。她念大學過二十歲生日的時候，有個朋友送來一罐泡了裸蓋菇的蜂蜜。瑪莉立刻上樓回房吃了兩三匙，「經歷了最深刻的、與神同在的體驗。我就是神，而神就是我。」在樓下開派對的朋友上來敲她的門，但瑪莉已然神遊去了。

瑪莉自小生長於美國普洛維登斯城外，一直是虔誠的天主教徒，直到有天「我明白自己是個女生」，她珍愛教裡的種種儀式，但因為是女兒身，所以永遠不具主持儀式的資格。瑪莉的宗教緣從此沉沉睡去，直到嘗到了那幾口蜂蜜，「令我冷不防經歷巨大改變」，第一次碰面時她這麼告訴我。「有某種事物，從孩提時代開始，我就不覺得跟自己有緣，但如今我墜入其中。」她的靈性生活再次覺醒，帶領她接觸了藏傳佛教，最終起誓入了此道：「『助天下有情眾生覺醒悟道』，至今這仍是我的使命。」

現在，在她的治療室中坐在她面前的，是我，是下一個做好準備、期望被喚醒的有情眾生。我跟她說了自己的目的：要盡力認識自己，也認識意識的本質，不僅僅是我自己的意識，若意識真有「跨個人」的層面，我也想了解。

瑪莉說：「蘑菇師父會教我們看到自己真正的樣貌，帶我們回到靈魂來此生、此地的目的。」這段話聽在外人耳裡會是什麼樣子，我完全能想像。不過到了此時，我已習慣了新世紀的那套語言，或許是因為我已經窺見在這些說爛了的言詞背後，可能有某些富有意義之事。瑪莉的聰明才智還有專業素養也讓我另眼相看。除了要我同意制式的「同意事項」之外（在此期間服從

11 家族系統排列療法（family constellation therapy）由德國治療師伯特・海靈格（Bert Hellinger）創立，著重祖先如何以不為人知的方式影響我們的人生，並致力於幫助我們與這些幽靈般的存在和解。——作者註

她的權威、在她允許離開之前待在房中、禁止性接觸等等），她還要我填寫一份詳盡的醫療相關表格、一份免責聲明書，還有一份十五頁的自傳式問卷，花了我大半天才填完。這些都讓我感到自己找對了人，就算這人正拿著烏鴉翅膀在我的頭四周輕拍，我還是這麼覺得。

然而，坐在祭壇前面，我能否吞下那一整株蘑菇，似乎仍很難說。那玩意想必有十五公分長，菇傘有高爾夫球那麼大。我問她，能不能把菇混在熱水裡搗碎了泡成茶，然後喝下去。

「對自己在做什麼事，最好要能完全覺知。」她說。「這件事，就是吃下來自大地的蘑菇，一次一口。先仔細觀察，然後從菇傘開始吃。」她問我配蜂蜜還是巧克力比較好下嚥，我選了巧克力。瑪莉曾跟我說過，她有個種裸蓋菇的朋友，而這門手藝是他多年前在史塔曼茲的蘑菇培育工作坊學會的。在啟靈界，好像隨便哪兩個人，彼此間的關聯都只隔著一或兩個人。

蘑菇入口，乾如沙漠，味同砂土風味的紙板，不過一口蘑菇、一口巧克力有幫助。除了菇柄最底部凹凸不平的部分之外，我全吃光了，加起來有兩克重。瑪莉打算中途再給我兩克，總共四克，和紐約大學及霍普金斯大學的試驗給志願受試者的劑量差不多，換算成ＬＳＤ的劑量大概是三百微克，是我在弗里茲那兒吃的兩倍。

我們靜靜聊了二十分鐘左右，瑪莉注意到我的臉紅了起來，便建議我躺下、戴上眼罩。我選了一副高科技感的黑色塑膠眼罩，事後回想，或許選錯了。眼罩邊緣鑲著柔軟的黑色泡棉，戴的人睜眼也只見一片漆黑。瑪莉告訴我，這叫遮心放鬆眼罩，由啟靈藝術家格雷專門為了靈遊設計。

瑪莉放了第一首歌，是首真正索然無味的新世紀樂曲，作曲者是某個叫蒂埃里・大衛的人（之後我才知道，他還曾三度獲得最佳放鬆／舒緩專輯提名），樂音一下，我立刻被推入了彷彿電腦生成的夜晚都市景象當中。聲響又一次生出空間（我還記得當時自己心裡想著：『太初有音』，自覺頗有深度。）蒂埃里寫的曲子，感覺像是電音，樂聲召喚出一座人口凋零的未來之城，每一個音符都形成另一個柔軟的黑色石筍或鐘乳石，全部放在一起便像是鋪設在錄音室內高低起伏的隔音材料。（後來我才明白，形成這般起起伏伏景觀的黑色泡棉，正是我眼罩四周鑲的材料。）我在這樣的數位夜景中穿梭，不費吹灰之力，彷彿置身於反烏托邦電玩世界的空間當中。雖然這地方並不特別嚇人，也有某種流線型的美感，我卻很不喜歡，一心希望能到別處去，但它似乎無窮無盡持續了好幾小時，沒有出路。我跟瑪莉說不喜歡這個電子音樂，請她放點別的，可是感覺的基調雖然隨著新的樂曲改變了，我還是困在這暗無天日的電腦世界當中。為什麼，喔，為什麼我不能到外面去？到大自然當中？我從不愛打電動，所以目前這樣被逐出花園，沒有植物，沒有人，沒有陽光，顯得十分殘酷。

這個電腦世界，探索起來倒也不是沒意思，看著音符一個一個在我眼前形成可以觸摸的型態，我大感驚嘆。惱人的音樂是這地方的守護神，是生出萬物的力量。在能夠無限成長、分枝、複製的空間中，即便是最適合拿去SPA放的新世紀樂曲，也有能量生出碎形圖樣。說也奇怪，我的視野當中一切都是黑的，卻又有如此多深深淺淺的明暗可以凝視。我正穿越由數學演算法產生的世界，而這點就讓此地有了某種疏離、無生命的美。但這是誰的世界呢？不是我的，我忍不住開始想，我這是在誰的腦袋裡啊？（拜託，不要是大衛的！）

我突然想到：「這趟靈遊很可能急轉直下，變得可怕！」這一想便有股焦慮隱隱而生。我回想起飛行操作指南，告訴自己眼下只能放手把整個人都交給體驗。放鬆，然後順流而下。這跟之前的靈遊絲毫不同，之前我或多或少還是自己注意力的駕駛，能改變方向，也能隨意切換心智的頻道。但這次不是，這更像是被綁在宇宙雲霄飛車的車頭上，車子橫衝直撞，行進的軌跡便時時刻刻決定了我的意識領域當中將出現的事物。

其實，這也不完全準確，我只要拿開眼罩就好，現實（或至少某個大致參考現實的事物）就會自己重組。這正是我現在在做的事情，我拿開眼罩，部分是為了要讓自己放心，知道世界還在，不過主要原因是我真的很想小解。

陽光與色彩湧入雙眼，我貪婪牛飲，一面環視室內，搜尋能代表「非數位現實」的事物：牆、窗、植物。不過一切都以嶄新面貌出現，一切都綴滿了光。我想到應該要把眼鏡戴上。部分景象透過眼鏡映入眼簾，但只有部分，各色物品仍繼續朝我發出光芒。我小心翼翼從墊子上起來，先單膝跪地，然後搖搖晃晃直起身來。瑪莉像攙扶老人一樣扶著我，我們一起跋山涉水穿過房間。我不確定自己會在她臉上看到什麼，又或者是我的臉上會透露出什麼，所以一路上都不敢看她。到了廁所門口，她放開了我。

廁所裡流光閃耀而喧囂。我送出的那道弧形水柱真是我見過最美的東西，鑽石瀑布傾瀉入池，將池面砸出億萬個細細碎碎、噹啷噹啷的光。就這樣過了宜人的千千萬萬年。等到鑽石用完了，我走向洗手檯，拿水潑了潑臉，一面留心不要看到鏡中的自己，畢竟這麼做似乎有心理方面的風險。我搖搖擺擺回到墊子旁，躺了下來。

瑪莉輕聲問我要不要追加。我要，我要，於是坐起身吃下。瑪莉蹲在我身旁，等我終於抬頭看著她的臉，她已變成墨西哥治療者莎賓娜，六十年前她曾在瓦烏特拉的泥土地窖當中拿了裸蓋菇給華生。她髮色漆黑，面龐經歷千年風霜，高聳的顴骨撐得臉上皮繃肉緊，身穿一件簡單的白色農婦裙裝。我從婦人滿是皺紋、膚色黝黑的手上接過那朵乾蕈菇，一面嚼著一面把目光別向另一邊。我想，還是別告訴瑪莉發生了什麼事情。（後來跟她說了，她受寵若驚，原來莎賓娜是她的偶像。）

不過，把眼罩戴回去、再次沉入靈遊之前，我得先做件事。先前就跟瑪莉說過，靈遊過程中我想對自己做個實驗。其實我也沒法確定以現在的狀況能不能辦到，但之前我也發現就算靈遊到一半，也有可能短暫把自己喚回，進入類似正常的狀態。

我的筆電上有一支旋轉面具的短片。這種影片通常用於一種叫「雙目深度反轉錯覺」的心理學測驗當中，隨著面具在空間中旋轉，凸面會背過去，露出凹面。這時令人驚奇的事發生了，凹下的面具似乎又凸了出來，再次成為凸面。這是人腦玩的一個小把戲：假定所有的臉都是凸面，也因此看似有錯時就會自動修正。不過也有例外，有個神經科學家跟我說過，若受到啟靈藥影響就不會如此。

這種自動修正的特色，是人類感知的正字標記。神智清楚之時，成人的感知不僅仰賴感官收集來的原始資料，也依靠有憑有據的猜測。到了成年時，心智已變得非常擅長觀察及測試現實，並做成有把握的預測，好讓人的（腦力等）精力投資發揮最大效用，也獲得最大的存活機會。所以，心智並不會利用感官傳送的每一批原始資料從無到有建構新的感知，而是根據舊有經驗，結合新資料的一小部分樣本，跳到最合理的結論。人的大腦，是利用經驗達成最佳化的預測機器，而說到人臉，大腦的經驗可多了，人臉永遠是凸的，也因此這個凹下的面具一定是某種預測錯誤，必須修正。

這些就是所謂的貝氏推論，以十八世紀英國哲學家托馬斯•貝葉斯命名，他所創立的概率數學，正是前述心智預測的運作原理。貝氏推論大多時候對我們很有用，能加快感知速度，還能省力、省能量，但也確實讓我們對真實產生先入為主的印象，分明是錯的，卻被困在其中，旋轉面具就是一例。

然而，後來發現貝氏推論在某些人身上並不適用，例如思覺失調症者。另外據某些神經科學家表示，服用高劑量啟靈藥物的人也不適用。這兩者在「觀看」時，都不使用前述預測或者定型的方式。（年紀很小的孩子也是。他們還沒有建立出有把握地預測所需的資料庫。）如此一來便產生一個有趣的問題：有沒有可能在某些狀況下，思覺失調症者、靈遊的人，或幼童的感知反而比神智正常、清晰的成人更為準確，也就是比較不受期待的影響，因此更忠於現實。

靈遊開始前，我就已經先把筆電上的影片叫出來了，現在我點下播放。螢幕上的面具是灰色的，襯著黑色的底，顯然是電腦動畫的產物，和我先前所處世界的視覺風格離奇相符。（第二天和瑪莉一起彙整時，她提議或許正是筆電上的這個影像召喚出了靈遊中的電腦世界，把我困在裡頭。心境跟場景的力量之大，有比這個更好的例子嗎？）面具的凸面轉向，現出背後的凹面，一瞬間面具又凸了出來了，只比吃下蘑菇前稍慢一些。顯然，貝氏推論仍舊在我腦中運作。等等再試一次。

◆ ◆ ◆ ◆ ◆

我把眼罩戴回去，躺了下來，發現自己又回到了電腦世界。我覺得很失望，不過有些地方變得不一樣了，無疑是加高的劑量發揮了作用。先前我是以自己的身分探索這片景致，將場景收入眼底之時，切入的觀點也顯然是我的，我的態度也不受影響（比如對於音樂吹毛求疵，還有擔心不知會跑出什麼妖魔鬼怪），而現在我親眼看著那熟悉的自我在眼前分崩離析，先是一點一滴，然後一下子全部散開。

「我」現在成了一捆小紙片，不比便利貼大，正開始隨風飄散。這似乎是個大災難，但看著如此景象的「我」卻完全沒有欲望想去追那些紙片，把舊有的自己堆疊回去。其實，我沒有任何一種欲望。不管我成為了誰，不管發生了什麼事，都隨遇而安。不再有自我？沒關係，那其實是世上最自然不過的事情。然後我定睛看了看，又看到自己跑了出來，只是這次像顏料、像奶油一樣塗滿了整片景致，將這廣袤的世界薄薄塗上一層物質。這物質，我認得，是我。

但是，這個能看著自己正在溶解的「我」又是誰呢？好問題。其實，那不完全是我。語言的局限在此處成了問題：要能完全說清自己感知中所出現的這種分裂，我需要一個全新的第一人稱代名詞。正在觀察這景象的，是一個制高點，也是和平時習慣的自己完全不同的覺知模式。其實我很不想用「我」這個詞來表示這個主持大局的覺知，它和我平素的第一人稱天差地別。過去的自己一直是封裝在這具肉身中的主體，而現在這個，即便我此刻能獲知它的觀點，但它似乎不受任何肉體限制。它對一切都無動於衷，對所有涉及詮釋的問題保持中立，縱使個人顯然大禍臨頭，仍泰然處之。然而，所謂「個人」，已被消去。我過往所是、我曾稱為「我」的一切事物，這花了六十年累積的自己，都化為液體，灑遍眼前景象。過去以此處為根據、有思有感有知的主體，現在在彼處成了客體。我是顏料！

平時主權在握的自我，包括它所有的武裝、恐懼、所有回首過往的憎恨、放眼將來的擔憂，就這麼都沒了，連一個可以哀悼自我已然消逝的人也沒有。然而，卻有某種事物取而代之，是這赤裸裸的、不具形體的覺知，溫厚凝望著自己正在消溶的場景，不喜亦不悲。我出現於現實之前，但那又不是本來的我。雖然確切說來，自己一點不剩，也就無從有感覺，但卻有種感覺的基調，是冷靜，是放下，是滿足。我死亡之後，確實還有來世。這可是大消息。

回想這部分的經驗，偶爾我會忍不住思考，這個留存不散的覺知是否即是赫胥黎在描繪一九五三年麥斯卡林靈遊時提到的「總體心識」。這個詞到底是什麼意思，赫胥黎本人並未真正定義過，只談到「全部的覺知皆屬於總體心識」*，不過他似乎是在形容一種普世共享、不受限於任一大腦的意識型式。其他人還曾經稱之為「宇宙靈識」、「超靈」、「宇宙心靈」。照理說它存在於人腦之外，和光或重力一樣，是宇宙的一種屬性，也同樣無所不在。此外也一樣基本。某些人會在某些時分接觸到這種覺知，因而得以用它至善至美的觀點悟得真實，至少可以維持一段時間。

我的經驗中，並沒有什麼可以讓我相信這種意識的新型態源自於我之外。若假定它和它所取代的自我一樣，都是我大腦的產物，這樣的想法似乎同樣可信，也絕對更為簡約。[12]然而這種覺知本身，就讓我覺得是了不起的恩賜，我們竟可以放掉那麼多，放掉這一輩子的欲望、恐懼、防備，卻又不會完全灰飛煙滅。這在佛教徒、超驗主義者或冥想老手看來，或許並不令人意外，但像對我這樣從未感覺過自我以外事物的人而言，確實是新鮮事。有沒有可能，人其實還有另一個可以安身立命的歸屬？著手這項計畫之後，我第一次開始明白罹癌焦慮試驗中的患者努力想告訴我的事：在生活讓我們生不如死，甚至要我們迎接死亡之時，靈遊如何讓我們獲得不一樣的觀點，能夠客觀看待和鎮定接受一切。

◆ ◆ ◆ ◆ ◆

其實，我也是後來才領悟這一點。當時是靈遊的最後一個階段，旅程突然變得黑暗起來。在電腦世界不知道待了多久之後（時間對我早已失去意義），我察覺我想再回去確認一下現實，也想再去小解。一樣，瑪莉像攙扶老人一樣攙我去廁所，留我在裡頭製造出另一批晶燦燦的鑽石。

不過，這次我大起膽子照了鏡子。鏡中與我相望的是個骷髏頭，不過還繃著一層最薄最薄、蒼白無比的皮，緊得猶如一面鼓。廁所的裝飾以墨西哥民俗藝術為主題，那顆頭／頭骨立刻讓我想到亡靈節，深深的眼窩，閃電般的血管沿一側太陽穴曲曲折折而下，我認出這個面如死灰的頭／頭骨的確是我的，但同時也是我已故祖父的。

這令我很意外，畢竟我從不覺得鮑勃爺爺和自己有多少相似之處。事實上，我喜歡他，正是因為他與我、與我認識的人都不一樣。鮑勃這人異常陽光，也似乎很單純，想不到任何人的不好，也看不到這世上的邪惡。（他的妻子哈莉特則與他那寬宏大量的精神恰恰互補。）鮑勃生前是賣烈酒的推銷員，做這行很久，每周都要替公司把時代廣場的眾家夜店跑過一遍，除了他以外，大家都知道那家公司是黑道開的。快到我這個年紀時，他退休了，開始畫素人風景畫和抽象畫，顏色好看極了，我還帶了一幅到瑪莉這兒來，此外還帶了幅茱迪絲的水彩畫。鮑勃是個真正快樂、無憂無慮的人，活到了九十六歲，越老畫作就越繽紛、抽象、自由，一直到最後。

如此鮮明地在自己的鏡中倒影裡看到他，讓人背脊發涼。幾年前，鮑勃快過世了，我去科羅拉多州沙漠當中的安養院看他，親眼見到一個曾經體格結實、生龍活虎的人（他一直到八十來歲都還有每天倒立的習慣），就這樣縮成一團皮和骨，困在小小的床上。吞嚥所需的食道肌肉已經退化，他裝了餵食管。那時他的狀況在許多方面都令人憐憫，但不知為何，我的注意力全放在他連一口食物都再也無法品嘗這件事上。

12 原文為「簡約的」（parsimonious），指符合簡約法則（Law of Parsimony）又稱「奧克漢的剃刀」（Ockham's Razor），由中世紀哲學家奧克漢（William Ockham）所提出，他認為假如一個事物可用兩種理論解釋，那麼那較簡潔的理論較佳。此法則在自然科學中有許多應用。——譯註我往我倆共同擁有的臉上潑了潑冷水，搖搖晃晃回去找瑪莉。

我又斗膽偷看她一眼，這次看到的是個明豔動人的年輕女子，又變回金髮，不過這次徹底煥發著青春的光彩。瑪莉太美了，我不得不把目光別開。

她又給了我一小株蘑菇（這是第四克了）還有一片巧克力。戴上眼罩之前，我又試著做了第二次的旋轉面具測驗……這次以完全失敗告終，既沒有確認假說，亦沒有推翻。就在面具旋轉起來，漸漸能看到背面時，它整個融成了灰色的果凍，還來不及斷定眼前這個融化的面具是凸是凹，它就已滑下筆電螢幕。靈遊途中進行心理學實驗的任務只好到此為止。

我戴上了眼罩，又陷入了情境之中，這次變成了燥熱乾裂的沙漠景致，滿是代表死亡的器物和意象。褪色發白的骷髏頭、大大小小的骨頭，還有亡者熟悉的臉從我眼前經過，有叔伯姑姨、祖父祖母、朋友師長，還有岳父，還有一個聲音告訴我，我未能好好為每一個人哀悼。是真的。這一生，我從未真正思考過任何一個人的死亡，總有別的事要忙。我可以在此時此地進行，於是便這麼做了。

我認真看著每個人的臉，一個接著一個，懷抱著似乎無垠的悲憫，但毫無一絲恐懼。只有一次，來到朱瑟琳姑母的面前，看著她的臉緩緩幻變成茱迪絲，我大感驚駭。朱瑟琳和茱迪絲都是藝術家，也差不多同時診斷出乳癌。癌症帶走了朱瑟琳，放過了茱迪絲。那麼，茱迪絲又為何會出現在這群未好好哀悼的亡者之中呢？難道，這麼長一段時間，我都一直築起心防，不願正視這件事有可能發生嗎？我的心扉大開，心防消融，淚水湧流。

◆ ◆ ◆ ◆ ◆

這趟地下世界之旅，還漏說了一個最重要的部分：配樂。踏上最後這段路程時，我拜託瑪莉不要再放SPA輕音樂了，放點古典樂吧。我們最後挑了馬友友演奏的巴哈第二號無伴奏大提琴組曲。這套D小調組曲淒涼哀痛，我過去聽過許多次，往往是在葬禮之時，但直到此時此刻才真正聽進去。

只不過「聽」這個詞，絲毫無法形容發生在我以及受大提琴四弦震動的空氣之間的事。從來沒有哪首樂曲這般深深穿透我。甚至連「音樂」一詞都減損了現在流淌而出的事物，那可說是人類意識的流動，能在其中點滴拾得生命的真義，並且（若你禁受得住）還能閱讀生命的最後篇章。（有個問題浮現：為什麼像這樣的音樂，不在出生和葬禮時都播放呢？答案立刻出現：這首作品中有太多已活過的人生，而當中對於時間流逝的痛惜，是出生、初始所無法承受的。）

踏上靈遊四小時，吃了四克的神奇蘑菇，就算我本來還有絲毫能力去區分主客體，去區分剩下來的我及巴哈的音樂，此時都已失去。愛默森曾描述過透明的眼球，全無自我，只有所視之事物，我不是，我是透明的耳朵，與那聲音之流難分難解，聲音湧入我的意識，終至當中毫無他物，連角落一處極小的、可以放個「我」在上頭觀察的乾地都沒有。我對音樂敞開了胸懷，先是成了琴弦，能感覺馬毛在身上搓揉的奇特摩擦感，然後感到一陣微風般的聲響經過，流經樂器的唇，再往外與世界相會，從此開始孤獨航越宇宙。接著我往下進到了大提琴裡面有如黑井、用於共鳴的空間當中，以雲杉為頂、以楓木為牆，這樣的琴身曲線形成了這層震動的空氣。樂器的木質內裡形成了一個嘴巴，能言善道無與倫比——沒錯，人能想到的，它都能清楚道來。不過，大提琴的內裡也成了一個房間，可以在當中書寫；還成了一顆顱骨，可以在當中思考。而現在我就是它，一點不剩。

於是我成了那把大提琴，與之一同傷逝了二十來分鐘，正是那首曲子改變一切所花的時間。

至少感覺似乎是這樣，不過現在提琴的振鳴漸弱，我又沒那麼肯定了。然而在那幾段感受強烈的時刻，巴哈大提琴組曲的效果確實讓我與死亡和解，除了那些此刻在我眼前的人：鮑勃、朱瑟琳、羅伊、茱迪絲的父親等許許多多人的死亡之外，還有將會來臨的諸多死亡，還有我自身的死亡，而今那已不再是那麼遙遠的事情。就這方面來說，在這首樂曲當中達致忘我就是某種修行。要練習忘卻自我，就這樣。放開己之繩索，滑入這塵世之美的溫水當中，我指的是巴哈莊嚴的音樂，還有馬友友的琴弓，撫觸著懸掛在那一方空氣之上的四根弦。此時我感覺自己已然對苦難與悔恨無動於衷。

◆ ◆ ◆ ◆ ◆

以上就是我的裸蓋菇鹼靈遊，我已盡力忠實呈現。現在閱讀這些文字，懷疑再次湧上心頭，火力全開：「傻子，你那時嗑了藥！」這話說得沒錯，你也大可把這次經驗收納到這個方便的盒中，扔了，再也不去沉湎。過往無數靈遊無疑都落得如此下場，旅人不知道該拿遊歷的經驗怎麼辦，又或者無法理解其意義。然而，雖然的確是化學藥物讓我踏上旅程，但我所經歷的一切都是確確實實的經歷，這些事件在我腦海中發生，這些心理事實並非無足輕重，也不是轉瞬即逝。這些經驗所銘刻的痕跡在事後依舊無法刪除，且可讀取，和大多數夢境並不相同。

靈遊隔天，我很高興能有機會再回到瑪莉那兒進行幾小時「彙整」，希望能藉由說出旅程的故事、聽聽她的想法，來弄明白到底發生了什麼事情。剛才諸位所讀到的，其實產自也得益於當時的整理，靈遊剛結束時我其實遠比現在更一頭霧水。現在讀起來像是一段著重幾個主題、還算有頭有尾的敘述，但在一開始只不過是一堆支離破碎的意象、片片段段的感覺。當下的經驗其實妙不可言，要先遣詞，然後造句，然後形塑成故事。這麼做難免會造成某種破壞，但若不這麼做，那就真的是「令人難以想像」了。

瑪莉已拆掉了祭壇，但我倆還是坐在同樣的椅子上，面對面，中間隔著一張小桌。二十四小時後，我學到了什麼呢？學到我沒必要害怕，並沒有任何沉睡於潛意識中的怪獸等著被喚醒、向我撲來。這個深層的恐懼，其實可以追溯到好幾十年前，我在西雅圖的旅館房中經歷了駭人的一刻。當時我獨自一人吸了太多大麻，得調度最後一絲意志力，才沒做出什麼失心瘋又無法回復的事情。但這次，在這個房間當中，我完全放下防備，也沒發生任何可怕的事。本來擔心瘋狂如毒蛇靜候，但它並未浮現，也沒有將我拖入底下。這代表它並不存在，我的心理其實比自認為的更加穩健？或許見到鮑勃的那段過程，代表的正是這個意義，也許我和他的相似程度，比我自知的更多。我總喜歡把自己想得很深沉、很複雜，實際上並不到那個程度。（認清自己有多膚淺，可以算是深刻的洞悟嗎？）瑪莉並不是那麼肯定：「每次旅程，你都會帶進一個不同的自己。」也許下次就會喚醒心魔。

我能撐過意識消融，沒有費盡艱辛，也沒有變得軟爛如泥，是該感到慶幸，但更棒的是發現了原來在觀察現實時，還可能有另一個制高點，不那麼神經質，也更加寬宏大度。瑪莉提出想法：「光這件事，似乎就值回票價了。」這我不得不同意。然而，二十四小時後，原本的自我又穿上制服巡邏起來。先前驚鴻一瞥，窺得了更高的視野，雖迷人，但長期而言又有什麼好處呢？瑪莉提出，從前的自我習慣一觸即發地命令我對人、對事該如何反應，而在嘗到了較不防備的不同處事方式是何滋味之後，我或許可以藉由練習，學會讓自我變得柔軟。「現在你已經經歷了另一種反應（或者不反應）的方式。那是可以培養的。」她建議，冥想就是一種做法。

我心想，正是這個觀點，讓之前採訪過的許多志願受試者得以克服恐懼和焦慮，若是菸槍，則能克服菸癮。自我總是狂暴地做出本能反應，令人抓狂，對於何謂自我利益，觀點也很狹隘。濟慈曾提出「否定能力」的概念，指能與懷疑、神祕共存的能力，而不會本能地就想掌握確定的答案，而我們在暫時不受自我宰制之時，就得以體會這個概念的極端版本。這種意識模式極其無我（確如字面所述，「無」有自「我」！），要想培養，就得超越我們自身的主體性。又或者殊途同歸，改將主體性的範圍擴張得極廣，使主體性不僅僅關照我們自身，也關照他人，更兼及自然萬物。現在我明白啟靈藥如何幫助我們不偏不倚做到這一步，從第一人稱單數，變成複數，再到不只是複數。啟靈藥發揮作用後，便能親身感受萬事萬物息息相關的老生常談，也能把這老生常談化為有血有肉的具體事物。雖然像這樣的觀點，化學藥物僅能維持數小時，但這幾個小時就讓我們有機會看到可能的走向。或許也讓我們能練習如何與萬物合一。

我與高采烈離開瑪莉的閣樓，但同時又覺得自己是用最纖細的線提著某個珍貴的事物。掌握了這種看事情的方式，能否維持今天一天都還不確定，更別說要維持一輩子，不過似乎值得試試。

靈遊三：5—甲氧基二甲基色胺（別名「蟾蜍」）

是的，「蟾蜍」，說得更準確些，是由索諾拉沙漠蟾蜍（又名科羅拉多河蟾蜍）的毒液燻製而成，當中含有一種稱為「5—甲氧基二甲基色胺」的分子，是當今最強效、效力最快的精神活性藥物。沒有，我也沒聽過。其實，5—甲氧基二甲基色胺不為人知到就連聯邦政府都要到二〇一一年才將其列為管制物質。

吸食「蟾蜍」的機會突然就冒出來，我也沒什麼時間去想這麼做是不是瘋了。我有個情報來源，是個正在受訓成為有執照啟靈藥嚮導的女性。某天我接到她的電話，邀我去見見她朋友蘿西歐。蘿西歐三十五歲，是個墨西哥治療師，據她說是「世界一流的『蟾蜍』專家」。（話說回來，這頭銜的競爭能有多激烈？）蘿西歐來自墨西哥北部的索諾拉州，在當地收集蟾蜍，擠出毒液，並在墨、美二地替人施用此種藥物。這種藥在墨西哥處於法律的灰色地帶，在美國則不合法。（不過，官方似乎也並未查緝就是了。）

蘿西歐在墨西哥某間診所工作，那裡用非洲啟靈植物「伊玻加」搭配5—甲氧基二甲基色胺治療毒癮患者，成功率顯然頗為驚人。近年來，她成了「蟾蜍」界的蘋果佬強尼，帶著裝有毒液結晶的膠囊以及蒸薰器遊遍北美。隨著我認識的腦航員圈子逐漸擴大，我也遇過曾接觸「蟾蜍」的人，他們的蟾蜍初體驗多半都來自蘿西歐。

第一次碰到蘿西歐，是在晚上某個共同朋友安排的小飯局上，她跟我介紹了「蟾蜍」，還有用藥時可能會發生的事情。蘿西歐身材嬌小、長相漂亮，而且打扮入時，一頭及肩的黑髮剪了劉海，襯出她的臉龐。她笑起來平易近人，一笑臉頰上就會出現一個酒窩。這跟我預期的不太一樣，蘿西歐看起來不太像薩滿，也不像甘蘭德，反而更像都會專業人士。

蘿西歐在美國唸大學，又工作了幾年，五年前回墨西哥老家和父母同住，覺得人生沒有方向。她在網路上發現關於「蟾蜍」的手冊，才知道原來那是原生於當地沙漠的生物。（棲地廣布整個索諾拉沙漠，向北延伸至亞利桑那州。）蟾蜍一年當中有九個月都住在地底下，躲避沙漠的艷陽及高溫，等到冬雨來臨，入夜後就從地下巢穴中出來，短暫大肆覓食、交配。蘿西歐根據手冊中明列的指示，戴上頭燈，出門獵蟾蜍去。

她跟我說：「蟾蜍不會非常難抓，一照到光就僵住了，只要伸手抓住就好。」這些蟾蜍長滿了疣，呈砂土色，約有男人手掌大，脖子兩側各長了個大腺體，腿上也有些較小的。「你就輕輕擠壓腺體，拿面鏡子放在前面接噴出來的汁液。」顯然，擠出毒液並不會對蟾蜍有什麼壞處。過了一晚，玻璃鏡面上的毒液乾了，成為一片片黑糖色的結晶體。

毒液是蟾蜍感到受威脅時噴出的防禦化學物質，自然狀態下具有毒性，但結晶體在揮發時，毒性會受到破壞，只留下5—甲氧基二甲基色胺。蘿西歐將結晶放在玻璃管中揮發，吸食的人一吸，還來不及吐氣，人就已經神遊物外去了。「蟾蜍來得很快，而且一開始可能會意想不到地劇烈。」我注意到，蘿西歐把蟾蜍擬人化了，也甚少用分子名稱呼這種藥物。「有些人一動不動，其他人則邊揮舞手腳邊尖叫，尤其是蟾蜍帶出創傷的時候。蟾蜍辦得到這點。少數人會吐。然後二十或三十分鐘後，蟾蜍完事了就走了。」

面臨如此抉擇之時，我的第一直覺就是要盡可能多讀資料，那天晚上蘿西歐也用電子郵件寄了幾則文章給我。但我仍沒能挖出多少東西。其他啟靈藥大多都由科學家做過廣泛研究，而且也已經在各種情況下使用了幾百甚至幾千年。但蟾蜍不同，一直要到一九九二年以後才為西方科學界所知。那年威爾及戴維斯發表了一篇論文〈具精神活性的新世界蟾蜍之特性〉兩人在馬雅藝術中見到青蛙的圖像，便動了找尋這種奇幻生物的念頭，然而他們能找到的唯一一種具精神活性的蟾蜍棲息於馬雅文明的北方，距離十分遙遠。這些蟾蜍有可能成了貿易的商品，但仍無證據證明吸食蟾蜍毒液的做法自古有之。不過，5—甲氧基二甲基色胺也存在於幾種南美植物當中，有幾個亞馬遜流域的部落會將這些植物搗碎製成鼻煙，於薩滿巫儀中使用。其中有些部落稱此類鼻煙為「太陽精液」。

可能產生的副作用，或危險的藥物交互作用？這方面我找不到扎實的醫學資訊——相關研究太少了。倒是在網路上找到了不少靈遊的記敘，很多都很嚇人。我還發現，有個朋友的朋友住在城裡，我曾在晚餐聚會時見過幾次，她就嘗試過5—甲氧基二甲基色胺，不過不是蟾蜍，而是這種活性成分的合成版。我請她出來吃午飯，看看能學到些什麼。

她一臉高深莫測地說：「這是啟靈藥當中的聖母峰。」一面把手放在我的前臂要我別慌。奧莉薇亞五十出頭，是個管理顧問，有一雙兒女。我之前隱約知道她對東方宗教有興趣，但渾然不知原來她也是腦航員。

「你得做好準備。」她一面吃著烤起司三明治，一面敘述靈遊的開頭如何磨難。「我被拋入無窮無盡、純粹存在的領域。世上沒有任何形象，什麼實體都沒有，只有純粹的存在。而且範圍非常大，在此之前我從不知道無窮無盡是什麼。不過那是一個二維的領域，不是三維的，在匆升空之後，我發現自己被安頓在這個無窮的空間當中，成了一顆星星。我還記得自己心想，如果這就是死亡的話，我可以接受。那是種……福氣。我有種感覺——不，應該說我知道——裡頭的每樣事物都由愛構成。」

「感覺像是天荒地老那麼久，但實際大概只有幾分鐘，之後你就開始重組，又回到了自己的身體。我心想：『我還有孩子要養。而死後的時間要多少有多少。』」

每回只要有人敘述這樣的神祕經驗，我心裡就會有個問題揮之不去，我也問了她：「你怎能確定這個事件關乎靈性，而非只是藥物體驗而已？」

她冷冷回道：「這個問題無關緊要，當時我所開悟到的，就是這件事。」

來了，詹姆士所說的、神祕體驗的特色「知悟性」。真羡慕奧莉薇亞能如此肯定。我想，這正是讓我決定要吸食蟾蜍的原因。

和蘿西歐約定碰面的前一晚，可想而知，我難以入眠。沒錯，前兩次靈遊我毫髮無傷，甚至對於踏上旅程心懷感激，結束時也覺得自己的身心其實比先前認為的更強健。但是，原先所有的恐懼現在又再次湧上心頭，在漫漫長夜裡一陣陣向我襲來。聖母峰！一開始的陡升會十分難熬，這麼劇烈，我的心臟受得了嗎？發瘋的機率有多少？或許不高，但也絕非為零。那麼，去做這件事是不是腦子徹底壞了？我心想，從好的一面來說，不論發生什麼事，半小時內一切就都完事了；至於壞的一面嘛，半小時內一切就都玩完了。

太陽升起，我決定到了現場再決定。我曾跟蘿西歐透露過自己心中的不安，所以她提議在輪到我之前，我可以先在旁邊看她與另一人搭配。她知道這能讓我放心，事實上也的確如此。在我之前開始靈遊的人，是一個喜怒極度不形於色的大學生，之前吸過一次蟾蜍。他從蘿西歐的玻璃管中吸了一口，躺在墊子上，然後踏上看似平和的三十分鐘旅程，過程中沒有顯現出痛苦的跡象，更別說有什麼對於生死存亡的恐懼。結束後，他看起來完全沒問題。據他表示，腦袋裡發生了很多事情，但從外表上看來，他的身體幾乎沒受到擾動。好吧。不管是死亡還是發瘋，可能性看起來都變低很多。我可以。

蘿西歐安排我到墊上同樣位置，然後請我坐起來，這時她把預先量好的晶體膠囊放進了小玻璃瓶中，然後把瓶子旋進玻璃管的管身。她請我向蟾蜍表達謝意，並想想自己的目的為何。（還蠻籠統的，就是不管蟾蜍有什麼要教我的，我都想學學。）蘿西歐用點火槍在小玻璃瓶底下燒了燒，白煙盤旋而上充滿了玻璃管，這時她叫我小口小口從管中吸氣。「最後吸的那一大口，我希望你能盡量含越久越好。」

我不記得吐了氣，也不記得被扶著躺到墊子上、蓋上毛毯。一下子就感到一股無比巨大的能量湧上，充滿了我的腦袋，還伴隨著一聲令人身心俱疲的吼聲。我勉強擠出了事先備好的字詞：「信任」以及「交出自我」。這些詞成了我的真言，但在面臨眼前這樣的五級心智風暴之時，又顯得極其可悲，像是幾張一廂情願的小紙片。恐懼攫住了我，然後就像比基尼環礁上矗立的單薄小木屋在核爆測試中被炸飛那樣，「我」已不再，被外力炸成一團五彩碎紙，至於外力所在何處，我在頭腦中已經找不著了，因為外力把頭腦也炸開了，擴張成為了所有一切。無論那是什麼，都不是幻覺。幻覺代表還有真實，還有參照點，和一個可以擁有幻覺的實體。這些事物都已不再。

可惜，恐懼並未隨著我的「我」滅絕而消失。不管是什麼，讓我得以體認此次經驗（是吃了蘑菇時第一次體驗到的那股自我消滅後的覺知吧），總之那也都被恐懼的火焰吞沒。其實每一項能檢視並告訴我們「我存在」的判準都已灰飛煙滅，然而我卻仍有意識。「這就是死亡的感覺嗎？有可能是嗎？」當時的想法是這樣，只不過可以去想這件事的「我」卻不存在。

語言文字在此失去了作用。實際上根本沒有火焰、爆炸以及熱核子風暴，我這是努力想抓住比喻的浮木，希望能替腦中開展的事物建構出某種穩定而可與人分享的概念。事發的當下，並沒有條理清晰的思想，只有純然而可怖的感覺。事後我才開始想，這是否就是神祕主義者所說的戰慄奧祕，也就是令人睜不開眼、難以禁受的神祕（無論那是天主，還是某種其他的終極或絕對），在那樣的神祕之前，人類因驚嘆敬畏而顫抖。赫胥黎曾形容那恐懼是「面對真實，在真實的壓力下，會無法招架、分崩離析，心智早已習慣多數時候生活在舒適的符號世界中，無法承受如此巨大壓力」。*

啊，回到舒適的符號世界！

事後我不斷分別回想起兩個比喻，雖然難免會使經驗走樣[13]（任何文字、比喻、符號都會如此），但至少讓我能夠掌握住經驗的影子，或許還能與外人分享。第一個，是火箭升空後我位在火箭外側的畫面。我兩手抓著，雙腳緊緊繞著火箭，此時快速升高的G力抓扯著我的肉身，把臉往下拉出一抹緊繃的苦笑，同時巨大圓柱狀的火箭正飛升穿過一層又一層的雲，以指數速率不斷加速、升高，奮力掙脫地球的束縛之時，機身在瀕臨自我毀滅的邊緣發著抖，大氣越來越稀薄，火箭穿破大氣時產生的摩擦發出咆哮，震耳欲聾。

有一點像那樣。

另一個比喻則是大爆炸，不過這個大爆炸反其道而行，從我們熟悉的世界開始，一路回到了空無之時，沒有時間、空間和物質，只有純然、無邊無界的能量，就只有那個，後來才有一道不完美，是個波形的漣漪，致使這能量的宇宙開始成為時間、空間、物質。飛速往回穿越一百四十億年，我看著真相的維度一一崩毀，直至空無一物，連「存有」都沒有。只有那吞沒一切的咆哮聲。

實在是太可怕了。

說時遲那時快，過程又反轉了，純粹只有力量的那片虛無又化成了萬物。原有宇宙中的各種元素又一一重組起來，時間及空間的維度率先回返，將舒適愜意的空間座標賜給了我那仍舊四散如五彩紙片的大腦——這，是某地！然後我像穿上舊拖鞋那樣穿回了自己熟悉的「我」，之後很快也感到某個事物（我認出，那是自己的身體）重新組裝起來。這部關於真實的電影正快速倒放，彷彿那棵巨大的存有之樹上，先前被核爆炸得四散的葉子突然又找到了回來的路，代表現實的枝幹伸出了歡迎的雙臂，而葉子飛了上去，重新接合。事物的秩序正逐漸恢復，我顯然也包含在其中。我還活著！

下降重新進入熟悉的現實，過程比我預期得要迅速。在經歷升空那令人戰慄的苦楚後，我本以為會在失重的狀態下被放入軌道，被裝置在蒼穹當中成為一顆極樂無憂的星！唉。就像第一批前往水星的太空人，我的航程依舊未能進入軌道，只畫出一道弧形，稍稍輕觸無盡空間的寂靜之後，便落回了地球。

我感覺自己先重組為自己，再重組為身體（為了確認，這會兒還用手沿著大腿摸了摸，又在毛毯下扭來扭去），然而與此同時我還感受到狂喜，我從不曾這麼快樂過。不過這種狂喜並非自成一格，不完全是。那更像是對剛才所忍受的恐懼所產生出等量且反向的反應，不是天賜贈禮，更像是因無法忍受的痛楚止息而湧現歡喜，但這種鬆了口氣的感覺既廣且深，如大千世界般遼闊。

既然重新發現了自己的身體，我這時有種難以言喻的衝動想舉起膝蓋，一舉起來就發現有個什麼東西從我兩腿之間擠了出來，但輕而易舉，沒有掙扎，沒有痛苦。那是個男孩，是嬰兒的我。這似乎完全正確：我死了，現正重生。然而待我一湊近端詳這個新生生命，他就悠悠化為我兒艾撒克。而我心想，多麼幸運啊，多麼令人驚嘆啊！在此之前只有母嬰才有肌膚之親，此刻為人父者竟能體驗。無論過去我和兒子之間有什麼空間阻隔，此刻都已閉合，我能感覺溫熱的淚水

13 與赫胥黎同時代的亨利・米肖（Henri Michaux）也寫過自己的啟靈體驗，不過手法很不同。對於自己認為無法理解的事物，他不願意以比喻來賦予意義。在著作《悲慘奇蹟》（*Miserable Miracle*）當中，他的目標是「專注在所發生之事，有什麼就是什麼，不為了讓自己覺得更有趣而試圖改變其形貌並以他種方式想像」，也不試圖要讓讀者看懂。本書三不五時有精彩之處，但連篇難讀。「我對字詞不再有權，不再知道如何管理。再會了，寫作！」我懂他的意思，仍選擇抗拒，即便這代表必須容忍自己所敘多少有變形之處，仍如此選擇。——作者註

滑下兩頰。

接下來是一波排山倒海的感恩。感恩什麼呢？又一次為存在而感恩，沒錯，也感謝有艾撒克和茱迪絲的存在，但也感謝某種更基本的事物：我第一次感激「存在」，無論有的是什麼。存有不再只是理所當然，反而看來頗為奇蹟，而我也下定決心，永遠不要再視其為理所當然。每個人都因「存活」而表示感激，但又有誰會停下來感激「活」之前的那個極其基本的詞？我剛才所在的地方，蕩然無「存」，而現在我發誓再也不要忘記，當事物「存有」而非「無存」，那是多麼了不起的恩賜（以及神祕）。

此時我已進入了一個熟悉且更如魚得水的心智空間，我仍在靈遊，但能夠凝聚思想，並引導思想向東或向西。（至於品質如何，我就不敢誇口了。）每個接觸蟾蜍的人，蘿西歐都會請他們在靈遊經驗中尋找「求和贈禮」，也就是某種能夠帶回來、善用於生活中的想法或決心要做之事，而這次在我還沒把藥煙吸到肺裡的時候，她也請我這麼做。我決定，我的求和贈禮要關乎「存在」的問題，此外還關乎一個我認為與其相反的詞：「做」。這樣的二元論似乎具有重大意義，我靜思了一番，結論是生活中自己太忙於後者，前者卻不足。

沒錯，若不要一事無成，一定要偏向於「做」，但單純「存在」不也很有價值，也對精神有益？思，而非行？我決定自己需要練習與相對於「動」的「靜」共存有，與我眼中（不完美）的他人共存有，也與我這沒長進的自己共存有。要品味當下，無論當下為何，都不要試圖加以改變或甚至形容。（赫胥黎在麥斯卡林靈遊當中也有同樣想望，但覺得相當困難：「人若是總這樣看，就永遠不會想做別的事。」）*即便隨著這宜人的思潮隨波逐流，我還是得忍住那股想把自己拖上岸、跟蘿西歐說說自己這重大突破的衝動。不行！我得提醒自己：與之共存有就好。

前一晚我跟茱迪絲吵了一架，我現在明白問題正是在於「存」及「做」的差異，在於我對於

「存在」總是感到不耐。她當時在抱怨對於自己人生的某些不滿，而我並未只是表示同情，並與她及她的兩難共存有，相反地我還立刻列舉諸多建議她去做來改善狀況的實用事項。但這完全不是她想要和需要的，她就生氣了。現在我能無比清明看出，為何我本意是要幫忙，結果卻如此傷人。

所以，這就是我的求和贈禮：多存，少做。但一這麼說出來，我就明白有問題，還是個大問題。下定決心要求自己往「存」靠過去，這行為本是不就是某種形式的「做」嗎？與這整個概念背道而馳？真正的「存有」行家，可是連做夢都想不到要下什麼決心呢！我把自己困在哲學的死結當中了，我弄出了個悖論或者公案，但顯然不夠聰明，或者得悟程度太低，解不開。一開始這本是我人生中最驚天動地的經歷，就這樣在半小時後以一抹苦笑作結。

◆　◆　◆　◆　◆

就算已經過了幾個月，我現在還是不知道到底該如何理解這最後一趟靈遊。它的敘事曲線太過劇烈，可怕的高潮後一下就來到甜美的結局，顛覆了故事或旅程的形式。人仰賴起、承、合來理解經驗，我先前幾次靈遊都有，這次卻沒有。再加上速度又快得難以理解，於是除了「存有之重要」這個（經典的）啟靈界老生常談之外，便難以自靈遊中摘取太多資訊或知識。（接觸蟾蜍幾天後，我無意間看到法迪曼以前寄的一封電子郵件，無巧不成書，上頭竟寫了這麼幾個字。各位應該想像這些字像詩一樣排列在螢幕上：希望無論你在做什麼，／都正要停下然後／而且／一點也不做。）

後來的彙整太過倉促，所謂蟾蜍的「教誨」，我只能自己解開謎題。我經歷了任何靈性或神祕的體驗嗎？或者在我腦海中發生的，只不過是這些奇怪分子附帶的現象？（或者以上皆是？）奧莉薇亞的話迴盪在耳際：「這個問題無關緊要。當時我開悟到的，就是這件事。」如果有的話，我開悟到的，又是什麼事呢？

我不太確定該從何開始，於是想到若把自己的經驗拿來和霍普金斯、紐約大學研究中的受試者比一比，或許會有用處。科學家都會請受試者填寫「神祕經驗問卷」[14]，我決定也去找份來填，希望能弄明白自己的經驗到底符不符合。

問卷要我針對當中所列的三十個心智現象進行排序，都是心理師和哲學家認為神祕體驗中典型的思想、意象、感受。（我這份問卷參考的是詹姆士、史泰斯、潘克三人的研究。）「回顧整個療程，請根據程度評分，是否於任何時候……體驗到下列現象」，以六點量表表示。（從零到五，零代表「完全沒有」，五代表極有感受：「此生從未如此強烈」。）

有些項目很好評分：「失去自己通常的時間感。」有，五分。「感到驚嘆。」有，另一個五分。「感到經驗無法以言語充分表達。」對，又是五分。「於直覺層面體驗獲得具有洞察力的知識。」嗯，我猜那個關於「存在」的老生常談或許算吧。也許三分？但下面這個，我就不確定該怎麼辦了：「感到自己經歷了永恆或者無窮。」看這句的遣詞用字，所指的事物似乎比我在時間消失、被恐懼支配時所感受到的更為正面。我決定，這題不適用。「體驗到個人自身與更大的整體融合。」以此來形容與核爆合而為一的感受，似乎也太美化了一點。與其說是融合，還不如說是裂變，不過好吧，給了四分。

那麼，這個又該怎麼辦呢？「確定遇見了終極真實（意指在體驗中的某個階段，能夠『知道』和『看見』真的為真的事物）。」結束體驗時，我或許帶回了某些信念（比如關於「存」與「做」的那個），但這些似乎很難算得上是與「終極真實」（無論那是什麼）的接觸。同樣地，其他還有好幾項也讓我很想把手一攤：「感覺經歷了某種極為神聖之事。」（沒有）或者「體悟『一切即一。』」（有是有，但並不正面。在當時那個吞沒一切的心智風暴當中，我最懷念的就是差異還有多樣。）像這樣的題目有好幾個，我一面努力想給出分數，一面感覺這份問卷調查正把我往某個結論的方向拉，但這樣的結論和我的感覺一點也不一致。

不過，計算總分時我嚇了一跳，我得了六十一分，比「完整」神祕經驗的門檻高一分。勉強通過。所以，那算是神祕體驗？感覺起來，一點也不像我所預期的神祕體驗。我的結論是，假如這份神祕經驗問卷是個網，那麼這個網不太能捕捉我和蟾蜍的接觸經驗，撒網打撈心理，最終斷定撈出的事物並非我所求，可能得扔了。

但我不免想，對於問卷的不滿會不會和蟾蜍經驗強度極大、形貌奇特的本質有關，畢竟問卷本身並非為此而設計。這麼說是因為，我也用了同樣的問卷來評估自己的裸蓋菇鹼靈遊，似乎就貼切很多，要給各種現象評分也容易得多。比如光是回想中間有關大提琴的那段，我就能輕而易舉確認「（我的）個人自身與更大的整體融合」、「感覺（我）經歷了某種極為神聖之事」以及「位於某種靈性的高度」，甚至還有「體驗到與終極真實合一」。有，有，有，有的。前提是，我承認這些別具深意的形容詞，並不代表相信任何超自然的真實。

和瑪莉一起進行的裸蓋菇鹼幻遊在神祕經驗問卷上得了六十六分。不知為何，我很以自己這分數為榮，有點蠢。（我又來了，又把「存有」拿來「做」。）我的目標是要有這樣的經驗，而至少根據科學家的說法，我確實有過神祕經驗。然而，那並沒有讓我變得更為接近對神、對某種

14　具體來說，我填答的是「修正版神祕經驗問卷」（Revised Mystical Experience Questionnaire），簡稱MEQ30。——作者註

意識的宇宙形式，或對任何神奇事物的信仰。對於這些，我或許都曾不可理喻地預期（希望？）會發生。

話雖如此，我身上無疑還是發生了某種新奇而深刻之事，我很願意說那與靈性相關，只是要加個但書。我猜自己一直都假定靈性一詞隱含某種別人有但我沒有的信念或信仰，而靈性就該源自於這樣的信念或信仰。但現在我心想，總是這樣或者一定要是這樣嗎？

我先前採訪過紐大研究中的癌症病患黛娜・貝澤爾，她在裸蓋菇鹼體驗開始和結束時，都言明自己是無神論者。當時這件事一直令我百思不得其解，而在我自己走過幾趟靈遊之後，終於能解開這樣的矛盾。某次旅程的高潮消除了她對死亡的恐懼，據貝澤爾描述，當時她「沐浴在神的愛中」，然而結束時她的無神論立場依然不受影響。怎麼可能有人把這兩個衝突的概念放在同一個腦袋裡？我想，我現在懂了。她所體驗到的潮水般的愛不僅強大得難以言喻，也無法歸結於某個個別或世俗的原因，全然無緣，純然無故，是恩典的一種形式。如此恩賜，該如何表達其之廣之大？「神」或許是這個語言中唯一夠分量的詞。

我之所以覺得難以評估自身經驗，部分原因在於另一個也很有分量且別具意涵的詞——「神祕」。這個詞似乎暗示，這樣的經驗，是一般理解或科學之所不能及，充滿了超自然的味道。然而我想，數千年來有如此多偉大的心靈做了如此多的努力，試圖找到詞彙來描述這個殊異的人類經驗，並加以理解，光是因為這點，就不該棄「神祕」如敝屣。這些人言之鑿鑿，就算我們凡夫俗子閱讀時不太能理解到底在說些什麼，也會發現他們的描述中有驚人相似之處。

據神祕主義學者表示，這些共通特質通常包括：見到萬物（包括自己）歸一的異象（也就是「一切即一」這樣的說法）；對自己所感知的一切感到篤定（開悟到了真知）；歡喜、有福、滿足的感受；超越了賴以組織世界的各種分類，比如：時間、空間、自身、他人；感覺所理解之事具有某種神聖性（華茲華斯口中的與意義「更為深刻交融之事」）；往往矛盾（因此自我消失的同時，覺知依舊駐在）。最後，則是深信此次經驗無法言喻，縱使費盡千言萬語試圖傳達威力，仍是徒勞。（覺得有愧。）

靈遊前，上述遣詞用字無法挑起我的興趣，這些說法難以一望可知，簡直是一堆準宗教性質的天書。現在，這些話卻描繪出可以辨識的真實。同理，文獻當中某些關於神祕的段落，過去看來言過其實、抽象難解，（如果我真的有看）我都睜隻眼閉隻眼；但現在則當成報導文學的一個分支來讀。以下是十九世紀的一些例子，不過這樣的例子在任何世紀都能找到。

愛默生在〈自然〉一文中走過冬季新英格蘭的公有牧地：

站在空地上，頭沐浴在宜人的空氣中，飄飄升向無垠之空，鄙陋的我執盡皆消失。我成了一只透明的眼球。我是無。我眼觀一切。普世存有的潮流圍繞，穿我而過，我是神的一部分，或一個粒子。*

又如惠特曼在《草葉集》的第一版（此版較簡短、神祕性質更強）當中寫道：

在我四周快速升起擴散的，是安寧，是喜樂，是真知，超越人間一切技藝與爭辯；
我知道神之手是我手之前輩，
我知道神之精神便是我精神之長兄，
知道世間男子皆為我兄弟
……而女子皆為我姊妹與情人，

而造化之舟的龍骨[15]是愛。*

還有丁尼生在書信中描述孩提以來便時不時降臨在他身上的「醒覺的出神狀態」。

個體性的意識驟然沒了強度，於是個體性本身似乎消融，沒入無邊無際的存有之中，如此狀態並不迷茫，反而是清明中的清明、篤定中的篤定，全然超出言語之外，此處死亡為近乎可笑的不可能之事，（若這是）失去個性似乎並非消亡，而是唯一真實之生命。*

我的改變在於，現在我完全明白這些作家在說些什麼，他們在談自身的神祕經驗，無論他們如何達致，又如何解讀。這些話語過去沒有效果，現在則煥發出一道新的互相關聯之光，至少現在我接收得到。如此關聯性一直存在於世上，一道道流經文學與宗教，只是就像電磁波一樣，沒有某種接受器就無法理解。而我，成了這麼一個接受器。像「無邊無際的存有」這樣的詞句，過去我或許認為過於抽象、誇飾，草草一瞥讀過，現在則傳達了某種具體甚至熟悉的事物。一扇通往某個人類經驗領域的門，過去六十年都關著，而今對我開放。[16]

但，我已獲得走過那扇門、參與那場對話的權利了嗎？我不知道愛默森（還有惠特曼、丁尼生）的神祕經驗是怎麼回事，但我的是來自於化學物質。這不是作弊嗎？或許不是：所有心智體驗很可能都由大腦中的化學物質中介，就算是看似最「超凡脫俗」的，也是。又該多重視這些化學物質系出何處的譜系？原來，流經人類大腦和流經自然世界的竟是同樣的分子，在色胺[17]的廣袤流域當中將我們所有人牽繫在一起。當分子是外生時，就比較不那麼神奇了嗎？（外生，指來自蘑菇，或者植物，或者蟾蜍！）我們應該記住，當異象經驗的靈感來自自然界中的其他生物，這件事在很多文化當中，不但沒有減損經驗的意義，反而使其更富意涵。

我如何詮釋自己所體驗的一切（現在那已正式獲驗證為神祕經驗），目前還在努力當中，還在尋找正確的字眼。但是使用「靈性」一詞來形容自己所見所感的種種元素，只要不帶有超自然的意涵，我都沒問題。在我看來，當自我的聲音被減弱或消音，因此而出現的某些強大的心理現象，很適合以「靈性」稱之。撇開其他不說，這幾趟靈遊至少讓我看到，那個乍看如此熟悉、細想如此陌生的精神建構，是如何橫亙於我們以及經驗的某些驚人新層次之間（無論經驗屬於外在世界還是內在心智）。這幾趟旅程讓我看到，佛教徒一直努力想告訴大家，但我從來不明白的一件事：意識並非僅有自我，若自我能不再喋喋不休，便能見到自我之外的事物。還有，自我的消融（或超脫）不足為懼，其實那正是取得靈性進展的前提。

然而自我是人心中那個神經質的傢伙，堅持要在心智中當老大，它很是狡猾，不經過一番掙扎就不會交出手中權力。自我覺得自己不可或缺，無論是靈遊之前還是靈遊其間，都會奮力拚搏以免遭到減縮。我懷疑，每次靈遊之前輾轉難眠的夜晚，我的自我正是做此打算，努力想說服我，我很可能犧牲一切，然而實際上可能被犧牲掉的，只有它的主權而已。

赫胥黎曾談過心智的「減壓閥」，這個機能允許部分外界世界進入我們的意識當中，但也消

15 龍骨（kelson）是海事術語，指船殼中的一個結構。——作者註

16 或至少關了五十五年，畢竟我想年幼的孩子都能隨時接觸這類經驗，這點會在下個章節當中看到。——作者註

17 色胺（tryptamine）：動植物和真菌體內均有的一種單胺生物鹼，有假說認定色胺在哺乳動物腦中是作為神經調節物質或神經傳導物質。詳細說明請參見第五章內容。——編註

除了另一部分——他此處所指稱的對象，正是自我。自我是個不僅吝嗇還十分警覺的守衛，肯放行通過的，僅有最窄頻的真實，也就是「能幫助我們活下來的那種意識，寥寥涓滴」。天擇所重視的各類活動，自我都很擅長：包括出人頭地、受人喜愛、吃飽肚子、找人上床。自我讓我們能走在正軌上，若有任何事物，可能令我們無法專心於手邊工作，自我會是個毫不留情的編輯，無論這代表要控管我們對於內在記憶或者強烈情緒的存取，還是對外在消息的接收，自我都不會手軟。

世上之事，自我若允其進入，則多半會將其客體化，這是因為自我希望把主體性的天賦留給自己。也正因此，自我看不見天地間盡是神靈，我此處所謂的神靈，指的不過是我們自身以外的主體性。只有在我的自我被裸蓋菇鹼消音時，我才能感受到自家花園中的草木亦有靈。（用十九世紀加拿大精神科醫師暨神祕主義者巴克的話來說：「眼前所見，宇宙並非由已死之物質構成，反而是活著的『臨在』。」）*同樣的現象，科學稱之為「生態」以及「共同演化」——每一物種，皆為對其他主體產生作用之主體。當這樣的概念因體會而有了血肉，就會變得「更為深刻交融」，我第一次的裸蓋菇靈遊便是如此，而我很樂意稱此為靈性體驗。我在啟靈時與許多事物合一也是如此，比如：和巴哈的大提琴組曲，和我兒艾撒克，和祖父鮑勃，和所有直接理解、直接擁抱的靈，而每一次融合都伴隨著一股洶湧的感受。

這麼說來，或許靈性體驗只不過是「所有鄙陋的我執盡皆消失」時，心智中開啟的空間所發生之事。有些奇景（還有恐懼），平素我們會去抵抗，此刻則流入意識當中；通常我們看不到感官光譜的極端，這時也獲感官允許進入。當自我沉睡，心智便嬉戲起來，提出出乎意料的思維模式，還有一道道新的關聯。自身與世界之間的鴻溝，那個平時受到自我高度警戒巡邏的無人之境閉合了，讓我們能感到不那麼各自為政，彼此更有聯繫，是某種更大的實體的「一部分、一個粒子」。無論我們把那個實體稱為大自然，還是總體心識，還是神，都不怎麼重要。不過，在那般合一的大熔爐當中，似乎連死亡也失去了一些令人痛苦的力量。

CHAPTER FIVE
The Neuroscience: Your Brain on Psychedelics

第五章
神經科學
服用啟靈藥後的大腦

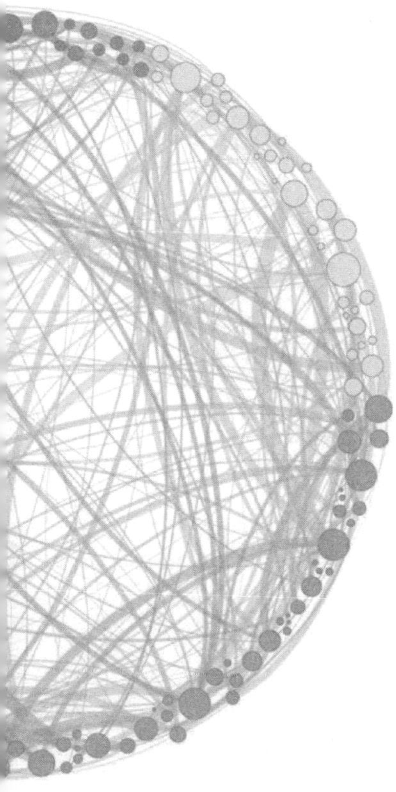

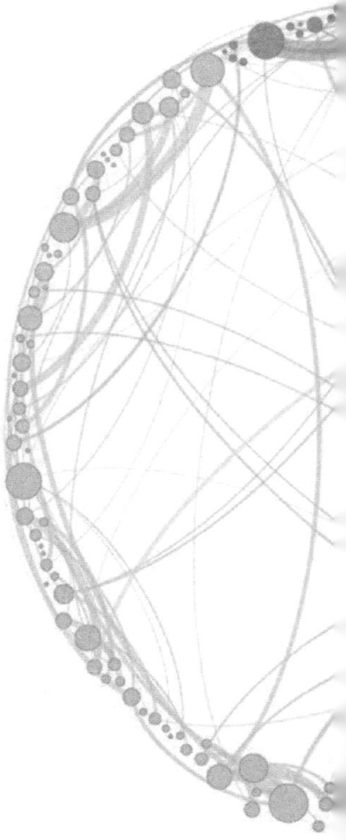

我的大腦剛才怎麼了？

分子使我踏上每趟靈遊，遊歷歸來我都極為好奇這些化學物質能告訴我什麼跟意識有關的事情，而這些新知又可能揭露了大腦跟心智之間的何種關聯。蘑菇或蟾蜍（或人類化學家）所製造的化合物，究竟如何讓人達致意識的嶄新境界、改變人對事物的觀點，而且不僅僅是在靈遊過程中，就連分子早已離開體內後也還有影響。

其實，這裡所說的分子有三種：脫磷酸裸蓋菇素、LSD、5—甲氧基二甲基色胺。不過，只消隨便看一眼三者的結構（說這話的，可是個高中化學拿丁等的人），就能看出相似之處。三種分子都是色胺。色胺是種有機化合物，說得更準確些是一種「吲哚」（indole），特色是有兩個相連的環，分別有六個及五個原子。自然生物界中充滿了色胺，植物、真菌、動物體內都有色胺，通常在細胞間擔任傳訊分子。人體內最著名的色胺就是神經傳導物質「血清素」，化學名為5—羥基色胺（5-hydroxytryptamine）。這個分子和前述的啟靈分子有極強的家族相似性，並非巧合。

神經傳導物質中，血清素或許廣為人知，然而血清素的許多層面仍是待解之謎。比如，血清素能與十來個受體結合，這些受體不僅出現於大腦各處，全身上下也都能找到，其中又以消化道最具代表性。根據不同受體類型及位置，血清素可以產生不同效果，有時會大幅刺激某個神經元，有時卻又會加以抑制。你可以把血清素想成是一種字詞，意義或重要性會根據上下文甚至根據在句子中的位置而徹底改變。

我們稱作「典型啟靈藥」的某一類色胺，與某類稱為「5—HT2A受體」的血清素受體間具有強力親和性。此類受體大量存在於人類的皮質中，也就是最晚才演化出來的大腦最外層。基本上，啟靈藥與血清素足夠相似，因此可以附著於這個受體區，使其活化，產生許多作用。

說也奇怪，ＬＳＤ與５—ＨＴ２Ａ受體之間的親和性比血清素本身更強，也就是說「黏著度」更高，於是成了個仿製品比正版（從化學層面而言）更像正版的例子。這讓有些科學家推測，人體一定製造了其他更量身打造的化學物質，專門用於活化５—ＨＴ２Ａ受體，或許是種內生的啟靈物質，只在特定情境下釋放，或許是作夢的時候。其中一個可能的化學物質*，便是已知微量存在於老鼠的松果體當中的啟靈分子二甲基色胺。

一九五〇年代以來，血清素與ＬＳＤ的科研工作一直難分難解。其實，正是由於發現劑量微小的ＬＳＤ就能對意識產生影響，才使得一九五〇年代新興的神經化學領域有了進展，也才發展出「選擇性血清素再吸收抑制劑」這類抗憂鬱藥物。不過一直要到一九九八年，才由瑞士籍的啟靈藥神經科學先驅法蘭茲・佛倫懷德證明ＬＳＤ及裸蓋菇鹼等啟靈藥是藉由與５—ＨＴ２Ａ受體結合對人腦產生作用。*他給受試者服用酮色林，這是一種會阻斷此種受體的藥物，此時再施用裸蓋菇鹼，受試者便無任何反應。

不過，佛倫懷德的發現雖重要，卻只是從啟靈化學到啟靈意識這條漫長（而曲折）的路上的一小步。５—ＨＴ２Ａ受體或許是門上的門鎖，能由ＬＳＤ等三種分子打開通往意識的門，但化學物質打開意識之後，最終又如何來到我所感覺和經歷的一切呢？比如我體會到的自我消融，還有主體與受體間的區分崩解，又比如瑪莉在我心智的眼前幻化成莎賓娜。換句話說，關於啟靈體驗的「現象學」，腦科學能否告訴我們些什麼？若能，又是什麼？

這些問題當然都關乎意識的內容，而意識的內容，至少到目前為止，神經科學的工具還探究不了。我所說的意識，並非只是單純的「有意識」而已，後者指的是生物對於所在環境中的變化具備基本感知，能夠輕易以實驗來衡量。以此狹義的定義而言，就連植物都「有意識」，只是不確定是否具有完整的意識。神經科學家、哲學家、心理學家所說的意識，指的則是確確實實感到我們是（或者擁有）一個經歷各種體驗的自己。

佛洛伊德曾寫過：「人最確定的，就是對於自己、對於自我的感受。」*然而，其他人是否也有意識，就很難那麼確定了，更別說其他生物是否也有意識，畢竟並沒有外在的實體證據證明我們體驗到的意識是確實存在的。科學本該是最能幫助人了解任何事情的方法，然而人最確定的一件事，科學卻觸及不到。

這樣的矛盾，留了一扇半掩的門，作家、哲學家紛紛踏入。哲學家湯瑪斯・內格爾一九七四年發表一篇著名論文〈身為蝙蝠是什麼感覺？〉，針對確定其他生物是否也有意識，提出經典的假想實驗。*他主張，如果「身為蝙蝠的確有某種感覺」，也就是說蝙蝠的經驗有任何具主體性的面向，則蝙蝠就具有意識。他接著又表示，此處所謂「是什麼感覺」的特質，可能無法以物質的觀點概括。永遠不行。

無論行與不行，內格爾說得沒錯，這確實是意識研究領域當中最具分量的一大主張。當中的核心問題經常被人稱為「難題」[1]或者「解釋鴻溝」：心智是經驗的主觀特質，該如何從實質的層面，也就是用大腦物理構造或化學成分來解釋？這個問題假定意識是大腦的產物，最終會被解釋為神經元、大腦結構、化學物質、溝通網絡等實質事物的附帶現象，大多數（但並非全部）的科學家也都如此假定。這看起來絕對是最符合簡約原則的假說，但離得證還很遠，也有一些神經科學家質疑是否真有證實的一天，質疑像主體經驗（「你之為你」是什麼感覺）這般難以捉摸之事，是否真能以科學加以還原。這些科學家和哲學家有時會被人叫做「神祕論者」，這可不是什麼讚美。有些科學家提出，意識或許有可能遍及整個宇宙*，應該以看待電磁學或重力的方式來思考意識，視意識為構築真實的基本建材之一。

有些人認為啟靈藥或許能替意識的問題帶來一些曙光，這樣的想法其實有其道理。啟靈藥的效力足以干擾所謂「正常非睡眠意識」的系統，或許能因此迫使系統的某些基本特性現形。沒錯，麻醉劑也會干擾意識，但這類藥物會關閉意識，所以這種干擾所產生的資料相對很少。相較之下，吃了啟靈藥的人仍舊是醒著的，而且能夠即時說出自己當下經歷了什麼。這些主觀陳述與大腦活動之間的相關性，現在已經能利用多種不同的造影方式找出，這些造影工具，是一九五〇、六〇年代第一波啟靈藥研究時期的科學家所沒有的。

結合上述科技以及LSD和裸蓋菇鹼，歐美地區的幾個科學家打開了通往意識的一扇新窗口，而他們從窗口中窺探到的事物，可望改變我們對於心腦關聯的了解。

◆ ◆ ◆ ◆ ◆

利用啟靈藥幫助畫出人類意識的地圖，如此的神經科學遠征，最有雄心壯志的或許當屬倫敦西區帝國理工學院漢默史密斯校區精神醫學中心的一所實驗室。校區近期才完工，裡頭的建築未來感十足，但不知為何令人感到壓抑，一棟棟以玻璃牆面的空橋和感應式的自動玻璃門相連成網。就在這兒，在著名英國神經藥理學家大衛・努特的實驗室當中，有個由三十來歲的神經科學家羅賓・卡哈特哈里斯帶領的團隊。他們從二〇〇九年起進行研究，要找出啟靈體驗的「神經相關要素」，也就是發生在人體內相對應的反應。他和團隊替志願者注射LSD以及裸蓋菇鹼，然後利用多種掃描科技，包括功能性磁振造影（fMRI）以及腦磁圖儀來觀察大腦中的變化，讓

1 全稱為「知覺難題」（the hard problem of consciousness）。——譯註

我們第一次得以窺見當自我消融（或者是幻覺）這類狀況在心智中展開時，大腦看來到底是什麼樣子。

這樣的研究案看起來不太可信，又可能產生爭議，竟然能夠上路，有賴於三個非常特殊的人物以及事業。二〇〇五年這些人在英格蘭相會：努特、卡哈特哈里斯，還有阿曼達・費爾丁，也就是威姆斯與馬奇女伯爵。

卡哈特哈里斯其實繞了很大一圈才走進了努特的神經藥理實驗室，之前他先唸完精神分析的研究所課程。這年頭神經科學家很少把精神分析當回事，他們不太認為那是科學，反而覺得那是一套無法測試的信念。卡哈特哈里斯可不這麼認為。他浸淫於佛洛伊德與榮格的文字當中，深受精神分析理論所迷，但同時也為缺乏科學嚴謹性而苦惱，此外精神分析認為意識最重要的部分就是無意識，但用於探討的工具卻面臨種種限制。

第一次見面時，他如此說明：「要是我們接觸無意識的唯一辦法，就是透過夢境還有自由聯想，根本就不會有任何進展。一定還有別的辦法。」某天他問自己的專題課教授，那個「別的辦法」有沒有可能是藥物。（我問他，他的這個直覺是來自於個人經驗，還是研究，但他明確表示不想討論這個話題。）教授叫他去讀讀葛羅夫寫的書《人類無意識的領域》。

「我去了圖書館，把書從頭到尾讀完，大開眼界，從此替我年輕的人生定下了方向。」

卡哈特哈里斯是個纖瘦、認真的年輕人，總是來去匆匆。他留著修剪整齊的落腮鬍，有一雙不太眨眼的淺藍色大眼睛，他當時計劃要用啟靈藥以及現代腦部造影科技，在精神分析學派底下打造自然科學的基礎，後來花了幾年才付諸實現。「佛洛伊德說夢是通往無意識的捷徑。」他提醒我。「啟靈藥呢，有可能會是超級高速公路。」卡哈特哈里斯言行謙遜，甚至可說是謙卑，一點也看不出竟有如此大膽的抱負。他喜歡引用葛羅夫的豪語，說望遠鏡之於天文學，顯微鏡之於生物學，就如同啟靈藥之於了解心智。

卡哈特哈里斯於二〇〇五年完成精神分析碩士課程，開始打算要走啟靈藥的神經科學。他四處打聽，也在網路上做了些功課，最終找到了努特以及費爾丁，這兩人或許會對他的研究案有興趣，而且也有能力提供幫助。他先去找了費爾丁。費爾丁在一九九八年成立貝克利基金會，研究精神活性物質對大腦的影響，並遊說政府改革藥物政策。基金會以貝克利園為名，那是牛津郡一座十四世紀都鐸時期大宅，占地遼闊，費爾丁從小在裡面長大，二〇〇五年時她請了卡哈特哈里斯去那兒共進午餐。（最近某次造訪貝克利的時候，我數了數，有兩座高塔和三條護城河。）

費爾丁生於一九四三年，有英格蘭貴族才養得出來的古怪脾氣。（她出身哈布斯堡家族，祖先中有兩個是英王查理二世的私生子。）費爾丁學的是比較宗教以及神祕主義，長久以來都對意識的變化狀態很有興趣，尤其關注流向腦部的血液所扮演的角色，她認為自從智人開始直立行走之後，這個部分就被犧牲了。費爾丁認為ＬＳＤ能夠藉由促進大腦血液循環，增進認知功能，並幫助意識達到更高的境界。要達致類似結果，第二種辦法則是運用古老的顱骨穿孔術，這值得稍微岔題來談談。

顱骨穿孔術會在頭骨上鑽個淺洞，據說能增進腦部血液循環，實際上這是逆轉了童年頭蓋骨閉合的過程。許多古代頭骨上都有細緻的小洞，從數量上看來，顱骨穿孔術在數百年間曾是常見的醫療程序。費爾丁深信顱骨穿孔能幫助意識到達更高境界，於是開始找人替她動手術，後來發現顯然沒有專業人士願意效勞，她就在一九七〇年自己動手，用電鑽在自己的額頭正中央鑽了個小孔。（她把這段過程記錄在一段不長但是駭人的影片上，片名叫《腦中的心跳》。）費爾丁對於結果很是滿意，舉著「顱骨穿孔促進全國健康」的旗幟出馬競選國會議員，還選了兩次。

不過，費爾丁這人雖然古怪，但絕不是混日子的人。無論是藥物研究還是藥物政策改革，她都認真有策略地去做，也很有成果。近年來，她的重心已由顱骨穿孔轉向以啟靈藥改善大腦功能的可能性。她自己平素一向把ＬＳＤ當成「補腦藥」來用，偏好每天的劑量要正好達到「一個甜蜜點，既能增加創意與熱誠，又還能維持掌控。」（她跟我說，有段時期她把補腦的劑量提高到一百五十微克，這已經遠遠不能算是微量了，足以讓包括我在內的大部分人踏上一趟完整的靈遊。不過，經常使用ＬＳＤ會導致耐藥性，因此對於有些人來說，一百五十微克只不過是「替意識增添某種火花」，這點是完全有可能的。）要加入啟靈藥科學的新對話，她有自己的包袱，我發現她對這點毫不避諱，令人對她生起好感：「我是癮君子，住在這棟大房子裡，頭上還有個洞。我想這就讓我失去資格了吧。」

正因如此，當二〇〇五年有個叫做卡哈特哈里斯的科學家來貝克利吃午飯，既年輕又滿懷壯志，談起想結合ＬＳＤ與佛洛伊德的抱負，費爾丁立刻就看見了潛力，還看見了測試自己那套大腦血液理論的機會。費爾丁向卡哈特哈里斯表明，貝克利基金會或許會願意資助這樣的研究，建議他和努特聯繫。努特當時是布里斯托大學的教授，也是費爾丁在藥物政策改革運動中的盟友。

努特的行事作風讓他在英國和費爾丁一樣惡名昭彰。努特是個大塊頭，總是樂呵呵的，六十開外，留著小鬍子，笑起來聲如洪鐘。他在二〇〇九年聲名大噪，本是政府藥物濫用顧問委員會的主席，那年被內政大臣開除。委員會的職責是根據非法藥物對於個人以及社會的危害，向政府提供藥物分類的相關建議。努特是成癮現象以及煩寧等苯二氮平類藥物的專家，以實證方式將多種合法及非法精神活性物質的風險量化，這時他犯了致命的政治錯誤，他從自己的研究中歸納，也跟所有開口詢問的人說，酒精比大麻更危險，使用快樂丸比騎馬還要安全。

我和他在他的帝國理工學院辦公室中碰面時，他告訴我：「不過害我被炒魷魚的那句話，其實是在現場直播的晨間電視節目上，有人問我：『你說比起ＬＳＤ，酒精的危害更高，這話不是認真的吧？』我當然是認真的！」[2]

二〇〇五年，卡哈特哈里斯來找努特，希望能到布里斯托大學拜入他的門下研究啟靈藥以及作夢，為了達到目的，還提到有可能獲得費爾丁提供的經費。卡哈特哈里斯回想那次面談，努特毫不客氣指出這不可行：「『你想做的這個點子太天馬行空了，你也沒有神經科學相關經驗，這完全不現實。』不過我跟他說，我把所有的雞蛋都放在這個籃子裡了。」年輕人如此堅決，讓努特眼睛為之一亮，於是提出：「來我這兒唸博士班。我們從比較簡單的東西開始，之後或許可以研究啟靈藥。」後來發現所謂比較簡單的東西，指的是MDMA對血清素系統的影響。

那個「之後」則出現在二〇〇九年，此時卡哈特哈里斯已拿到了博士學位，在努特的實驗室利用費爾丁的經費進行研究。那年他還獲得（英國健保署及內政部的）允許研究裸蓋菇鹼對大腦的影響（幾年後輪到LSD）。卡哈特哈里斯自告奮勇當第一位志願受試者。「我當時想，如果要在人家身上用這種藥，還要把他們放到掃描儀器裡面，應該先用在自己身上才光明磊落。」不過，就像他跟努特說的，「我有焦慮傾向，從心理層面來說或許也不是那麼適合，於是他勸我打消念頭，而且他覺得親自參與實驗有可能會使我沒那麼客觀。」最後，某個同事當了第一個受試者，接受裸蓋菇鹼注射，然後滑進了fMRI掃描儀當中，完成靈遊中大腦的造影。

卡哈特哈里斯要研究的假說是，這些人的大腦，尤其是情感中樞，會顯現出活動增加的現象。「我本以為看起來會像是腦部在作夢時的樣子。」他跟我說。佛倫懷德曾運用過不同的造影

2 努特在二〇一二年出版的著作《不談空話談藥物》（*Drugs Without the Hot Air*）當中寫道：「整體而言啟靈藥是已知最安全的藥物……幾乎不可能因為過量而死亡，不傷身，甚至還抗成癮。」（p.254）——作者註

技術，他發表的數據顯示，啟靈藥會刺激腦部，尤其是前額葉的活動。（此區負責的是「執行功能」等較高階的認知功能。）不過，等到第一批資料進來，卡哈特哈里斯大吃一驚：「我們看到的是血流量減少。」（血流量是fMRI量測的腦部活動代用指標之一。）「是我們弄錯了嗎？真是令人百思不得其解。」不過第一批關於血流量的資料後來又獲得第二次量測證實，第二次量測看的是氧氣消耗量，以便精確找出腦部活動增加的區域。卡哈特哈里斯和同事發現，裸蓋菇鹼會使大腦活動降低，特別是一個特定的腦部網絡——預設模式網絡。當時他對此所知甚少。

卡哈特哈里斯開始研讀相關資料。預設模式網絡，簡稱DMN，一直要到二〇〇一年以後才為腦科學界所知。二〇〇一年，華盛頓大學的神經科學家馬庫斯・賴希勒在《美國國家科學院院刊》當中發表了一篇劃時代的論文介紹預設模式網絡。*這個網絡位於大腦中央，形成了大腦活動的重要中樞，連結了大腦皮質的部分區域以及記憶和情緒會牽涉到的深層（且古老）結構。[3]

會發現預設模式網絡，其實在科學界的意料之外，那是大腦研究使用腦部造影科技無心插柳的成果。[4]典型的fMRI實驗一開始會以神經活動的「休息狀態」做為比較的基準點，此時志願者靜靜坐在掃描儀當中，等候研究人員開始進行要做的研究。賴希勒注意到，受試者腦袋放空的時候，大腦中反而有幾個區域顯現出活動增加的情況。這就是大腦的「預設模式」，在我們沒有事情需要注意、沒有心智任務要進行時，這個大腦結構的網絡就會活動起來。換言之，賴希勒發現了我們想東想西，也就是做白日夢、反芻思考、神遊時空、自我反思、擔憂的時候，心思到底去了哪裡。我們的意識流或許正是流經了這些結構。

「預設網絡」和「注意網絡」間的關係有點像是翹翹板，一旦外界需要我們注意，注意網絡就會甦醒，一者啟動，另一者就會靜默，反之亦然。不過，隨便哪個人都能告訴你，外界沒什麼事發生的時候，心智當中卻頗熱鬧。（其實，預設模式網絡雖然只是大腦的一小部分，卻耗用了腦部極大比例的能量。）預設模式運作時，與人對外在世界的感官處理隔著一段距離，預設模式在人進行高階「後設認知」過程時最為活躍，比如：自我反思、神遊時空、心智建構（比如自己或自我）、道德思辨，還有「心智理論」，也就是推斷他人心理狀態的能力，比如說我們會試著想像當另一個人「是什麼感覺」。這些功能可能都專屬於人類，具體而言是專屬於成人，原因在於預設模式網絡要到兒童發育的後期才會開始運作。

「大腦是個有高低階層的系統。」某次訪談時，卡哈特哈里斯如此對我說明。「最高階的部分對於較低階（及古老）的部分，比如情緒和記憶，會產生抑制作用。」所謂最高階的部分通常位於皮質，在人類演化過程中很晚才發展出來。整體而言，預設模式網絡對於大腦其他部位會產生上對下的影響，許多其他部位要溝通，都透過這個網絡位於大腦中央的中樞。他曾用許多方式來形容預設模式網絡，說那是大腦的「管弦樂團指揮」、「公司主管」或是「首都」，負責進行管理以及「維繫整個系統」。此外也要控管大腦那些比較不受控制的傾向。

3　構成預設神經網絡的關鍵結構是：內側前額葉皮質（medial prefrontal cortex）、後扣帶皮層（posterior cingulate cortex）、頂下小葉（inferior parietal lobule）、後顳葉皮質（lateral temporal cortex）、背內側前額葉皮質（dorsal medial prefrontal cortex），以及海馬結構（hippocampus formation）。請見下列資料：Randy L. Buckner, Jessica R. Andrews-Hanna, and Daniel L. Schacter, "The Brain's Default Network," *Annals of the New York Academy of Sciences* 1124, no. 1 (2008)。儘管神經造影顯示，前述結構間的連結關係很強，但預設神經網絡是新的概念，尚未普遍為所有人接受。——作者註

4　別忘了ｆＭＲＩ等神經造影技術有其限制，多數技術無法直接量測大腦活動，而是衡量其代用指標，比如：血流和耗氧量等。此外，這類技術亦仰賴複雜的軟體，將微弱的訊號轉譯為鮮明的影像，近來亦有批評者質疑這類軟體是否準確。就我接觸的經驗來看，研究動物的腦科學家可以直接將探針戳入動物體內，這些人對於ｆＭＲＩ不屑一顧；但研究人類的腦科學家則接受ｆＭＲＩ為現有最好的工具。——作者註

大腦由數個不同的專門系統組成，比如一個負責視覺處理，還有一個負責控制動作活動，大家各司其職。「能夠避免混亂，是因為各系統的地位並非生而平等。」*賴希勒曾寫道。「某些腦區送出的腦電訊號比其他區域優先，而在這樣的高低階層中，居於最高位的就是預設模式網絡，負責擔任超級指揮，確保一個系統當中互相競爭的嘈雜訊號不會干擾另一個系統的訊號。」整套體系非常複雜，若沒有預設模式網絡管理秩序，可能就會落入精神疾病的無政府狀態。

前面也提過，預設模式網絡在創造心智建構或投射的過程中占有一席之地，其中最重要的建構就是我們所說的「自己」，或者說是「自我」。[5]正因如此，有些神經科學家把預設模式網絡稱為「我之網絡」。假如有研究人員列出許多形容詞，請你思考這些詞對你是否適用，此時猛然活動起來的就是你的預設模式網絡。（在社群媒體發文收到「讚」的時候，此處也會有反應。）*一般認為，預設網絡中的節點負責自傳式的回憶，我們會利用當中的素材，藉由串起過往經驗與當下之事還有對於未來目標的預測，構築出關於自己是誰的故事。

個別的自我，是一個有獨特過往也有未來軌跡的存在。產生個別自我是人類演化的一項輝煌成就，但也並非全無缺點，還可能產生失調現象。感受到個人身分，這件事的代價便是感到與他者以及自然分離。自我反思或許可以帶來極高的智識與藝術成就，但也會導致以負面方式看待自己，還有諸多類型的不快樂。（有一篇論文〈胡思亂想的心，是不快樂的心〉經常為人所引用*，文中心理學家發現不快樂的感覺與花在東想西想的時間有高度相關性，而想東想西正是預設模式網絡的主要活動。）不過，無論是好是壞，我們大部分人都全盤接受，把這個自己視為理所當然、無法動搖，不但和自己所知的一切一樣真實，也是我們此生身而為有意識的人類的基礎。至少，我一直如此認為，直到有了啟靈體驗，我才忍不住思考是否真是如此。

卡哈特哈里斯的第一個實驗，最令人吃驚之處，或許在於發現預設模式網絡活動最明顯的活動降低，和受試者主觀體驗的「自我消融」，兩者具有相關性。（有個志願者表示：「我只以意念或者概念的方式存在」，另一個則回想：「不知我在何處結束，周圍又從何處開始。」）預設模式的血流量及耗氧量陡降得越多，志願者就越可能表示自我感消失。[6]

二〇一二年，卡哈特哈里斯在《美國國家科學院院刊》發表〈利用裸蓋菇鹼以ｆＭＲＩ研究找出啟靈狀態的神經層面伴生現象〉[7*]，公開了研究結果，不久後耶魯大學的研究人員朱德森·布魯爾[8]發現自己研究中的掃描資料和卡哈特哈里斯的極為相似。布魯爾利用ｆＭＲＩ研究冥想老手的腦部，這些人表示自我超脫時，在ｆＭＲＩ上顯示的是他們的預設模式網絡靜了下來。看來，預設模式網絡活動驟然銳減時，自我也暫時消失，而我們通常體驗到的自己與世界、主體與客體間的分野也全都消融不見。

這種與更大的整體合而為一的感受，當然是神祕經驗的一大特徵。我們會感到個體性還有分離，正是由於自我有界限，主體和客體間也有明確劃分。不過，這些或許都是心智的建構，是一種幻覺，佛教徒一直都想告訴我們這件事。啟靈時的「不二」體驗，或許代表在「自己」消失時，意識仍然存在，也代表儘管我們（還有「自己」本身）總喜歡把「自己」想得不可或缺，但

5 此處我大抵把「自己」（self）、「自我」（ego）當作同義詞互換著用，但「自我」與佛洛伊德的心智模型緊緊相關，指的是一個代表「自己」採取行動的建構，和無意識（也就是本我〔id〕）等心智的其他部分具有動態關係。——作者註

6 有一點值得注意：費爾丁最初的假說是，啟靈藥之所以有作用，是因增加了輸往腦部的血流量，而本段介紹的發現似乎和前述假說矛盾。——作者註

7 努特與費爾丁為共同作者。——作者註

8 其後布魯爾已轉任麻州大學醫學院（University of Massachusetts Medical School）正念中心（Center for Mindfulness）研究主任。——作者註

實則不然。卡哈特哈里斯懷疑，主客體間失去明確劃分，或許有可能解釋神祕體驗的另一個特色：從中引發的感悟，總讓人覺得是客觀的真實，是真相的開示，而非僅是普普通通、老生常談的感悟。或許，人要能評判某個感悟只不過是主觀想法和一己之見，還得先感受到自己的主體性，而神祕主義者服下啟靈藥後失去的東西，正是主體性的感受。

神祕經驗，或許只不過是大腦的預設模式網絡不再活動時的感受。要使預設模式網絡不再活動，有好幾種辦法，可以像卡哈特哈里斯及布魯爾那樣，藉由啟靈藥以及冥想，但或許也可以利用某些呼吸法（比如整體自療呼吸法）、感官剝奪、禁食、祈禱、令人驚嘆得難以自已的體驗、極限運動、瀕死經驗等。若在這些活動當中掃描腦部狀況，會顯現什麼呢？我們只能推測，但很可能會像布魯爾及卡哈特哈里斯一樣，看到預設模式網絡的活動靜了下來。之所以能把活動靜下來，做法可能是限制血液流向網絡，或者刺激皮質中的血清素2A受體，又或者去干擾通常負責組織腦部活動的震盪節律。不過，無論發生過程為何，只要關閉這個網絡的連線，或許我們就得以接觸意識的非凡狀態，也就是合一或狂喜的時刻，即便有實際成因，也並不減損這些時刻的奇妙。

◆ ◆ ◆ ◆ ◆

若說預設模式網絡是大腦活動這首交響曲的指揮家，各位可能會認為，指揮暫時缺席應該會導致音律不和諧的狀況還有精神疾患增加，靈遊時似乎也確實發生了如此情形。卡哈特哈里斯和同事利用各式各樣的腦部造影技術進行了一系列後續實驗，開始研究當預設模式網絡放下指揮棒時，這支神經管弦樂團的其他地方發生了什麼事情。

整體而言，預設模式網絡對於腦部其他部分具有抑制作用，尤其會影響情緒及記憶所涉及的邊緣區域。佛洛伊德設想自我會不斷控制無意識「本我」那無秩序的力量，預設模式網絡就很像那樣。（對於此事，努特的說法很直白，他宣稱在預設模式網絡當中，「我們找到了與壓抑有關、神經層面的伴生現象。」）卡哈特哈里斯的假設是，當預設模式離開舞台，前述以及其他的心智活動中心就會「解開枷鎖」，事實上腦部掃描也顯示，在啟靈藥影響之下，其他一些腦區的活動都增加了（從血流量以及耗氧量增加所得知），其中也包括邊緣區域。這種解除抑制的作用或許能解釋，為何在正常非睡眠狀態的意識中碰不到的材料，此時卻浮到了知覺的表層，包括：情緒、記憶，有時也包含深埋已久的童年創傷。正因如此，某些科學家及心理治療師認為，若能運用啟靈藥使無意識心智的內容浮出並加以探索，將帶來益處。

不過，預設模式網絡不僅僅由上而下控制內在出現的素材，同時也幫助調控哪些外在事物能獲准進到意識當中，就像是某種過濾器（或者「減壓閥」），負責僅讓我們度日所需的「寥寥涓滴」資訊進入。感官隨時隨地會提供給大腦如暴雨湍流般的資訊，若不是因為大腦有過濾機制，很可能難以處理大量資訊，而在啟靈藥體驗中，有時也的確如此。用努特的話來說：「問題在於，為什麼大腦平時竟是如此受限，而非如此開放呢？」或許，答案不過是「效率」兩字。現今大多數神經科學家在研究時，所依循的範式視大腦為一部預測機器。為了對外在世界的某樣事物產生觀點，大腦會接收所需資訊進行有根據的猜測，而資訊量要少，夠用就好。基本上，我們仰賴過去經驗，以供當前感知參考，不斷追求開門見山並直接跳到結論。

裸蓋菇鹼靈遊時，我嘗試做了個面具實驗，那個實驗就很能證實前述現象。至少在大腦正常運作時，大腦會根據幾個視覺提示來告訴自己，現在看到的應該是張臉，即便那張臉並非凸面，大腦仍堅持這就是眼前所見，畢竟臉通常都是那個樣子。

「預測編碼」現象的哲學意涵既深且遠。這個模式顯示，我們對世界的感知並不逐字轉錄現實，而是利用感官的資料以及記憶中的模式，交織出天衣無縫的幻象。正常非睡眠的意識感覺起來無比透明，但其實並非望向現實的一扇窗，反而是人類想像力的產物，是一種有控制的幻覺。問題來了：想像力還有其他產物，感覺起來並沒有那麼忠於現實，比如夢境、精神疾病的妄想，或者靈遊，這些和正常非睡眠意識又有何不同？其實以上所有的意識狀態都是「想像出來的」，都是由這世界的某些消息與各種先驗知識交織而成的心智建構。不過，以正常非睡眠意識而言，感官收集的資料與我們的感知之間的信號交換特別穩定，這是因為它會不斷受到現實檢驗，比如你會伸出手去確認出現在視野中的物體是否存在，又或者從噩夢中驚醒時，會回想一下，自己是否真的曾經沒穿衣服就跑去教課。正常非睡眠記憶和前面其他幾種意識狀態不同，經由天擇的錘鍊，已變得最能幫助我們每天活下去。

其實，我們會認為正常的意識感覺很透明，或許並不是因為它真的逼近真實，反而是因為熟悉還有習慣。有個認識的腦航員這麼跟我說過：「要是能夠暫時體驗別人的心智狀態，我猜感覺起來會更像是靈遊而非『正常』狀態，因為不管你所熟悉的心智是什麼狀態，和別人的都天差地別。」

另外一個異想天開式的假想實驗則是試著想像，若有一種感官配置和生活方式都完全不同的生物，世界在牠的眼中會是什麼樣貌。你很快就會明白世上沒有單一現實在那兒等著被完完整整忠實轉錄。人類感官的演化，是為了更為特定的目的，而且僅接收符合我們這種動物所需的資訊。蜜蜂能感知的光譜就和人大不相同*，用蜜蜂的眼睛看世界，會看到花瓣上的紫外線標記（經由演化，能像機場跑道照明一樣，指引降落地點），對人而言這些標記並不存在。這個例子至少還是某種觀看，是我們跟蜜蜂都有的感官。但是，蜜蜂還有一種感官*，能夠藉由腿上細毛感受植物所產生的電磁場（如果是弱電荷，代表這朵花最近已有別的蜜蜂造訪，既然花蜜被採光了，大概也就不值得在此停留）。這種感官能力，我們就算試圖想像，又該從何開始呢？此外，還有章魚所感知的世界！想像一下，如此去中心化的一個大腦，智力分散到了八隻手臂上，每一隻因此都有味覺、觸覺，甚至不必請示總部，就能做出自己的「決定」。對這樣的大腦而言，現實又是什麼樣子？

◆ ◆ ◆ ◆

當大腦與世界間通常穩固的訊號交換因為啟靈藥影響而失靈，會發生什麼事呢？結果，什麼事都不會發生。我問卡哈特哈里斯，靈遊時的大腦偏好上對下的預測，還是下往上的感官資訊。他表示，到底心智在不受限制時，會比較偏好已掌握的先驗知識，還是感官提供的證據，「這是典型的兩難局面」。「你的確常會發現先驗知識運作得有些操之過急，或者說是衝太快。比如說，你會在雲裡看到臉。」資料湧入，大腦急著想找出意義，於是貿然下了錯誤的結論，有時還會導致幻覺。（偏執妄想症者大抵也是這樣，在輸入的資訊流上強加錯誤的敘事。）不過，其他時候，原本的減壓閥洞開，允許比平時多得多的資訊進入，不僅不加以編輯，有時還熱烈歡迎。

有色盲的人使用啟靈藥後，告訴研究人員自己第一次能看見某些色彩。也有研究顯示，受到藥物影響後，聽音樂的方式也變得不同，對於音色的處理會更加敏銳。音色，聲音的色彩，是音樂中傳遞情緒的層面。*我在裸蓋菇鹼靈遊時聽了巴哈的大提琴組曲，當時我很確定聽到的東西比以前都要多，那時察覺的那些光影、細微差異、調性，我以前從來聽不見，之後也再沒聽見過。

卡哈特哈里斯認為，啟靈藥能使大腦的感知訊號交換變得比較不穩定和難以捉摸。究竟要強加先驗知識，還是允許感官的原始證據進入，靈遊時的大腦可能會在兩者間「來回游移」。他懷疑，靈遊經驗中有些時刻，大腦會對平素由上而下的觀念徹底失去信心，這就替更由下而上的資訊開了一條得以通過過濾器的路。然而，這麼多的感官資訊，很可能會使我們招架不住，到了這時心智又會拚命產生新的概念（或許瘋狂，或許絕妙，那都不重要），好賦予資訊意義，「於是你或許會看到雨中有臉浮現」。

「那就是大腦在盡本分。」也就是努力減少不確定性，怎麼做呢，說白了就是說故事給自己聽。

◆ ◆ ◆ ◆ ◆

人類大腦系統複雜到難以想像（複雜程度或許是古往今來所有系統中最高的），這套系統中已有一套秩序，這套秩序最高階的表現型就是具有主權的「自己」，以及正常非睡眠意識。到了成年時期，大腦已經非常擅長於觀察、測試現實，還發展出了對於現實的可靠預測，讓我們能將精力（心力及其他力氣）投資在刀口上，因此將生存機率提到最高。如此複雜的大腦，面對的最大難題就是不確定性，於是演化出預測編碼，幫助我們減少不確定性。這種適應方式產生了一種「調理包式」或者說是「慣例化」的思維。通常這樣的思維對我們有益，但益處也有限度。

限度落在何處，正是卡哈特哈里斯及同事在某篇論文當中想要探索的。這篇論文頗具企圖，也很聳動，題目是〈趨亂的大腦：參考啟靈藥物神經造影研究所做出之意識狀態理論〉，二〇一四年發表於期刊《人類神經科學前線》，試圖呈現卡哈特哈里斯結合精神分析及認知腦科學的壯舉。論文要問的核心問題是，為了在成年人的心智中達到秩序以及自我意識，我們是否付出了代價？結論是，確實如此。壓制腦中的「亂度」（entropy，在此情況下是「不確定性」的同義詞）[9]雖然「能促進實事求是、先見之明、仔細反思，並有助於認清、克服一廂情願或偏執妄想的幻想」*，但成就了前者，往往也同時「束縛了認知」，並施加「影響於意識，使之受限或窄化」。

用Skype訪談過幾回後，我和卡哈特哈里斯在那篇論文發表幾個月後，約在他的住處碰面。他住在倫敦諾丁丘比較不那麼高檔的地段，一棟無電梯公寓的五樓。原來他本人竟如此年輕、認真。雖有雄心壯志，他卻非常低調自謙，也看不出他竟願意大膽探索某些領域，換了比較沒那麼勇敢的科學家，必定會被嚇跑。

先前提到的那篇亂度論文，要我們把大腦想成是一種降低不確定性的機器，而這個機器中有幾個嚴重的毛病。人腦極其複雜，可能會登場的心智狀態數量又比較多（相較於動物），光是由於這兩點，維護秩序就成了第一要務，否則系統就會陷入混亂。

卡哈特哈里斯寫道，從前、從前，人腦（或者該說是「原人」的腦）所顯現的是更為無秩序型態的「原初意識」，特色是「奇幻思維」，這種思維看待世界的方法，受到了願望、恐懼、超自然解釋的影響。（卡哈特哈里斯寫道，原初意識中，「對外在世界採樣時，認知比較不那麼嚴謹，反而很容易受到願望、焦慮等情緒的影響而有偏誤。」）奇幻思維是人類心智用來減少世界不確定性的一種方法，但人類這物種要想繁盛，這種思維不是那麼合適。

9 entropy在物理、熱力學以及資訊理論當中，亦譯為「熵」。——譯註

卡哈特哈里斯表示，隨著人腦演化出預設模式網絡，更適合用於壓制不確定及混亂的方法也應運而生。預設模式網絡是一套調控大腦的系統，在較低等的動物及年幼的孩童身上，這套系統不是不存在，就是尚未成熟。有了預設模式網絡後，「便出現了自己，也就是『自我』的連貫感」，連帶著人類也有了自省以及推理的能力。奇幻思維被「由自我控管、更趨向現實的思維方式」所取代。他借用佛洛伊德的說法，將這個演化程度更高的認知模式稱為「次級意識」。次級意識「向現實致敬，並追求努力以最精確的方式呈現世界」，以盡量降低「出乎意料之事及不確定性（也就是亂度）」。

文中還有一張很有意思的圖「意識狀態的光譜」，描繪了從高亂度到低亂度的意識狀態。在光譜高亂度的一端，列出了啟靈狀態、嬰孩的意識、精神病初期、奇幻思維，還有發散式思考，也就是創意思考。而在低亂度的一頭，則列出了狹隘或是僵化思考、成癮、強迫症、憂鬱症、麻醉，最後則是昏迷。

卡哈特哈里斯表示，光譜低亂度端的心理「失調」其實並非大腦缺乏秩序所造成，反而源自於太有秩序。當自我反思式思考的習慣加深、固化，自我就變得霸道專橫起來，最為明顯的或許就是憂鬱症，自我拿自己開刀，失控的內省逐漸遮蔽了現實。卡哈特哈里斯引用研究文獻表示，這種逐漸衰弱的心智狀態（有時稱為「重度自我意識」或者「憂鬱現實主義」）有可能是因為預設模式網絡過度活躍所導致。預設模式網絡過度活躍可能會把我們困在反覆且有害的反芻循環當中，最終將我們封閉起來，不再接觸外界。赫胥黎所說的減壓閥降到了零。成癮、強迫性思考、飲食疾患、憂鬱症等各式各樣疾患的特色都是過度僵化的思考模式，而卡哈特哈里斯認為，這類患者將可受益於以下現象：「刻板的思考及行為模式背後有其（神經）活動模式，而啟靈藥能藉由打亂後者而干擾前者。」

所以，或許有些人的腦袋多添點亂會有好處（而非少點）。這時就該啟靈藥登場了，這些化合物能使預設模式網絡安靜下來，從而鬆開自我對於心智這部機械的掌控，「潤滑」認知已經生鏽卡住的地方。卡哈特哈里斯寫道：「啟靈藥藉由打亂腦部活動來改變意識。」啟靈藥增加了腦中的亂度，於是系統回到較不受限的認知模式。[10]

他說：「不只是一個系統削弱而已，還有一個比較古老的系統重新冒了出來。」這個古老的系統就是原初意識，在這個思維模式中，自我暫時失去了主導地位，而此時無意識所受的管制鬆綁，於是「被帶到了可見的位置」。卡哈特哈里斯認為，這就是啟靈藥在啟發心智研究方面的價值，但同時他也看到了治療價值。

有一點值得一提，卡哈特哈里斯並未將啟靈藥浪漫化，對於啟靈藥在追隨者心中孕育的那種「奇幻思維」、「形上學」（比如認為意識具有「超個人」的特性，屬於整個宇宙而非僅限於人腦），他也頗為不耐。在他看來，啟靈藥釋放出的意識型態是回歸到了「更為原始」的認知模式。他贊同佛洛伊德，認為忘我、感到合一等神祕主義特徵，無論是由化學物質還是由宗教所引發，都讓我們回到嬰兒躺在母親懷中時的心理狀態，在這個階段，嬰兒還沒有發展出自己是分離

10　啟靈藥究竟如何在神經化學的層面上做到這點，仍在未知之數，不過卡哈特哈里斯的某些研究點出了一個機制，倒頗為可信。皮質中有一組神經元（準確而言是「第五層錐體神經元」〔layer five pyramidal neurons〕），當中的血清素2A受體數量頗豐，而由於啟靈藥物與血清素2A受體間的親和性強，因此會強烈刺激這類神經元，使得腦部平時的各種神經振盪不再同步。神經振盪有助於組織腦部活動，卡哈特哈里斯將其比喻為觀眾同步拍手的掌聲，若是有少數任性的人亂鼓掌一通，則掌聲的韻律感會降低，變得比較混亂。同理，前述皮質神經元遭到刺激，似乎也會干擾某些頻率（α波）的振盪。一般認為，α波與預設模式網絡的活動，尤其是自我反思相關。——作者註

而有界限的個體感。在卡哈特哈里斯看來，人類發育的巔峰就是達成一個具有差異的自己，也就是自我，而且自我會施加秩序，管制易受恐懼及願望影響、還會臣服於奇幻思維的原始心智。儘管他同意赫胥黎的看法，也認為啟靈藥使得感知之門大開，但他並不認為從那道開口進來的事物，包括赫胥黎窺見的總體心識，就一定都是真的。「啟靈體驗有可能產生很多看似無價實則無用的東西。」他如此跟我說。

不過，卡哈特哈里斯也相信，啟靈體驗中的確也有無價珍寶。我們會晤時，他舉了幾位科學家的例子，他們由於親身體驗LSD，而得以悟出大腦的運作方式。人腦中的亂度若是太高，可能會導致返祖思想，極端時會陷入瘋狂，但太低的話，也會讓我們舉步維艱。自我過於霸道，緊抓不放，有可能導致思想僵化，對心理造成傷害。此外由於會使心智封閉，無法吸收資訊，也聽不進不同觀點，因此在社會及政治方面也可能有害。

某次談話中，卡哈特哈里斯推測，假如有一類藥物，有能力反轉心智中的高低階層、鼓勵非傳統思維，就有可能重新形塑用藥者對於各類權威的態度。換言之，這些化合物可能有政治方面的影響。許多人認為，一九六〇年代的政治動盪中，LSD所扮演的，正是前述角色。

「到底是嬉皮受到啟靈藥的吸引，還是啟靈藥創造了嬉皮？尼克森認為是後者……他說不定說對了！」卡哈特哈里斯認為，啟靈藥很可能也稍稍改變了人對自然的態度，一九六〇年代這方面也出現劇變。當預設模式網絡的影響降低，我們與環境間的分離感也隨之減少。他在帝國理工學院的團隊利用標準心理量表測試了受試者「與自然之關聯性」，請受試者評估自己對「我與自然並不分離，我是自然的一部分」等說法的同意程度，而啟靈體驗會使評分上升。[11]

◆ ◆ ◆ ◆ ◆

那麼，高亂度的大腦，看起來是什麼樣子呢？帝國理工學院實驗室使用多種掃描技術繪製靈遊大腦的圖像，結果顯示大腦中預設模式網路、視覺處理系統等專門神經網絡的個別整合度下降，但有些區域平時各自為政、僅透過預設模式網絡作為中央集散地彼此聯繫，此時卻出現新連結，也因此大腦整體的整合度反而上升了。換言之，大腦中的各種網絡變得沒那麼專門化。

卡哈特哈里斯和同事寫道：「在藥物的影響下，有所區隔的各種網絡變得沒那麼區隔。」*這表示與其他大腦網絡間「溝通可能更為開放」。「受到致幻劑的影響，大腦運作變得更具彈性，且互連程度更高。」

二〇一四年，帝國理工學院的這個團隊在《英國皇家學會界面期刊》發表了一篇論文，介紹當預設模式網絡離線，亂度得以湧升，大腦中平時的溝通路線會如何大幅重組。*研究團隊利用一種能夠繪製腦電活動的技術「腦磁波儀」，分別針對大腦在正常非睡眠意識狀態時，以及注射裸蓋菇鹼之後，製作出腦內溝通的圖像（請見後頁圖片）。第一張圖顯示的是正常狀態時，大腦中的多種網絡（在圓圈內部以線條表示，每個網絡以不同顏色代表）多半只跟自己交談，彼此間則僅有少數幾條傳輸量龐大的路徑。

不過，從第二張圖中可見，大腦在裸蓋菇鹼的影響下運作時，有數千條新的連結形成，將距離遙遠、正常非睡眠意識時資訊交流不多的腦區連接起來，就像是將車流量重新疏導，從比較少數的州際公路引導至更為四通八達的無數小路上。大腦變得似乎沒那麼專門化，而更為全面地彼

11 此研究發表於二〇一七年：Matthew M. Nour et al., "Psychedelics, Personality, and Political Perspectives," *Journal of Psychoactive Drugs*。「參與者經歷『最為劇烈』的啟靈經驗時體驗到自我消融，之後較可能出現自由派政治觀點、開放以及親近自然的態度，而較不易出現威權式的政治觀點。」——作者註

此相連，而當中不同區域間的交流，或者說是「交叉對話」，也大幅增加。

像這樣，將腦部暫時重新配線，對於心智體驗的影響可能有幾種。當記憶與情緒中樞得以直接與視覺處理中樞溝通，我們的願望與恐懼、偏見與情緒就可能影響所看到的事物，這正是原初意識的特色，也會產生魔幻思維。同理，腦部各系統間產生新的連結，也可能導致聯覺，這時感官資訊交互搭上線，於是顏色成了聲音，而聲音有了觸感。又或者新的連結導致了幻覺，就好比我記憶中的內容使得我視覺感知中的瑪莉變成了莎賓娜，又或者我的臉在鏡中成了祖父的樣子。形成其他類型的新連結，在心智體驗中呈現的方式，可能是嶄新的點子、新鮮的觀點、有創意的領悟，又或者賦予熟悉事物新意義，也可能是服用啟靈藥者所陳述的各種稀奇古怪的心智現象。亂度增加，讓千種心智狀態如繁花盛開，有些古怪而毫無道理，但也有一些富有想像力、令人茅塞頓開，而且（至少有可能）讓人脫胎換骨。

說到這種盛放的心智狀態，可以想成是在數量上暫時增加了精神生活的多元程度。假如解決問題和演化適應很類似，那麼大腦有越多選項可選，找出的解決方案就會越有創意。就此而言，腦中的亂度有點像是演化中的差異，提供了多樣的原料，讓天擇能夠據以運作，用來解決問題，並替世界帶來新事物。假使真如許多藝術家、科學家所說，啟靈體驗有助於創意，也就是能讓思考「打破原有框架」，那麼上述這個模型或許有助於解釋原因。也許，「原有框架」之所以有問題，正是因為只有一個框架。

有一個關鍵的問題，啟靈藥科學的答案連八字都還沒有出現一撇：因啟靈藥而得以產生的新神經連結有沒有可能長久維持？還是說，等到藥效退去，腦部的線路配置又會回歸現狀？格里菲斯的實驗室發現，啟靈經驗能使開放型人格特質出現長遠改變，這一來就更可能代表大腦重新配線時確實會學習，而且學習以某種方式持續。學習需要建立新的神經迴路，越常練習，迴路就會

安慰劑

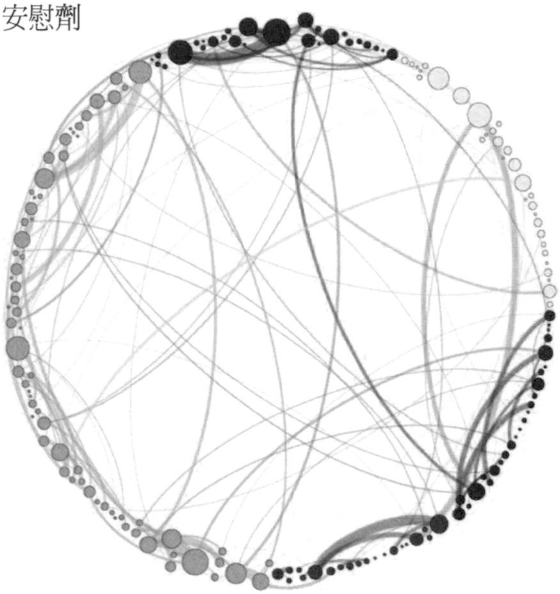

裸蓋菇鹼

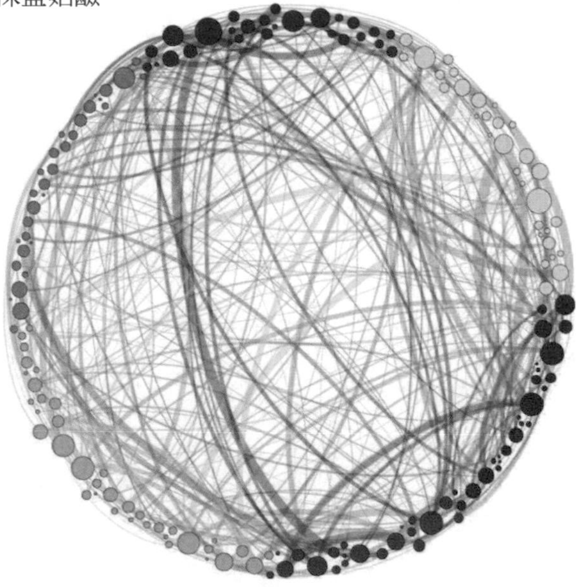

變得越強。啟靈經驗中所形成的新連結，長期而言有何命運，是長長久久還是曇花一現，或許取決於在經驗結束後，我們是否會加以回想、鍛鍊。（所謂鍛鍊，可以只是單純回憶所經歷之事、在彙整過程中予以加強，又或者是利用冥想來再現那種變化狀態。）佛倫懷德曾表示，啟靈體驗有可能促進「神經可塑性」：啟靈體驗開啟一扇窗，窗裡的思考及行為模式都變得更為可塑、更容易改變。他的模型聽起來像是認知行為療法，只不過形式是以化學物質作為中介。然而，目前為止以上所述多屬推測性質，畢竟目前針對服用啟靈藥前後的腦部所繪製的圖像還很少，尚不足以確認啟靈體驗是否帶來長遠改變，如有，又改變了什麼。

卡哈特哈里斯在討論亂度的論文當中主張，即便腦部僅是暫時重新配線，也可能有其價值，若病人之疾患以心智僵硬為特徵，將能從中獲益最多。他表示，高劑量的啟靈體驗能夠「搖動雪花玻璃球」，也就是能擾動不健康的思維模式，創造彈性空間（即亂度），讓更為有益健康的模式及敘事在雪花慢慢再次落定時，有機會聚結起來。

◆ ◆ ◆ ◆

增加人腦亂度或許對我們有益，這樣的想法確實很違反直覺，大部分的人聽到這個詞都會有負面聯想。亂，代表好不容易獲得的秩序逐漸衰敗，體系隨著時間而分崩離析。老化感覺起來當然就像是亂度增加的過程，身心逐漸衰退、失去秩序。可是，這麼想或許錯了。卡哈特哈里斯的論文讓我不禁思考，至少就心智而言，老化是否可能其實是亂度減少的過程，我們本該將亂視為精神生活的正面特質，而現在這項特質正隨著時間逐漸消退。

人到中年，習慣性思維幾乎已經絕對掌控了心智的運作。到了這時，無論現實丟出什麼問題，不管那是關於如何哄孩子還是哄另一半，是修改句子、接受讚美、回答下個問題，還是弄明白現在這世間所發生的事意義為何，我幾乎能仰賴過去經驗快速回答，答案也多半可用。隨著時間過去、經驗增加，要直搗黃龍、跳到結論變得越來越容易——這些老掉牙的說法似乎暗示了某種敏捷的思維，但實際可能恰恰相反，反而代表思維石化了。可以把這想成是以一輩子為單位的預測編碼，通常會有先驗知識（到現在，我已有幾百萬個）來罩我，靠這些訊息就能給我一個頗為像樣的答案，即便答案可能並不特別令人耳目一新，也沒什麼創意。這種「這樣就可以了」的預測體系，有個好聽的說法，叫「智慧」。

當初我決定探索啟靈藥時有個想要尋找的目標，而在讀了卡哈特哈里斯的論文之後，我對這個目標有了更多認識：我想要大力搖一搖自己那顆雪花球，看看能否藉由帶入更多亂度及不確定性，使我的日常精神生活煥然一新。人老了，或許會使世界變得更容易預測（各方面都是），但也減輕了責任負擔，創造新的實驗空間。經年累月、這也做過那也碰過的經驗在我心智上刻畫出習慣，我的實驗就是想看看如果我想要跳脫刻畫得比較深的習慣，現在是否已經太遲。

◆ ◆ ◆ ◆

無論是物理還是資訊理論，往往都認為亂度與擴張有關，比如氣體因受熱或者脫離容器的限制而擴張，隨著氣體分子在空間中擴散，要預測任一分子的位置就變得越來越困難，系統中的不確定性於是增加。卡哈特哈里斯在討論亂度的那篇論文中也提醒我們，在一九六〇年代時，經常有人把啟靈藥經驗稱為「意識擴張」。無論是有心還是無意，利里和同事所用的比喻恰恰符合亂度增加的大腦。這個擴張的比喻也呼應了赫胥黎的減壓閥，暗指意識處於開放或收縮的狀態。

以經驗來說，「亂度」這種概念太過抽象，讓人幾乎難以察覺，但「擴張」或許不同。研究冥想的神經科學家布魯爾發現，感覺到意識在擴張，這件事和預設模式網絡某個特定節點的活動下降相關。那個節點就是後扣帶皮層，與涉及自我的處理活動有關。啟靈經驗最有意思的地方，就是會讓人對自身的意識狀態變得敏銳，尤其是在靈遊之後的那幾天。平時感覺渾然天成的意識受到了干擾，於是無論哪種意識狀態，不管是神遊、專注，還是反芻，都變得更為明顯，也多少比較容易操縱。在啟靈體驗之後（或許還有在訪問布魯爾之後），我發現只要有心去想，就能指出在那張光譜上，從擴張到收縮，自己現在的意識狀態是在哪個位置。

比如現在當我感到特別慷慨或特別感恩，能以開放態度面對感受、他人、自然，我就意識到一種擴張感，通常還伴隨著自我縮小，也不再那麼注意過去及未來，而過去與未來正是自我汲取養分（及賴以生存）之所在。同理，當我不停對某事鑽牛角尖，或者感到害怕、防衛、慌忙、憂慮、懊悔的時候，收縮感便非常強烈。（憂慮和懊悔都需要神遊到另一個時空。）這種時候，整體而言會更有「我」的感覺，而且是以不好的方式。假如神經科學家說得沒錯，那麼我在心智當中觀察到的這些，在大腦中都有實質上的關聯：預設模式網絡或開或關，亂度或高或低。至於知道這資訊到底可以做什麼，我還不那麼確定。

◆ ◆ ◆ ◆

或許現在已經不記得了，但我們（即便是從未接觸過啟靈藥的人）都曾經直接、親身體驗過高亂度的大腦，以及由高亂度大腦所發起的新型態意識：我說的，就是孩提時期。嬰兒的意識和成人的意識十分不同，自成一個心智國度，而人到了青春期初期，某天就會被逐出國度。有辦法再回去嗎？以成人身分去造訪那個陌生之地，最接近的方式或許是靈遊，至少艾莉森・高普尼克令人震驚的假說如此認為。高普尼克是發展心理學家暨哲學家，她也正巧是我在柏克萊大學的同事。

高普尼克與卡哈特哈里斯的學科背景與研究方向似乎完全不同，卻殊途同歸碰到了相同的意識問題，兩人聽說彼此的研究後（我寄了卡哈特哈里斯那篇亂度論文的PDF檔給高普尼克，也跟卡哈特哈里斯提了她寫的絕妙好書《寶寶也是哲學家》）*，兩人後來聊了聊，內容非常具有啟發性——至少對我而言是如此。對話的地點是二〇一六年四月亞利桑那州土桑辦的一場關於意識的研討會，兩人第一次見面，是同一場座談的與談人。12

啟靈藥讓卡哈特哈里斯得以從間接的角度切入，藉由探索意識的變化狀態，探討正常意識的現象；高普尼克的做法很類似，她主張我們應把幼童的心智視為另一種「變化狀態」，而且從很多方面來說，這種狀態和前者十分類似。她也提醒，人的意識經驗有限，但又會理所當然認為那就是意識的全部，在思考正常意識為何時往往就會因此受限。就這方面而言，意識的相關理論以及歸納概述多半由某一類人提出，而這類人的意識又都是某種頗為有限的子類型，高普尼克稱之為「教授意識」，據她定義，那是「中年教授的現象學」。

高普尼克對參加土桑座談的哲學家及神經科學家聽眾說：「身為學者，我們若不是無比專注於某個特定問題，就是坐在那兒對自己說：『為什麼我沒法專心處理這個該專心處理的問題，反而在做白日夢？』」高普尼克繫著顏色鮮豔的領巾，身穿花裙，足蹬實穿的鞋子，看來的確像個六十出頭的柏克萊教授。她生長於六〇年代，現在已當祖母，說話的風格既隨興又博學多聞，旁徵博引顯示此人無論在文科還是理科領域都悠然自得。

「大家常覺得意識就是這樣，如果你也這麼想……就很可能會覺得年幼的孩子有意識的程度不如我們。」畢竟無論是專注，還是自省，年幼的孩子都辦不到。高普尼克要我們思考一下兒童的意識，不要去想當中沒有什麼、什麼還沒發展成熟，而是去想有哪些獨特而美妙的事物，她認為啟靈藥就有可能幫助我們，讓我們更能欣賞甚至重新體驗這些特質。

在《寶寶也是哲學家》一書中，高普尼克提出了一個很有用的區分方式：成人是「聚光燈式意識」，而幼童則是「燈籠式意識」。前者讓成人能把注意力集中放在一個目標上。（卡哈特哈里斯在談話時，則稱此為「自我意識」或者「單點式意識」。）而後者，也就是燈籠式意識，注意力分散得更廣，讓孩童可以從所察知的領域的四面八方收集資訊，而孩子的察知領域相當廣，超過多數成人。（這麼算起來，孩子非但不比成人差，反而比成人更有意識才對。）儘管兒童鮮少展現出長時間的聚光燈式意識，成人卻偶爾會體驗到燈籠式意識帶來的那種「鮮活、全景式照亮每日俗務」的感覺。借用布魯爾的說法，燈籠式意識具擴張性，而聚光燈式意識則很狹窄，也就是具有收縮性。

成人的大腦會將注意力的聚光燈放在想放的地方，然後靠著預測編碼來理解感知到的事物。高普尼克發現，孩子的做法完全不是這樣。幼童的心智對於世界的運作方式沒有經驗，因此那種可以引導感知沿著可預測路徑往下走的先驗（或者說是預設觀點）相對較少。孩子在接觸現實時，反而像是吃了啟靈藥的大人那樣，處處驚異。

要想了解這套理論在認知以及學習上有何意義，高普尼克建議，最好看看機器學習或者人工智慧。人工智慧設計師在教電腦如何學習及解決問題時，會說尋找問題答案的方式，有「高溫」

12 此次座談有錄影，可於YouTube上觀看：https://www.youtube.com/ watch?v=v2VzRMevUXg。——作者註

搜尋跟「低溫」搜尋兩種。低溫搜尋是去尋找最為可能或者最唾手可得的答案，比如過去遇到類似問題時行得通的答案（之所以稱為低溫，是因為所需能量較少），這麼做多半都有成效。至於高溫搜尋，需要耗用較多能量，原因在於這個做法所探求的答案比較不可能行得通，但又可能較有巧思、創意，也就是跳脫預設觀點框架。成人的心智運用豐富經驗，多半時候都是採取低溫搜尋。

高普尼克認為，無論是幼童（五歲以下）還是服用啟靈藥的成人，都較為偏好高溫搜尋，他們在努力賦予事物意義時，心智不會僅去探索最靠近、最可能的選項，而是去探索「一整個包含各種可能的空間」。這類高溫搜尋或許沒有效率，可能導致高錯誤率，也需要更多時間、心力來進行。高溫搜尋所產生的答案，也可能更偏奇思幻想，而不那麼符合現實。然而，有時如此費力搜尋才是唯一解決問題之道，偶爾還會帶來無比美妙、原創的答案。$E=mc^2$正是高溫搜尋的產物。

高普尼克在實驗室中對孩童測試過這個假說，發現有些學習問題，四歲的孩子要比大人更會解開。這些正是需要跳脫思考框架的問題，此時經驗不但不會讓解決問題更順更快，反而會成為障礙，原因往往是因為問題本身太新了。某個實驗中，她給孩子看一個玩具箱，在上頭放上某種積木，箱子就會亮起來，還會演奏音樂。通常這種「探測器」的設定，都是一塊某種顏色或是形狀的積木產生反應，但實驗人員將機器程式重新編寫過，只有在放上兩塊積木時才會有反應，這時四歲的孩子會比大人更快發現這件事。

「孩子的思考比較不受經驗束縛，因此即便是最不可能的可能，也會去嘗試。」也就是說，他們會去進行許多高溫搜尋，去測試最為天馬行空的假說。「很多時候，答案並不那麼顯而易見，這時孩子學得比大人更好，」或者用她的話來說，「在包含各種可能的空間中，會往更遠的地方去。」在這樣的空間中孩子比我們更如魚得水。確實，有如天馬行空。

高普尼克說：「人類的童年期是所有物種中最長的，這種較長的學習、探索期正是人與眾不同之處。我總把童年想成是物種的研發階段，只管學習與探索；我們成人則負責生產、行銷。」後來我問她，她原本是不是想說兒童是在替個體進行研發，而非替物種，但其實她原本想說的就是物種。

她解釋：「每一代的孩子都面臨新環境，而他們的大腦尤其適合在新環境當中學習、發光發熱。可以想一下移民的孩子，或者拿到iPhone手機的四歲小朋友。這些新工具、新環境不是孩子發明創造的，但是每一代的孩子都建構了最能在當中茁壯的腦袋。童年就是物種在文化進化系統中注入雜訊的方法。」當然，在這個上下文中，「雜訊」又是「亂度」的同義詞。

「孩子的大腦極具可塑性，善於學習，而非達成」，更適合「探索，而非利用」。當中的神經連結也比成人的大腦多。（座談時，卡哈特哈里斯展示了他所繪製的心智圖，主題是使用裸蓋菇鹼後的心智，裡頭密密麻麻的線條，將所有區域彼此相連。）不過，等我們進入青少年階段，這些連結多半已遭修剪，於是「人腦成為精簡而吝嗇的機器，負責行動」。這個發育過程中的一大要素就是抑制亂度，於是帶來各種影響，有好有壞。系統降溫，高溫搜尋成了特例而非常規。預設模式網絡上線運作。

高普尼克表示：「年紀增長，意識也隨之窄化，成人變得固著於自己的信念且難以變動。」

*而「孩童流動性更強，也因此更願意考慮新的點子」。

「要想了解擴張型意識是什麼樣子，找個四歲小朋友來喝茶就行了。」

或者，吞一劑LSD。高普尼克跟我說，她發現LSD體驗產生的現象竟和她對孩童意識的理解如此相像：更偏向高溫探索、注意力為分散式、心智雜訊（或者說是亂度）更多、思維奇幻，此外也較少長時間維持「有一獨立自我」的感覺。

「一言以蔽之，無論何時，小寶寶和小朋友基本上都在靈遊。」

◆　◆　◆　◆　◆

這樣的洞見確實有趣，但有用嗎？高普尼克及卡哈特哈里斯認為有，認為若照他們那樣概念化，啟靈體驗對於生病和沒生病的人都可能有幫助。對於健康的人，啟靈藥能把更多的雜訊或亂度帶入腦中，或許能藉此使大家擺脫平時的思考模式，用卡哈特哈里斯的話說就是能「潤滑認知」，這麼做或許能增進身心健康，讓我們的心胸更開放，也能促進創意。按照高普尼克的說法，對孩子而言習慣成自然的流動性思考，成人可藉由藥物幫助達成，藉此擴張創意可能性。如果像高普尼克所假設的那樣，「童年是在文化進化的系統中注入雜訊（以及新意）的方法」，那麼或許啟靈藥也能協助成人的心智系統做到。

至於有健康狀況的人，若病人的心理疾患以心智僵化為主要特徵，比如：成癮、憂鬱症、強迫性思考，這類或許最能從啟靈體驗中獲益。

「許多成人問題及症狀，比如憂鬱症，都和反芻思考的現象學，以及關注的事物過於狹窄、自我導向有關。」高普尼克如是說。「你被同一件事卡住，逃不出去，變得鑽牛角尖，或許還上了癮。在我看來，若說啟靈經驗可以幫助我們脫離這些狀態，讓『我們是誰』這個陳年故事有機會重新改寫，似乎頗有道理。」這個經驗有可能成為某種重新設定，原先系統被鎖在僵化的模式當中，而你「在系統中導入一股雜訊」。就某些人而言，讓預設模式網絡安靜下來，並鬆開自我的掌握（況且照她所說，自我的掌握可能本就是錯覺），或許也有幫助。高普尼克這套大腦重開機的想法，聽起來很像卡哈特哈里斯的搖動雪花球的概念，是在已經凍僵卡住的系統當中增加亂度或者說是溫度的方法。

亂度論文發表後不久，卡哈特哈里斯決定要在病患身上測試，好將某些理論付諸實現。實驗室第一次將重心從純研究擴大到臨床應用，努特替實驗室爭取到英國政府的經費，進行小型先導研究，探討裸蓋菇鹼是否有可能減緩「難治型憂鬱症」的各種症狀，這類病患對於一般的治療程序及藥物沒有反應。

進行臨床工作無疑超出了卡哈特哈里斯及實驗室的經驗以及舒適圈。研究初期發生了一件憾事，正好點出了臨床人員與科學家的角色衝突，前者僅以病患福祉為依歸，而後者還打算要收集資料。某次卡哈特哈里斯進行試驗時（要特別指出，並非臨床試驗），有個三十八、九歲的志願者托比・斯雷特在fMRI掃描儀中感到焦慮起來，說要出來。休息了一陣子後，斯雷特或許是想讓研究人員開心，又自願回到機器中好讓大家能完成實驗。（「恐怕他能看出我很失望。」卡哈特哈里斯回想起當時情形，很是懊悔的樣子。）不過斯雷特又焦慮起來，說：「覺得自己像實驗室的老鼠。」他又一次要求出來，還動身想離開實驗室。研究人員不得不勸他留下來，讓他們施用鎮定劑。

那次事件是帝國理工學院研究中少見的負面事件，卡哈特哈里斯形容那是「一次學習經驗」，大家也說自那次以後他給人的印象既是優秀又富同情心的臨床人員，也是具原創精神的科學家，而這樣的組合著實少見。憂鬱症試驗中多數病患的反應都極為良好（下章會介紹），至少短期而言如此。某次在倫敦西區的餐廳吃晚飯，卡哈特哈里斯跟我說試驗中有個重度憂鬱症的女性，先前幾次見面從沒見她笑過，而在卡哈特哈里斯陪她進行裸蓋菇鹼靈遊時，「她第一次笑了」。

她說：「笑的感覺真好。」

「結束後她跟我說，有個守護天使來看她。她描述了某種存在，某個完全支持她、想要她好起來的聲音。那聲音會說：『親愛的，妳得多笑一笑，把頭抬高，不要老看著地上。』之類的。她說：『然後祂俯過身來，把我的臉頰往上托，讓我的嘴角揚起來。』

「那一定就是我觀察到她微笑時，她心裡正發生的事情。」卡哈特哈里斯說，他的臉上也掛著大大的、有點不好意思的微笑。那次體驗後，這位女性受試者的憂鬱分數從三十六降至了四。

「我得說，那樣的感覺很好。」

CHAPTER SIX

The Trip Treatment:

Psychedelics in Psychotherapy

第六章

靈遊療法

心理治療中的啟靈藥

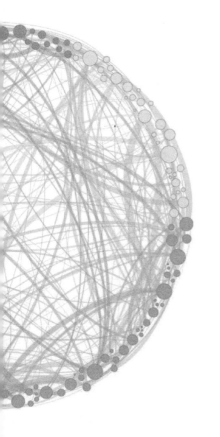

一：臨終

紐約大學的靈遊地點是一間治療室，精心布置得不像醫院裡的套房，反而更像間舒適的小窩，幾可亂真，但並未百分之百奏效，現代醫療的不鏽鋼、塑膠製設備東一個、西一個從這層居家風的紗幕中透出，冷冰冰提醒你這靈遊之地仍然坐落於大型都會醫院建築群的腹中。

房裡有張沙發倚牆而放，沙發夠長，病人在治療時能好好伸展四肢。還有一幅抽象畫（還是立體派風景畫？）掛在對面的牆上，幾座書架上放著大開本的藝術、神話書籍，也放著好些原住民工藝品，以及具有靈性意味的裝飾品：釉彩陶瓷大蘑菇一朵、佛像一尊、水晶球一顆。這裡有可能是某個心理師的公寓，此人有點年紀，經常遊歷四方，對於東方信仰還有以前人所謂的「原始文化」藝術有興趣。然而這樣的錯覺，只消朝天花板瞥一眼就煙消雲散。白色吸音磚上軌道縱橫交錯，那樣的軌道，通常用於安裝隔開病床的布簾。房裡還有一間超大的廁所，日光燈通明，還裝有必不可少的扶手以及腳踏板。

我正是在這個房間中第一次聽到派翠克．麥特的故事，他志願擔任紐約大學裸蓋菇鹼癌症試驗的受試者，六小時動盪起伏的裸蓋菇鹼幻遊當中，在我現在所坐的這張沙發上，有了改變一生（或許該說改變一死）的體驗。我此行的目的，是要訪問湯尼．博西斯，他是那天負責引導麥特的緩和醫療心理師，另一位受訪的則是史蒂芬．羅斯，紐大柏衛醫學中心的精神科醫師，也是這個試驗案的主任。當病患診斷出可能危及性命的癌症，焦慮和憂鬱通常會隨之而來，而此試驗的目的，就是想確認單次高劑量的裸蓋菇鹼能否減輕這些感受。

博西斯毛髮茂盛，像頭大熊，看起來確有那種對另類療法有興趣的五十來歲曼哈頓心理師的味道。但羅斯就不同了，他四十開外，看來更像是個一板一眼的人，收拾得整整齊齊，穿西裝打領帶，說他是華爾街的銀行家，大家也會相信。羅斯在洛杉磯長大，年少時是個書呆子，他說原本自己不但從未親身體驗啟靈藥，對啟靈藥也幾乎一無所知，後來有個同事提到一九五〇、六〇年代曾經成功運用ＬＳＤ治療酒癮患者，上癮治療是羅斯在精神醫學領域的專業，於是他做了些研究，發現竟有「這麼一套完全遭掩埋的知識」，大感震驚。那是一九九〇年代的事情，當時他剛開始在哥大的紐約州立精神病院擔任住院精神科醫師，而到了這時啟靈療法的歷史早已完全從領域中抹去，再也無人提起。

一九七〇年代，政府批准的啟靈藥治療告終，相關探索也斷了，這條中斷的線後來才由少數研究再次拾起，其中除了紐約大學的試驗之外，格里菲斯在約翰・霍普金斯大學實驗室也進行了一個姊妹研究。紐大與霍普金斯的試驗評估的是啟靈藥是否可能幫助將死之人，其他目前進行中的試驗則探索啟靈藥能否用來消除憂鬱以及打破酒精、古柯鹼及香菸的癮（試驗使用的啟靈藥通常是裸蓋菇鹼而非ＬＳＤ，羅斯表示原因在於裸蓋菇鹼「沒有ＬＳＤ這三個字的政治包袱」）。

嚴格來說，這些研究都非新鮮事。一頭鑽進啟靈藥的臨床研究史後，就會發現這個領域的土早已有人翻過。二〇一一年，加州大學洛杉磯分校的精神科醫師葛洛普做了裸蓋菇鹼初探研究，替紐大及霍普金斯的試驗開了路。葛洛普就承認：「前幾代研究者迫於文化壓力，不得不放下手中的火炬，在很多方面，我們只不過是撿起了火炬。」不過，若啟靈藥真要獲得當代醫學接納，就必須挖出這些掩埋的知識，也必須根據當前的主流科學標準，複製過去那些產生知識的實驗。

然而，在這些啟靈療法受到現代科學檢驗的同時，這類分子本身的古怪特性，以及分子對於心智產生的作用，也考驗西方醫學能否處理當中挾帶的挑戰。舉個明顯的例子，啟靈藥進行傳統藥物試驗時很難盲測，甚至可說是不可能，多數的參與者都能分辨自己拿到的是啟靈藥還是安慰劑，他們的嚮導也能。此外，在試驗這些藥物時，研究人員該如何區分這是化學分子的效果，而那是心境及場景的關鍵影響。西方科學以及現代藥物測試所靠的，正是能夠獨立出單一變項，但目前還不清楚啟靈藥的效果是否真有哪一天能從施藥環境、此案的治療師是否在場、志願受試者的預期這幾件事中獨立出來。上述因素，任何一個都能攪亂這一池因果的春水。

再者，當某種精神科藥物的效果並非僅靠藥理作用，而是在用藥者的心智中施加某種體驗，這樣的藥物，西方醫學究竟該如何評估？

不僅如此，藥物所導致的體驗，往往被冠上「靈性」一詞，這並非現代醫療所樂見，但若要進行啟靈療法，卻又不得不吞下去。葛洛普深諳此中難題，卻理直氣壯得令人耳目一新，他形容啟靈療法是某種「應用神祕主義」的形式，從科學家口中聽到這個詞確實很怪，而且在許多人聽來這極不科學，很可能出問題。

「在我看來，這不是醫學概念。」*佛倫懷德是啟靈藥研究的先驅，《科學》雜誌曾請他評論神祕主義在啟靈療法當中的角色，而他如此表示。「更像是有趣的薩滿信仰式概念。」不過，說到薩滿信仰的元素有可能在啟靈療法中占有一席之地（其實，在科學這玩意出現以前，有數千年的時間或許正是如此），對於這樣的想法，其他研究啟靈藥的人倒沒有敬而遠之。葛洛普曾寫道：「若想發展出最好的研究設計，用以評估致幻劑的治療功用，墨守科學方法論的嚴格規範根本不夠。我們也一定得留心成功應用這種薩滿範式的例子。」*在這樣的範式之下，薩滿／治療師小心安排心境與場景等「藥理學外的變項」，以便將這些藥物「極具暗示性的特質」做最妥善的運用。致幻療法有效之處，似乎就在於此，在靈性與科學的邊界，引人爭議也令人不安。

不過，啟靈藥新研究出現的時間，正巧是美國心理衛生治療最「崩壞」之時（此處借用湯瑪士・因塞爾的用詞，他在二〇一五年以前一直擔任美國國家心理衛生研究院的院長），也使得這個領域更願意考慮激進新做法，意願或許比之前整個世代都強。全美有將近十分之一的人罹患憂鬱症，在全球各地，憂鬱症更是導致身心障礙的主因，而今天用以治療憂鬱症的醫藥箱不但藥物不豐，抗憂鬱藥劑還逐漸失去效果[1]，新生產的精神科藥物也越來越少。藥廠不再投資研發所謂的CNS藥物，也就是針對中樞神經系統（central nervous system）的藥品。心理衛生體系接觸到的心理疾患患者僅九牛一毛，多數人則因為費用、社會標籤，或因治療效果不彰而不願尋求治療。每年美國有將近四萬三千起自殺案件（超過乳癌或者車禍死亡人數），然而其中僅有一半的人曾經接受過心理衛生治療。*用「崩壞」一詞來描述這樣的體系，似乎不算過於苛刻。

在紐約曼哈頓擔任精神科醫師，也在紐約大學試驗當中任共同研究者的傑佛瑞・葛斯認為，心理治療考慮採用全新範式的時機或許已經成熟。葛斯指出，多年來「以生物學為本的療法和心理動力學式的療法之間一直有衝突，兩者爭正當性，也爭資源。心理疾病究竟是化學物質失調，還是人生失去意義？啟靈療法正能替這兩種做法牽線。」

近年來，「精神醫學已經從無腦變成無心了。」*有個精神分析師曾這麼說。若啟靈療法證實有效，那會是因為順利在心理治療實務當中再次結合「腦」和「心」。至少前景可期。

對於服務臨終者的治療師而言，上述問題所代表的不僅是學術方面的興趣而已。我和羅斯與博西斯在紐大治療室中閒聊，我發現在完成有嚮導指引的單次裸蓋菇鹼療程後，兩人對癌症患者

1 許多藥物剛推出時都比現在有效，很可能是因為安慰劑效應所導致，選擇性血清素再吸收抑制劑（SSRI）一九八〇年代上市時也是如此。今天，這類抗憂鬱藥物的效果只比安慰劑稍好一些。——作者註

的反應大感興奮，幾乎要樂暈了。一開始羅斯不敢相信自己看到了什麼：「我原本以為最早的十幾二十人一定是暗樁，一定是裝出來的。每個人都說什麼：『我了解到愛是這世上最強大的力量。』或者：『我遇到了我的癌症，那是一團黑煙。』這些人遊歷了自己人生的早年，回來時對於事物抱持了非常深刻的新感覺，也排出新的優先順序。這些人原本明顯看得出害怕死亡，現在不怕了。只用了一次藥，就有這麼持久的效果，這可是前所未有的發現。在精神醫學界，這樣的事情從來沒發生過。」

博西斯正是在那次閒談向我訴說他陪伴麥特的經驗。麥特在腦海中去了某個地方遊歷，不知怎地就擺脫了恐懼的圍攻。

「你人在這個房間裡，可是面對的是更宏大的事物。我還記得，兩個小時的靜默之後，麥特輕聲哭起來，還說了兩次：『生與死都要費好大一番工夫。』坐在那兒，讓人感到自己的渺小。那是你職業生涯中最有收穫的一天。」

博西斯的專業是緩和醫療，長時間陪伴臨終者。「大家都不明白，我們在精神醫學界能用來處理生死之苦的工具有多麼少。」人在面對疾病末期的診斷時，常有的那種憂鬱、焦慮、恐懼交織的心情，心理學家稱之為「生死之苦」。「贊安諾[2]並非解方。」若真有解，博西斯認為那個解答的本質會更偏向靈性，而非藥理。

他問道：「要是這能重新調校我們死亡的方式，我們又怎能不去探索？」

◆　◆　◆　◆　◆

二〇一〇年四月的某個星期一，正在接受膽管癌治療的五十三歲電視新聞導播麥特在《紐約時報》的頭版讀到了一篇文章，這篇文章將改變他的死亡。三年前他的妻子麗莎發現他的眼白突然變黃，不久他被診斷出罹癌。到了二〇一〇年，癌細胞已經擴散到了肺部，除了整套化療非常消耗元氣之外，他也逐漸明白自己或許過不了這關，壓力幾乎將他壓垮。那篇文章的大標是〈致幻劑再度吸引醫生目光〉，當中稍稍提及了紐大測試裸蓋菇鹼能否減輕癌症病患生死之苦的研究。據他太太麗莎說，麥特從未接觸過啟靈藥，但他立即決定要打電話給紐大志願參加試驗。

麗莎反對。她告訴我：「我不想找個最簡單的方法了事。我要他奮力抗戰。」

麥特還是打了電話，填了幾張表格、回答了一長串問題之後，獲准參與試驗。他被分派給了博西斯。博西斯與麥特同年，是個重感情的人，很少有人像他這般溫暖、富同情心，兩人一拍即合。

第一次見面，博西斯跟麥特說了接下來會發生的事。以三到四次談話治療預作準備後，接著安排時間讓麥特接受兩劑藥物，其中一劑是「活性安慰劑」，這次用的是高劑量的菸鹼酸，會產生顫抖的感覺，而另一劑則是含有二十五毫克裸蓋菇鹼的膠囊。兩次治療都在我和博西斯及羅斯會面的治療室當中進行。每次治療得花上大半天，麥特會躺在沙發上，戴著眼罩，聽著耳機裡精挑細選的音樂播放清單——布萊恩・伊諾、菲利普・葛拉斯、派特・麥席尼、拉維・香卡，還有一些古典樂以及新世紀音樂。靈遊期間有兩個人在場照看，一名男性（博西斯），一名女性（克里斯塔莉亞・卡里翁茲），兩人不多話，但若是麥特遇上了什麼麻煩就能提供協助。在準備階段，兩人也給麥特看了霍普金斯大學研究學者理查茲所寫的那套「飛行操作指南」。

2 贊安諾（Xanax）：一種苯二氮平類藥品，效用為降低緊張、抗焦慮和助眠。——編註博西斯建議麥特把「信任、放手」這句話當成旅程中的某種真言。無論旅程帶你到哪裡，你就跟去，他建議道：「爬上階梯，打開門，探索小徑，飛過大地。」不過針對此行，他所給的最重要的建議，是無論遇到什麼真的很嚇人或可怖的事物，都要向它走去，而非設法逃離，要直直望向它的眼睛。「站穩腳跟，問：『你在我的腦海裡做什麼？』或者：『我能從你那兒學到什麼？』」

◆ ◆ ◆ ◆ ◆

第一個提出讓不久人世之人服用啟靈藥物的，既非治療師，亦非科學家，而是赫胥黎。他在寫給奧斯蒙德的信中提出了一項研究計畫，當中包含：「對癌末病例施用LSD，以期使臨終成為更具靈性之過程，減少其純生理性。」一九六三年十一月二十二日，赫胥黎臨終之際，就要求妻子蘿拉替他注射一劑LSD。

到了那時，赫胥黎的想法已經在北美好些癌症病患身上測試過了。一九六五年，柯恩替《哈潑雜誌》寫過一篇文章〈LSD與臨終之苦〉，探討啟靈藥「改變臨終經驗」的潛力。*他將LSD治療描述成「藉自我超越而成為療法」。此種做法背後的前提是，人對死亡的恐懼其實是「自我」在作用，自我讓我們背負了分離感的重擔，隨著死亡將近，這種感覺可能會讓人無法承受。柯恩寫道：「人之初生，世界本無自我。但人生在世、人生終了之時，卻被囚於自我之中。」

這裡的概念，就是要用啟靈藥來逃脫自我的牢籠。「我們想要提供一段短暫而神智清明、全然無自我的時間，來證實個人的完好或許並非絕對必要，或許『外在某處』還有某種事物。」這事物比我們個體的自己更為宏大，在我們壽命終了之時仍能留存下來。柯恩引用了一位卵巢癌病患的話，人生將盡，在一堂LSD療程後，這名女性如此描述自己的觀點轉變：

此刻，我的消殞，即便對我自己，後果也並不重大，這只不過是在存在與不存在間擺盪的又一次變化。我感覺，那跟教會沒有太大關係，跟談論死亡也沒什麼關聯。我想我是超然的——沒錯，對我自己、我的苦痛、我日益衰敗這件事都很超然。我現在可以好好死去了，若真要這樣，那便這樣吧。我不邀請它來，也不推遲延宕。

一九七二年，葛羅夫和理查茲在春林醫院共事，兩人曾寫道LSD讓患者有「與大千世界合一」的體驗*，於是死亡「不再被視為萬事萬物的絕對終點、踏入空無，反而突然變得像是一種過渡，由此進入另一種存在的類型……肉體死亡後意識還可能延續，這個想法突然變得比反面說法還要可信許多」。

◆ ◆ ◆ ◆

按規定，紐大裸蓋菇鹼試驗的志願者在靈遊結束後不久必須寫篇遊記，服務於新聞業的麥特很把這項作業當回事。妻子麗莎表示，麥特周五做完療程，一整個周末都埋頭想弄明白那次經驗的意義，並寫下來。麗莎答應把他寫的東西拿給我看，也允許丈夫的治療師博西斯讓我看看那次療程及後續幾次心理治療中所做的筆記。

二〇一一年一月的某個早上，當時麗莎在一間廚具公司擔任行銷主管，那天早上有個重要會議，於是麥特一個人坐上地鐵，從兩人位於布魯克林的公寓來到了第一大道及二十四街交叉口的紐大牙醫學院治療室。（治療室之所以位於牙醫學院，是因為這個試驗牽涉到啟靈藥，而當時無論是柏衛醫學中心還是紐大癌症中心都想要和這樣的試驗保持距離。）他的嚮導博西斯以及卡里翁茲出來迎接，回顧了一下當天的計畫，到了早上九點，拿了一個裝著藥丸的金杯給麥特。無論裡頭裝著的是裸蓋菇鹼還是安慰劑，在接下來至少三十分鐘內，三人都不會知道。兩人請麥特說說他此行目的為何，他說想學會如何更妥善因應對於癌症所感到的焦慮以及憂鬱，也想學會處理他所謂的「人生缺憾」。他在房間四周擺上了幾張照片，有他和麗莎結婚當天拍的，也有兩人養的狗阿洛。

九點三十分，麥特躺在沙發上，戴上耳機、眼罩，靜默了下來。在他自己的遊記中，麥特把旅程開始和太空梭發射拉上了關聯：「猛然升空，還頗為笨重，終化為無重的美好寧靜。」

我訪問過的許多志願者都表示，一開始都經歷了極度恐懼焦慮，後來才按照嚮導的鼓勵，把自己交給體驗。至此，飛行操作指南上場了。指南中說，只要你把自己交給所發生的一切（「信任、放手、保持開放」或者「放鬆、順流而下」），一開始看來可怕之事，無論是什麼，都會很快幻化為別的事物，而且很可能令人愉快甚至樂而忘憂。

旅程開始不久，麥特遇到了自己的嫂子，她二十多年前死於癌症，享年四十三歲。「露絲當我的導遊。」他寫道，而且「見到我，她毫不驚訝。她『穿著』自己透明的身軀，這樣我才知道是她……我這趟旅程的這個階段，似乎和女性有關。」蜜雪兒・歐巴馬也出現了。「圍繞我四周的巨大女性力量清楚顯示，一名母親，無論是誰，無論有何缺點……永遠都不可能『不愛』自己的後代。這力量很強大。我知道自己在哭……正是在此，我感到自己像是要從子宮中出來……再次出生。我的重生很順……讓人欣慰。」

不過，無論麥特身上到底發生了什麼，從外在看來可一點都不順。博西斯注意到麥特在哭，而且呼吸粗重。就在此時，他第一次說：「生與死都要費好大一番工夫。」而且人似乎抽搐起來。接著麥特伸手抓住卡里翁茲的手，一面屈膝用力推，彷彿在生孩子。博西斯的筆記上寫著：

十一點十五：「老天。」

十一點二十五：「真的就這麼簡單。」

十一點四十七：「誰想得到，男人能生孩子？」然後「我生了，生了什麼我不知道。」

十二點十分：「就是太讓人驚嘆了。」這會兒，麥特時哭時笑。「老天，現在一切都有了道理，這麼簡單，這麼美。」

此時麥特要求要休息。「變得太激烈了。」他寫道。他拿開了耳機與眼罩。「我坐起身，與博西斯和卡里翁茲說話，我提到每個人都值得來這麼一次經驗……要是大家都這麼做，就再也沒有人能夠傷害另外一個人……也不可能會發起戰爭。這個房間還有裡頭所有事物都這麼美。博西斯與卡里翁茲，坐在（他們的）靠墊上，光采動人！」兩人協助他到廁所去。「就連細菌（如果現場有的話）都美，世界及宇宙萬物也是。」

之後，他表示有些不願「再回去」。

「這事要花很大心力，不過我很愛那種冒險的感覺。」最終他還是戴上眼罩、耳機，躺了回去。

「從此處開始，愛就是唯一的考量……是過去和現在唯一的目的。愛似乎從單一一個光點放射而出……而且震動……我能感覺自己的肉身正試圖要與大千世界共震……可是很沮喪，我覺得自己像個不會跳舞的傢伙……不過宇宙接受了。那純然的喜樂……那福氣……那涅槃……無可言喻。其實，根本沒有字詞能準確掌握我的經驗……我的狀態……這個地方。我知道，自己在人世間有過的樂趣從未接近如此感覺……沒有感受，沒有美的意象，我人生在世的一切都從未像這次旅程的巔峰一樣，感覺如此純粹、喜樂、輝煌。」他大聲說。「以前從未有過靈魂的性高潮。」體驗中，音樂的角色很顯著：「我在學一首歌，那首歌很簡單……只有一個音符……C……那是宇宙的震動……是所有曾經存在過的萬事萬物的集合……全部加在一起等同於神。」

麥特接著敘述他頓悟了一個與「簡單」有關的道理。他當時在思考政治與食物、音樂與建築，還有自己的領域電視新聞，他發現電視新聞和許多其他事物一樣都「過度生產了。我們在一首歌裡放進太多音符……在食譜中放進太多材料……在穿的衣服、住的房子裡放了太多花飾……當我們需要做的只有專注於愛，這一切都顯得如此沒有意義」。就在那時他看到了洋基隊游擊手德瑞克・基特「又一次芭蕾般一個轉身回到了一壘」。

「在那一刻，我深信自己已經全弄明白了……就在我的面前……愛……是唯一要緊的事情。現在這會是我的人生志業。」

然後他又說了幾句，博西斯在十二點十五分時記下：「好，我懂了！你們都可以下工了。我們完事了。」

不過並沒有完事，還沒有。現在「我去參觀自己的肺……還記得自己深呼吸，好幫助『參觀』」。博西斯寫下，兩點三十分時麥特說：「我進到自己的肺裡，看見兩個點。沒什麼大不了的。」

「有人（不經言語）告訴我別擔心癌症……在萬事萬物的通盤計畫裡這只是很小一塊……只

是你生而為人的不完美之處，還有比這更重要的事情……真正該做的就在你面前。又一次，是愛。」

此時，麥特體驗了一件事，照他的說法是「短暫的死亡」。「有個東西看起來像是一片鋒利、尖銳的不鏽鋼，我靠了過去。那東西有種剃刀的質感，我繼續往上到這個尖銳金屬物的高峰去，抵達時可以選擇要不要從邊緣望進這無盡的深淵……宇宙的遼闊……一切事物的眼睛……（也是）無物的眼睛。我很猶豫，但不害怕。我想要完全投身當中，但又感覺如果這麼做，就可能永遠離開自己的身軀……這一生就死了。不過決定並不難做……我知道此處還有許多東西在等著我。」麥特告訴嚮導自己的選擇時，解釋說他：「還沒準備好要跳下去離開麗莎。」

然後，到了三點左右，一切頗為突然地就結束了。「從原本沒有時空感的狀態，變成此時此刻相對沉悶的感受，發生得很快。我頭疼。」

麗莎記得，來接麥特回家時，他「看起來像是去跑了賽跑」。「他臉色不是很好，看起來很累、渾身是汗，但是興沖沖的，所有想跟我說的事和沒法跟我說的事，讓他整個人亮了起來。」他跟妻子說自己「觸碰到了神的臉」。

◆ ◆ ◆ ◆

每場靈遊都不同，但抗癌者的靈遊旅程中似乎有些再三出現的共通主題。我訪問過的癌症患者，很多人都描述了出生或者重生的體驗，只不過都沒有像麥特那麼激烈。許多人也敘述遇到了自己的癌症（或者自己對於癌症的恐懼），這樣的經驗縮減了癌症對他們的影響。先前提過貝澤爾的經歷，她是紐約人，六十來歲，個子嬌小，性情溫和，教花式溜冰，二〇一〇年診斷出罹患卵巢癌。我們約在紐約大學的治療室見面，貝澤爾一頭金棕色的捲髮，戴著大圈圈耳環，跟我說即便先前的化療療程很成功，害怕復發的恐懼仍舊讓她無法動彈，就這麼虛擲光陰「等著無可避免之事發生」。

在試驗中她也和博西斯搭配，療程一開始的幾個段落很辛苦，當時她想像自己被困在一艘船上，猛烈前搖後擺，被恐懼吞沒。「我把手從毯子底下伸出來，說：『我好害怕。』博西斯握住了我的手，跟我說就順其自然吧。他的手成了我的錨。」

「我看見了自己的恐懼。幾乎像是在夢裡一般，我的恐懼就位在胸腔底下的左邊，那不是我的腫瘤，而是身體裡一個黑乎乎的東西。它讓我無比憤怒，我的恐懼激怒了我，我尖叫著說『你他媽給我滾出去！我不會被生吞活剝的！』結果你知道嗎，它不見了！走了。我用自己的憤怒把它趕走了。」貝澤爾表示，直到多年後恐懼都沒有回來。「癌症是我完全無法掌控的事情，但我明白了，恐懼不是。」

頓悟後，隨著貝澤爾的思緒從自身的恐懼轉向她的孩子，她也開始感到「排山倒海的愛」。她告訴我自己以前是、現在也還是個「不折不扣的無神論者」，然而「我所用的詞（雖然很不想用但那是唯一的描述方法）就是我感覺『沐浴在神的愛之中』」。神祕經驗的一大特色就是矛盾，貝澤爾一方面感覺到神聖之愛，另一方面又「一絲信仰也沒有」，她似乎一點也不擔心兩者間的衝突。我指出這點，她聳聳肩，然後笑了笑：「還有別的方法可以表達嗎？」

果不其然，在那些受訪的紐約及霍普金斯大學癌症病患的靈遊中，死亡的意象占有一席之地。有個六十來歲的癌友（她要求匿名）描述自己開開心心在空間中穿梭飛馳，彷彿置身電動遊戲，直到突然撞上了火葬場的牆壁，她大吃一驚，明白過來：「我死了，現在要被火葬。（但我並沒有體驗到焚燒——怎麼可能有!?我都死了！）接下來知道的，就是自己已經身處這麼一座美不勝收的森林的地底，深山老林，土壤肥沃呈棕色。我的四周都是樹根，還看到樹在成長，而我是樹的一部分。我已經死了，但我和這些樹根一起在地底，不悲也不喜，只是很自然、滿足、平靜。我並沒有走，我是大地的一部分。」

有好幾位癌症病患都描述自己曾挨近死亡的懸崖峭壁，探頭望向另外一頭，然後又縮了回去。泰咪・柏傑斯五十五歲時診斷出卵巢癌，發現自己遠眺「意識的廣大境界，非常寧靜優美。我感覺孤身一人，但又能伸手觸碰所有曾認識的人」。

「待我大限之日，此地就是生命離我而去後的去處，這也沒關係。」

啟靈體驗有種不可思議的威信，或許這能解釋為何有如此多參與試驗的癌症患者表示，自己對於死亡的恐懼消失或至少減弱了。在正式演出前的最後一次彩排當中，他們直接凝視死亡，產生了某種理解。「高劑量的啟靈體驗就是死亡練習。」曾於霍普金斯大學擔任心理師的麥克萊恩如是說。「你所知為真的一切事物，你都失去了，放下了自我以及身體，那樣的過程有可能讓人覺得像瀕死。」然而，如此體驗卻捎來令人寬慰的消息，原來在那樣死亡後，另一頭竟還存在著什麼，或許是「意識的廣大境界」，又或許是自己的骨灰埋在地下，被樹木的根部吸收，此外還有某種亙古永存的、脫離肉身的靈識，不知怎地竟能知道此事。「現在我很清楚，在此之外還有一整個別的『現實』。」某個紐大的志願受試者在靈遊結束幾個月後，如此告訴研究人員。「相較於其他人，這就好像是我會另一種語言。」

麥特照妻子麗莎的描述，是個「樸實又交遊廣闊的人，是個起而行的人」，而如此個性的麥特在靈遊過了幾周之後，某次與博西斯的療程當中，討論起來世的概念。博西斯的筆記顯示，麥特把自己的旅程解讀為：「滿明顯是扇窗……（望向）某種來世、某種超越這個肉身的事物。」

他提到「愛的存在的境界」，而那「綿延無盡」。後續幾堂療程中，麥特談到了自己的身體以及癌症「是種幻象」。很明顯能看出，至少心理方面，麥特在療程之後的狀態極佳。他固定冥想，感覺自己更能夠活在當下，也「表示更愛妻子」。旅程結束兩個月後，三月的某次治療當中，博西斯注意到麥特雖因為癌症而慢慢走向死亡，卻「是他此生最快樂的時候」。

「我是這世上最幸運的人。」*

◆ ◆ ◆ ◆ ◆

這些經驗給人的真實感，我們應該要多放在心上？對於這個問題，參與研究的治療師的觀點多半務實而謹慎。他們把注意力放在減輕病患的苦痛上，對於形而上的理論或是何謂真相的問題則甚少顯露太多興趣。我問博西斯，覺得病患所描述的宇宙靈識是虛構還是真實，他聳聳肩說：「這超出我的職級了。」同樣的問題，理查茲則引用了詹姆士的話。詹姆士建議我們在評斷神祕經驗時，不要看真實與否，真實與否並不可知，要看的應是「結出的果實」。它是否將某人的人生導向了正面的方向？

許多研究者都承認，像裸蓋菇鹼這樣暗示性如此強烈的藥物，由醫療專業人員施用，又經法律及制度許可，這時可能會有很強的安慰劑效果，換言之在如此狀況下，病患更有可能實現治療師的期望。（此外惡行靈遊發生的機率也較小。）這裡我們就碰上了裸蓋菇鹼一個比較耐人尋味的矛盾之處：雖說試驗得以成功，有很大一部分靠的是科學的許可和威信，然而效果卻似乎仰賴神祕經驗，而且這種經驗又讓人深信世上還有科學所不能解釋的事物。利用科學來證實經驗，而經驗似乎又以所謂的「穿著白袍的薩滿信仰」削弱了科學的觀點。

療法如對受苦之人有幫助，那麼真實與否的問題是否還那麼重要呢？參與研究的人當中，我很難找到因這類問題而困擾的人。從普渡大學退休的藥理學家大衛・尼可斯於一九九三年創立海夫特研究院以支持啟靈藥研究（包括霍普金斯大學的試驗，試驗用的裸蓋菇鹼就是由他合成的）。說到實用為上，他最為直言不諱。二〇一四年接受《科學》雜誌訪問時，他說：「要是那讓人平靜，讓人能在家人朋友陪伴下安詳死去，我不在乎那是真實還是錯覺。」

至於格里菲斯，他承認：「真實性是尚未回答的科學問題。我們能依據的，只有現象學。」也就是別人告訴我們的內在經驗。也就是這時，他開始詢問我自身的靈性發展，我坦承還頗為粗淺，跟他說我的世界觀一向是雷打不動的唯物論觀點。

「好，那麼，我們有意識，這樣的奇蹟又怎麼說呢？花一秒鐘想想這件事，想想我們有覺知，還覺知得到自己在覺知！這樣的機率有多麼小？」他的言下之意是，我們該如何確定自己的意識經驗具有「真實性」？答案是不能確定，這超出了人類科學之外，但誰又會去懷疑那不是真的呢？其實，證實意識存在的證據，很像是證實神祕經驗為真的證據，我們相信它存在，不是因為科學能單獨加以證實，而是因為有非常多的人都確信它為真，而我們要想繼續走下去，所能仰賴的同樣也只有現象學。音樂家納博科夫曾談過「意識的奇蹟」，說那是「無有之夜當中，窗戶突然敞開，望向陽光普照的景致」，而格里菲斯的意思是，我既已身處遠超過唯物論科學之外的一項「奇蹟」之中，或許應該對其他奇蹟保持更開放的心胸。

◆ ◆ ◆ ◆ ◆

二〇一六年十二月，《紐約時報》以頭版報導約翰・霍普金斯大學與紐約大學的裸蓋菇鹼癌症研究成果*，此外成果也發表在《精神藥理學》期刊的特刊上，當中還刊登了好些心理衛生體制說話極有分量的人物謳歌研究發現的評論，當中兩位還是美國精神醫學會的前會長。

不論是紐大還是霍普金斯的試驗，經標準評量顯示，有八成多的癌症病患的焦慮及憂鬱明顯降低，且結果具有臨床顯著性，效果在裸蓋菇鹼療程後持續了至少六個月。兩個試驗當中，志願者所回報的神祕經驗的激烈程度，和症狀減輕的程度密切相關。過去的精神醫學干預很少見到如此強烈且持續的結果。[3]

試驗規模很小，總共也不過八十名受試者，未來必須以更大規模再次進行試驗，政府才會考慮將裸蓋菇鹼重新分級並核准此種治療。[4]不過成果振奮人心的程度仍舊吸引了心理衛生界的注意以及謹慎的支持，呼籲要進行更多研究。十來所醫學院都申請參與未來試驗，還有贊助人出面替這些試驗提供經費。多年來躲在陰影之中，突然之間啟靈療法又變得體面起來——幾乎可說是體面了起來。曾經，紐約大學有些不情不願地容忍這項試驗，現在校方自豪地宣揚成果，並請羅斯將治療室從牙醫學院搬到學校醫院的本院。就連一開始不太願意轉介病患參加裸蓋菇鹼試驗的紐大癌症中心，也開口請羅斯在癌症中心的院區設置治療室，供接下來的試驗使用。

論文當中，以理論方式解釋裸蓋菇鹼效果的部分很少，僅指出後續結果最好的病患，先前的神祕經驗也最完整。但，那樣的經驗到底為何會轉化為焦慮減輕、憂鬱降低？是因為模仿了某種永垂不朽，所以有這樣的效果？這樣的說法似乎太過簡單，也未能解釋大家的靈遊經驗形形色色，許多並未在死後世界上打轉。而且，那些思及死後世界的，有些還是以自然主義的角度來思考身後事，比如那個不具名的志願者，她想像自己是「這大地的一部分」，是物質的分子被樹根所吸收。這在現實中的確會發生。

當然，神祕經驗包含了好些要件，多半都不需要超自然的解釋。比如自我感消融，就能用心理學或是神經生物學的方式來理解（很可能是預設模式網絡的整合度降低），也能解釋靈遊中所感到的諸多益處，而不需訴諸任何靈性的「合一」概念。同理，神祕經驗往往會伴隨「神聖性」的感受，若用更為世俗的方式理解，那只不過是意義感或目的感獲得了增強。我們對於意識的理解還粗淺，用以探討此主題的詞彙，無論是生物的、心理學的、哲學的，還是靈性的，都尚不足以斷言就是定論。或許，正是藉由層層疊加這些不同觀點，我們就能獲得最豐富的畫面，描繪出可能的狀況。

紐大的試驗有個後續研究〈裸蓋菇鹼輔助心理療法的病患體驗〉*，二〇一七年發表於《人本主義心理學期刊》，紐大團隊當中的亞歷山大・貝瑟對受試者進行了訪談，以期更了解他們所體驗的轉變背後的心理機制。在我讀來，這篇研究含蓄地試圖超越神祕經驗的範式，而能更有人文精神，同時也強調啟靈經驗當中心理治療師的重要。（注意標題中用的是「裸蓋菇鹼輔助心理治療」一詞，而《精神藥理學》期刊當中的兩篇論文都沒有在標題中提到心理治療，只提到了藥物。）

研究當中浮現了幾個主題。所有受訪的病患都描述了與所愛之人心心相繫的強烈感受（用幾

3 兩個試驗對於成效所做的評估，其統計「效應值」（effect size）多半在一・〇以上，以精神科治療而言相當亮眼。相較之下，選擇性血清素再吸收抑制劑（SSRI）首次進行臨床測試時，效應值僅有〇・三，光是這個數字，就足以使其獲得許可。——作者註

4 同時也有一些批判的聲音，詹姆斯・柯恩（James Coyne）就曾在公共科學圖書館（PLOS）發表過兩篇部落格文章，從方法論的角度提出好些反對之處，包括：病患群的人數及組成、診斷的可靠性、安慰劑控制、盲測設計，以及理論方面的假定："Since when are existential/spiritual well-being issues psychiatric?" http://blogs.plos.org/mindthebrain/2016/12/14/ psilocybin-as-a-treatment-for-cancer-patients-who-are-not-depressed-the-nyu -study/。——作者註

位作者的話來說，就是「關係鑲嵌」），此外還有更為整體的、「從分離感到相連感」的轉變。多數案例中，這樣的轉變都伴隨著各式各樣強烈的情緒，包括「感到無比歡喜的喜樂、福氣、愛」。至於靈遊中較為辛苦的階段，隨著大家的恐懼消逝，通常會伴隨著交出自我以及接納現狀（包括接納自己的癌症）的感覺。

傑佛瑞・葛斯是這篇論文的共同作者，也是一名精神科醫師，他利用裸蓋菇鹼「削弱自我」的效果（指藥物有能力使自我噤聲，或至少降低音量）來詮釋療程中所發生之事。他的觀點來自於他所受的精神分析訓練，在他看來，自我是一種心智的建構，代表人自己來行使某些功能。當中最主要的一項，就是維持心智領域中意識與無意識間的邊界，以及人我之間的界線，也就是主體與客體間的界線。只有在這些界線淡去或消失之時，我們才能「放掉僵化的思考模式，讓自己能夠察覺到新的意義而比較不害怕」，啟靈藥對於前述界線似乎就有如此影響。

意義這件事，正是紐大治療師做法的核心[5]，而且對於了解服用了裸蓋菇鹼的癌症病患的體驗，可能尤有助益。對於這些病人當中的很多人來說，診斷出癌症末期代表很多事情，其中一項就是意義危機。為什麼是我？為什麼單單把我挑出來接受這個命運？人生和宇宙有任何意義嗎？身處如此存在危機的重擔下，人的目光視野縮限，情緒種類減縮，開始一心只想著自己，將外界排拒在外，與此同時關注的點也越來越狹隘。反芻思考及憂慮反覆循環，占據了大部分的心智時空，強化了思考習慣，於是變得更難脫離。

人生盡頭的生死之苦帶有許多預設模式網絡過度活躍的特色，包括忍不住一再自我反思，也無法跳出逐漸加深的負面思考習慣。自我發現自身可能滅絕，於是轉身向內，警覺心也變得過度強烈，也不再關照世界和他人。我採訪過的癌症病患談到了感到與所愛的人、與世界、與各式各樣的情緒封閉隔絕，用其中一人的話來說，他們感到「存在主義式的孤獨」。

藉由暫時讓自我失去作用，裸蓋菇鹼似乎替可能的心理狀態開啟了一方新天地，而許多受訪病患所陳述的死亡以及重生則象徵了這種可能性。自我消散一開始可能感覺十分嚇人，但若能放手、交出自我，就會有強烈且通常正向的情緒流入，同時還伴隨著過去無法讀取的記憶，會有感觸，也感受到意義。人我之間的那扇大門（赫胥黎所說的減壓閥）不再由自我來守衛，於是門戶洞開。對許多人而言，從那道開口大量湧入的，是愛。沒錯，有對於某些特定的人的愛，但也有麥特後來所感受到的（知道的！）對眾生萬物的愛，這裡的愛是生命的意義及目的，是通往宇宙的鑰匙，也是終極的真實。

如此說來，或許正因失去了自己，才獲得了意義。這能用生物學的方式解釋嗎？大概還不行，但近來神經科學界提出了好些線索，讓人想一探究竟。還記得帝國理工學院團隊吧，他們發現當預設模式網絡解體（也一併帶走了己之為己的感覺），大腦的整體相連程度反而增加，使通常不溝通的腦區得以形成新的連接線路。有沒有可能，大腦新形成的這些連結，某些就以新的意義或觀點的方式在心智當中呈現？過去八竿子打不著的點，現在連起來了？

也有可能，是啟靈藥能讓本來毫不相干的感官資訊浸染上意義。最近在期刊《當代生物學》中有篇論文[6]，文中介紹了一個實驗，在志願者使用LSD後，對他播放與他個人毫無淵源的音

5 紐約大學的好些治療師都推薦我讀《活出意義來》的作者維克多・弗蘭克（Viktor E. Frankl）的作品。弗蘭克是維也納的精神分析師，進過奧許維茲集中營和達豪集中營，他認為人類最關鍵的動力，不是他的老師佛洛伊德所主張的享樂，也不是阿德勒（Alfred Adler）所說的權力，而是意義。尼采曾寫過：「知道為何而活的人，無論如何而活，幾乎都能忍受。」弗蘭克和他的想法一致。——作者註

6 Katrin H. Preller et al., "The Fabric of Meaning and Subjective Effects in LSD-Induced States Depend on Serotonin 2A Receptor

樂，但由於受到啟靈藥的影響，志願者都賦予了同樣一批歌曲深刻而長久的個人意義。這些藥物或許能幫助我們建構意義，甚至是發現意義。

服用啟靈藥後心智很容易受到暗示，加上又有心理治療師在場引導，這兩件事無疑也有助於替經驗賦予意義。葛斯在替志願者做準備踏上靈遊的心理建設時，總會開門見山談到獲取意義一事，他跟病患說：「藥物會讓你看見自己隱藏或者不知道的陰暗面，你會對自己有所洞察，並學到與生命及存在的意義有關的事情。」（他也告訴他們或許會有神祕或超脫物外的體驗，但很小心地不去定義那是什麼。）「有了這個分子在你體內，你會更了解自己、人生，還有宇宙。」而多數時候，這件事也的確發生了。把那個科學調調的詞「分子」換成「聖菇」或者「草木師父」，就成了儀式治療開始時薩滿會說的一段巫言咒語。

不過，無論運作方式為何，無論使用哪套詞彙來解釋，靈遊能夠把我們經驗領域中的一切事物染上更為強烈的目的性和重要性，在我看來這似乎就是它的美好贈禮，對於將死之人尤是。根據個人取向不同，這可以用人文也可以用靈性的方式理解。畢竟，所謂「神聖」，不也只是「意義」的加強版嗎？曾經，世界的內在固有意義，由眾神所灌注，就算是對貝澤爾（還有我！）這樣的無神主義者來說，啟靈藥都能替諸神早已離開的世界帶來意義的脈動。純然由機率主宰的宇宙，總給人一種冰冷、任意的感覺，而今這種感覺被消除。尤其在沒有信仰的時候，這些藥物若落在對的人手中，也許會是能治各種存在主義式恐懼的強效解方，而為此所苦的，並不僅限於將死之人。

要相信人生有任何意義，這當然是個重大假設，需要某種放手一搏，但也一定有幫助，在死亡將近時尤其如此。把自己放在更大的意義脈絡之中，無論那是什麼，是與自然合一之感，還是普世的愛，都能讓自己之消殞在思考時變得稍微容易一些。這樣的賭注，宗教一直都心知肚明，但又為何要讓宗教獨大呢？英國哲學家羅素曾寫過，要克服自身對死亡的恐懼，最好的辦法「就是讓你的利益逐漸放寬，且變得更無關個人，直至自我之牆一點一滴退後，而你的生命變得越來越與普世的生命融為一體。」＊接著又說：

> 個人之存在應該像河，初時很小，窄窄容納於河岸之間，澎湃奔流經過岩石，越過瀑布。漸漸，河變寬了，岸退流靜，最終融入海中而不見間斷，失去個體存有而毫無痛楚。

◆ ◆ ◆ ◆ ◆

麥特在那次裸蓋菇鹼療程之後活了十七個月，據妻子麗莎表示，那幾個月他活得無比滿足，前所未料，此外麥特也逐漸開始接受自己將不久人世。

起初麗莎對紐約大學的試驗有些戒心，把麥特想參加試驗一事解讀為放棄抗癌的跡象。結果，他做完試驗，深信自己這一生仍有很多事要做，很多愛要施要受，也還沒準備好要離開人世，尤其離開他的妻子。麥特的靈遊改變了他的觀點，原先是狹窄的鏡頭，緊盯著生命將盡一事，後來重新聚焦，把焦點放在了自己剩下的時間該如何活才最完滿。「他有了新的決心，認定

Activation," *Current Biology* 27, no. 3 (2017): 451–57。此研究於佛倫懷德的實驗室當中進行。「原先無意義之刺激物，因ＬＳＤ而致使受試者認為與個人息息相關」，而當血清素５－ＨＴ２Ａ受體被藥物「酮色林」（ketanserin）阻斷，前述反應也被阻斷了，作者於是得出結論，這些受體對於產生及賦予個人意涵具有重要意義。——作者註

自己的人生有意義，他懂，也要帶著意義走下去。」

「我們還是會吵架。」麗莎回想。「而且那年夏天過得非常折騰。」當時他們位於布魯克林的公寓在整修，狀況百出。「根本人間煉獄。」麗莎回想，可是麥特「不一樣了。他以前從沒有過那種耐心，而且跟我在一起時，他對於事物是真心感到喜悅。彷彿他卸下了關心生活瑣事的責任，能夠把那一切都放下，現在的重點是要與人相處，是好好品嘗手上的三明治，還有享受在步道上散步的感覺。我們彷彿在一年之中過了一輩子。」

那次裸蓋菇鹼治療後，不知怎地麗莎就認定麥特根本不會死，他繼續化療，情緒也提振了，但現在麗莎覺得這整段時間，「他都知道自己過不了這關。」麗莎繼續工作，至於麥特，狀況好的日子他就在城裡四處走逛。「他到處逛，吃午飯時每家餐廳都去嘗試，然後跟我說他發現了哪些好地方。不過，他狀況好的日子越來越少。」然後，到了二〇一二年三月，他跟麗莎說想把化療停掉。

「他並不想死。」麗莎說。「但我想，他只是決定了不想這樣活下去。」

那年秋天，他的肺開始衰竭，麥特最後進了醫院。「他把所有人都一起叫過來道別，還解釋說這就是他想離開人世的方式。他很有意識地死去。」麗莎說，面對死亡，麥特如此沉著平靜，對於周遭的每個人都產生極大影響，而他在西奈山醫院緩和醫療科的那間病房也成了醫院裡的引力中心。「所有人，醫生啦，護理師啦，都想到我們病房裡來串門子，根本不想離開。麥特會一直聊一直聊。他感覺像是個修行瑜伽的人。他給出了那麼多的愛。」麥特過世前一個星期，博西斯去探望他，無論是房裡的氣氛，還是麥特那樣一派安適的態度，都讓他印象深刻。

「他還安慰我。他說最難過的是要離開他太太。不過，他並不害怕。」

麗莎寄了張麥特的照片給我，是他臨終前幾天拍的。影像一出現在我的螢幕上，立刻讓我大感驚嘆。照片裡有個憔悴的男人，穿著醫院的袍子，鼻子上夾著呼吸器，但一雙藍色的眼睛閃閃發亮，臉上還掛著大大的微笑。在死亡前夕，這個男人卻在發光。

夜復一夜，麗莎都在麥特的病房裡陪他，兩人往往聊到深夜。「我覺得自己一隻腳在此岸，另一隻在彼岸。」某次他如此跟她說。「這是我們在一起的最後幾個晚上了。」他說道。「親愛的，別逼我。我在找自己的路。」同時，他又希冀能安慰妻子。「這不過是生命之輪。」她記得他曾這麼說。「現在覺得自己被輪子壓到地上，但輪子會轉，你又會跑到上頭去了。」

麗莎已經好幾天沒洗澡了，她弟弟好不容易說動她回家幾個小時，回到麥特病榻邊幾分鐘之前，他悄悄走了。「我回家洗澡，他就沒了。」我們在講電話，能聽到她輕聲哭泣。「只要我在那兒，他就不會死。我弟弟之前就跟我說過：『妳得放手讓他走。』」

她回到醫院時，麥特已經不在了。「他幾秒鐘前才走的。就好像什麼從他身上蒸發了一樣。我在他身旁坐了三小時。過了很久，靈魂才離開那個房間。」

「他走得很安詳。」麗莎如此跟我說，她將這歸功於紐大的人，還有麥特的裸蓋菇鹼靈遊。「我很感激他們讓他能去經歷，讓他得以運用深藏的資源，這些資源原本就屬於他，深深埋藏在他心中。我想，那就是這些改變心智的藥物的作用。」

最後一次談話時，麗莎跟我說：「從一開始，麥特就比我有靈性得多。」顯然，麥特的旅程也改變了她。「麥特的經驗證實了有個我一無所知的世界。這個世界還有更多面向，很多我根本都不知道存在。」

二：成癮

阿波羅計畫有十來個太空人脫離地球軌道上了月球，他們有幸能從人類從未有過的視角看這個星球，其中有好幾人表示受到了這個經驗影響而改變，影響既深且久。看見那顆「淡藍小點」掛在無垠的黑色真空之中，不但抹去了人類地圖上的國界，也讓地球顯得渺小、脆弱、獨特而珍貴。

據埃德加・米切爾描述，他坐著阿波羅十四號從月球返回地球時，曾有過一次神祕經驗，具體而言是一次「有分別入三昧」[7]，也就是在對著某物冥思的過程中（米切爾的案例中，這個某物是地球），面對宇宙的浩瀚無垠，自我於是消失。

「最歡喜的，是要回家的時候。」他回憶道。「太空艙的窗子裡，每兩分鐘：地球、月球、太陽，還有天的全景。那是非常強大、勢不可擋的經驗。」

「突然我明白了，自己身上的分子、我坐的太空梭的分子、我的夥伴身上的分子，都有原型，都曾在某些古老世代的星體之中生產。（我感覺）合一、相連之感排山倒海而來……不是『他們跟我們』，而是『那就是我啊！那是全部一切，是同一件事。』還伴隨著一股狂喜，一種『老天啊，哇，沒錯』的感覺，是洞悉真理，是恍然大悟。」[8]*

布蘭德一九六六年在北灘某個屋頂上經歷ＬＳＤ靈遊後，也努力將同樣的觀點散播到文化之中，正是這樣的嶄新觀點幫助激發了現代的環保運動以及蓋婭假說，也就是地球及大氣一起構成了一個有生命的有機體。

這就是所謂的總觀效應。我在和裸蓋菇鹼志願受試者談話時總會想起此事，尤其如果那些人曾經在靈遊後（可說是遊歷了內在太空）克服成癮問題更是如此。有好幾位志願者述說，自己在看待原先的生活時能夠拉開一段距離，從這樣的制高點看去，原先看來令人望而生畏的事物，現在顯得渺小，他們有能力處理，其中也包括成癮問題。聽起來，就像是啟靈經驗讓他們很多人都對人生的場景有了總觀效應，讓世界觀以及優先順序有機會改變，於是得以放掉舊習慣，有時竟容易得不可思議。有個抽了一輩子菸的老菸槍，他說得如此輕而易舉，我都覺得難以置信：「抽菸變得無關緊要，所以我就不抽了。」

此人名叫查爾斯・貝松，現已戒菸六年，之前他參加的是馬修・強森主持的戒菸先導研究。強森是格里菲斯在約翰・霍普金斯大學的門生，這個研究也在霍普金斯大學進行。強森四十出頭，是個心理學家，過去和格里菲斯一樣受的是行為學派的訓練，研究老鼠的「操作制約」等現象。強森身材修長纖細，相貌稜角分明，下巴上的鬍子修剪得一絲不苟，戴著超大的復古黑框眼鏡，讓他看起來有些像是廣播主持人艾拉・格拉斯。他對啟靈藥的興趣可以追溯回大學時代，當時他讀了拉姆・達斯的作品，但想都不敢想未來有一天，自己的工作會是在實驗室裡進行啟靈藥研究。

「我內心深處的確有這麼個念頭，有一天我想要拿啟靈化合物來做研究。」我們第一次見面

7 有分別入三昧（savikalpa samadhi）：梵語，「samadhi」譯為「三昧」或「三摩地」、「三摩提」指專注而心不散亂的狀態，savikalpa譯為「有分別」或「區別」，指「入三昧」（或曰「抵達三摩地」）時仍伴隨自己的意識。——譯註

8 此次經驗將影響他離開美國太空總署後的事業，這名前工程師後來創建了知悟科學研究所（Institute of Noetic Sciences），研究意識以及超常現象。——作者註

約在他位於霍普金斯大學的辦公室，那時他這麼對我說。「不過我以為那會是未來很久很久以後的事。」然而，二〇〇四年強森到了約翰・霍普金斯大學讀精神藥理學博士後，不久「我發現格里菲斯在做這個超機密的裸蓋菇鹼研究案。一切都一絲不差地兜上了。」

強森參與實驗室早期幾項裸蓋菇鹼研究，期間擔任了好幾十場療程的嚮導，也幫忙分析數據，二〇〇九年才開始自己的研究。他的菸癮研究請十五名志願受試的戒菸者先接受幾堂認知行為療法，再給予二或三劑的裸蓋菇鹼。這是所謂的開放式研究，不用安慰劑，所以受試者都知道自己拿到的就是試驗藥物。裸蓋菇鹼療程前不能抽菸，每隔一段時間就要檢測體內一氧化碳含量，以確保他們有遵循規定，也確認受試者是否仍處於戒菸狀態。

研究規模非常小，也沒有隨機亂數，但結果仍舊驚人，畢竟菸癮之難戒，數一數二，有人說比海洛因還難。啟靈療程之後過了六個月，確認有八成的志願者未再碰菸*，以一年為期，數字降到了百分之六十七，但這樣的成功率還是比目前最好的療法要高。（目前正在進行一項規模大上許多的隨機化研究，要比較裸蓋菇鹼療法和尼古丁貼片的效果。）和癌症焦慮研究一樣，神祕經驗最完整的受試者，成效也最好，他們和貝松一樣，都能把菸給戒了。

之前的那些癌症病患，面臨生命可能將盡，經歷了史詩般的旅程，途中與自己的癌症正面交鋒，也到幽冥地府遊歷，在採訪過他們之後，我心想不知道相較之下，當回報比較低的時候，體驗又會如何，換言之，只是想要打破壞習慣的普通人會有怎樣的靈遊旅程？又會帶回何種所悟所得？

結果，沒想到竟是如此平凡無奇。不僅靈遊本身平凡（裸蓋菇鹼把他們帶到了世界各地，穿梭古今，遊歷太空），帶回來的心得領悟也平庸至極。愛麗絲・歐丹那六十開外，生於愛爾蘭，目前擔任書籍編輯，靈遊過程中縱情享受「暢遊各地的自由」。她長出翅膀，得以穿越時空回到歐洲史上眾多場景，死了三回，看著自己的「靈魂從身體跑到了飄在恆河上的火葬柴堆」，還發現自己「站在宇宙邊際，見證創世黎明。」她恍然大悟「宇宙萬物皆同等重要，包括自己」，這道理讓她「感到謙卑」。

「不是狹隘地盯著某些事，走過成人生活這小小的隧道」，她發現旅程「讓我回到了孩子那更為遼闊的驚奇感受，回到了華茲華斯的世界。過去大腦中有一部分睡著了，現在被喚醒了。」

「宇宙如此壯麗，有那麼多事能做、能看，於是自尋死路顯得很蠢。這把抽菸放到了全新的脈絡之中，顯得無足輕重，說真的顯得有點笨。」

歐丹那想像自己從家裡扔出許多垃圾，把閣樓和地下室都清空：「我看見自己把壁架的東西都扔下來的畫面，丟出所有我不再需要的東西。很神奇，人竟可以一直精簡事物，減到僅剩幾樣生存所必須。當中最重要的就是呼吸，呼吸停了，你就死了。」旅程歸來後她深信：「人應該珍惜自己的呼吸。」裸蓋菇鹼靈遊後，她一根菸也沒抽過，想抽的時候就回憶療程，「去想自己經歷的所有美妙之事，也去想在那樣一個更上很多層樓的境界，是什麼樣的感受。」

貝松幡然醒悟，也是在身處「更上層樓的境界」的時候。貝松六十來歲，是個博物館展覽設計師，他發現自己站在阿爾卑斯山的山峰上，「德國各邦在我眼前綿延開展，一路延伸至巴爾幹半島。」（當時他的耳機裡放的是華格納的曲子。）「我的自我消融了，但我現在卻在跟你說這件事。當時真是嚇死了。」他聽起來像是十九世紀的浪漫主義者在敘述自己與崇高之境接觸的經驗，既可怕可畏，又可敬可嘆。

「大家都說什麼『一體』啦、『相連』啊、『合一』啦……我懂了！我是某個大得不得了的事物的一部分。」我們講電話的那天，是個周六早上，中間貝松一度停下來描述眼前的景色。

「現在我就站在自家花園裡，光線從林蔭樹葉間灑落。我能站在這兒，站在這光影之美當中跟你說話，是因為我張開了眼睛看。如果不停下腳步來觀察，就永遠看不見。我知道，這顯而易見，說了等於沒說，但是去感覺、去看、去對這樣的光線覺得驚嘆」，他認為那是療程給他的贈禮，讓他「感到與萬事萬物息息相關」。

那回聊完以後，後續貝松又用電子郵件澄清和闡述了好多次，經驗如此浩瀚，他努力想要找到旗鼓相當的字詞。正是在面對這般浩瀚時，吸菸突然顯得小得可悲。「為什麼戒菸？因為我覺得那無關緊要。因為其他事情變得重要許多。」

自己的心得竟既有如此力量，同時又這般平凡無奇，讓有些志願者大感驚嘆。薩凡娜・米勒是個三十來歲的單親媽媽，在父親位於馬里蘭州的公司擔任簿記員。她二十來歲的時光都花在和一個恐怖情人糾纏不休，她說那男人是個「心理病態」，或許正因如此，她的靈遊旅程十分痛苦，但最終卻有宣洩效果。她記得自己失控大哭，還流了一堆鼻涕（她的嚮導表示確有此事）。旅程中米勒沒怎麼想到自己的習慣，只有到了快結束時，想像自己是教堂上用來排水的石像怪，抽著菸。

「你也知道石像怪的樣子，蹲在那兒駝著背，對吧？我給自己的感覺，我看到的自己就是那樣，一個小泥人一樣的生物在抽菸，吸了菸不肯吐出來，一直吸到胸口發疼，窒息沒法呼吸。那很震撼、很噁心。我現在還能看到牠，每次一去想自己是個菸槍的畫面，就會看到那個醜陋的、咳嗽的石像怪。」幾個月後，癮頭難免上來，她說這時那個意象還是有幫助。

療程到了一半，米勒突然坐起身，宣布自己發現了一件重要的事，她的嚮導必須把這個「頓悟」寫下來，後世才不會失傳：「要吃該吃的，要運動，要伸展。」

馬修・強森把這些恍然大悟稱為「『喔，是喔』時刻」，說這在他的志願者當中很常見，而且絕非沒有意義。抽菸的人都心知肚明，自己的習慣很不健康、很噁心、很貴、很不必要，但在裸蓋菇鹼的影響之下，這樣的所知有了新的分量，成了「他們心有所感之事。像這樣的體悟變得更能打動人、更能固著，也更難避而不思。這些療程讓人沒有漫不經心的餘裕。」漫不經心是我們的預設模式，在這樣的模式中，吸菸這類癮頭就有可能一發不可收拾。

強森認為，裸蓋菇鹼對癮君子的價值，在於開啟了對自己這一生還有種種習慣的新觀點，這樣的觀點既顯而易見，又深刻強烈。「癮頭是個故事，故事說：『我這人就是會抽菸，而且無力停止』，我們困在裡頭，每次想戒沒戒成就會使故事增強。靈遊則讓他們能拉開一點距離，看到全貌，也看到在自己的人生這樣更悠長、長期的脈絡之中，抽菸是短暫的樂子。」

當然，像這樣把舊習慣重新放到大脈絡之中來看，並不會說發生就發生，有無數的人服用了裸蓋菇鹼之後，還是繼續抽菸。如果檢視舊習的情形發生了，那是因為這次療程明確點出，此行目的就是要打破這項習慣，而在事前準備還有事後面談當中，治療師也會大力加強這個目的。治療師精心安排靈遊的「心境」，就像是薩滿運用自己的威信以及編演功夫，使藥物的深層暗示力量發揮到最大。正因如此，才一定要明瞭「啟靈療法」並非僅是用啟靈藥進行治療，而是像許許多多研究者費盡心力強調的那樣，是一種「啟靈藥輔助治療」的形式。

然而，靈遊歸來，即使志願者從中所獲心得頗為平凡，卻又有少見的威信感，這又是為何呢？格里菲斯指出：「其他藥都不會有這種效果。」確實如此，大部分的用藥體驗後，我們完全清楚藥物作用時自己的所思所感虛幻不真，也往往因而感到丟臉。雖然格里菲斯和強森都未提到這點，但或許能用所見與所信之間的關聯來解釋這種真實感。使用啟靈藥時，我們的所思所想往往變得浮現眼前，這些不完全算是幻覺，因為受試者全然清楚眼前所見之事並非真的位於面前，話雖如此，這些浮現眼前的想法仍然無比具體、鮮活，也因此難以忘懷。

如此現象很古怪，神經科學還未能提供解釋，不過近來已經有人提出了一些有趣的假說。運用功能性磁振造影（fMRI）研究視覺異象，神經科學家在研究腦部活動時，發現無論人是現場看到某個物體（稱為「線上」），還是單純回想或想像（稱為「線下」），視覺皮層的同一個區域都會亮起。這顯示，能使想法在眼前浮現應該是通則，而非例外。*有些神經科學家懷疑，平常醒著的時候，大腦當中可能有某種事物會抑制視覺皮層，使皮層無法把我們的所思所想化為視覺影像呈現到意識當中。這樣的抑制作用為何有助於適應環境，並不難理解：在腦海裡塞滿栩栩如生的畫面會使推理及抽象思考變得困難，更別說要進行走路、開車等日常活動了。不過，當我們能將想法視覺化，比如想到自己抽菸的樣子看起來就像不斷咳嗽的石像怪，這時想法就會更有分量，讓我們感覺更為真實。眼見為信。

或許這就是啟靈藥的作用之一：放鬆大腦對於思想視覺化的抑制，從而使想法變得更具威信、更難忘、更持久。太空人回報的總觀效應，並沒有讓人在知識方面更了解這個太空汪洋中的「淡藍小點」，但親眼所見卻讓它變得前所未有地真實。啟靈藥也讓某些人對於人生場景產生一樣鮮明的總觀效果，或許也正因如此，才讓他們有可能改變自身行為。

強森認為，啟靈藥能用來改變各式各樣的行為，而非僅限於成癮。在他看來，關鍵在於啟靈藥能引發的體驗夠高潮迭起，足以「把人一掌拍出自己的故事之外。那名符其實就是把系統重開機，是生物上的Ctrl+Alt+Del。啟靈藥開了一扇具有心智彈性的窗，大家能在當中放掉平時用以組織真實的心智模式。」

他認為，這些模式當中最重要的就是「自己」，也就是「自我」，而高劑量的啟靈體驗能暫時將其消融。他還提到「我們對於以自己為中心的思考型式成癮。」癮君子、憂鬱症患者，和滿腦子想著死亡或復發的癌症患者之間的關聯，就在於這種在背後運作、對於某種思考型式（或者說是認知風格）成癮的現象。

「人類所受的苦，有許多都來自於這個『我』字，這個我必須不計任何代價在心理上得到捍衛。我們都被困在故事當中，故事認為我們是獨立的個體，在世上行動的孤立能動者，然而那個我其實是個幻象。幻象有可能有用，在樹木間盪來盪去，或者躲避獵豹，或者努力想自己報稅的時候很有用。但是從系統的層級來看，這個幻象沒有絲毫真實可言。隨便哪個觀點都比它準確，比如說我們是一群基因的集合，是傳遞ＤＮＡ的載具，或者說我們是徹頭徹尾的社會性生物，無法獨立生存，又或者說我們是某個生態系中的生物體，在這個前不巴村後不著店漂浮著的星球當中彼此相連。無論往何處看，都能看到事物息息相關的程度著實令人驚異，然而我們卻堅持要把自己想成是獨立的能動者。愛因斯坦曾說現代人的分離感是「某種意識的視覺妄想」。[9]

「啟靈藥從根本上破壞了那個模式。在不對的情況下，這可能會很危險，會導致惡性靈遊以及更嚴重的狀況。」強森提到了查爾斯・曼森的案例，據說他曾利用ＬＳＤ使信徒情緒崩潰，並對他們洗腦，強森認為這個理論頗為可信。「但是如果場景對了，你的安全在當中得到保障，那麼啟靈藥也可以是適合的干預方法，用來處理某些涉及『自己』的問題。」此處所言之問題，成癮不過是其中一項。當自我專橫獨霸，替我們與世界間的關係建構出固定的敘事方式，臨終、憂鬱、強迫性思考、飲食疾患，全都會因此而惡化。藉由暫時推翻自我的暴政，讓我們的心智一下子進入異常柔軟可塑的狀態（若是卡哈特哈里斯，就會說那是亂度增高的狀態），在好治療師的

9 「有一整體名喚宇宙，人是整體的一部分，僅有有限的時、空。他體驗到的自己、思想、感覺，與其餘部分分離，那是他意識的某種視覺妄想。如此妄想對我們而言是某種牢籠，將我們限制於個人欲望之中，使我們僅能關愛少數最接近之人。我們的任務就是胸懷更寬廣的愛心，去擁抱一切生靈及大自然之美，走出這牢籠。」出自：Walter Sullivan, "The Einstein Papers: A Man of Many Parts," *The New York Times*, March 29, 1972。——作者註

幫助下，啟靈藥讓我們有機會能針對自己與世界的關係提出一些既新也更有建設性的故事，說不定這些故事就留了下來。

這既非純然的化學，也非單純的心理動力，換言之既非無心，也非無腦，跟我們在西方習慣的治療方式十分不同。這個徹頭徹尾新穎（而又古老）的模型，西方醫學是否已經準備好要給它一個容身之處，還是未定論。醫生及研究人員帶人安全走過啟靈藥所引發的閾限階段[10]，藥物又極富暗示性，強森承認在這方面他們「扮演了和薩滿、長老一樣的角色」。

「不管這裡我們要深入探究的是什麼，和安慰劑其實是屬於同樣領域，只是這種安慰劑裝上了火箭推進器。」

◆ ◆ ◆ ◆ ◆

用啟靈藥治療成癮問題，這個想法本身並非新鮮事。美洲原住民早已將南美仙人掌素當作聖禮，也用於治療酗酒（自從白人來了之後，酗酒問題就一直禍害原住民族）。精神科醫師卡爾・孟寧格一九七一年在美國精神醫學會的某次會議上曾說：「這些人認為，南美仙人掌素並無害處……用以解酒，比傳教士、白人、美國醫學會、公衛體系所想出來的任何方法都好。」[11]

一九五〇、六〇年代，曾有數以千計的酗酒者接受過ＬＳＤ治療，只不過成效如何，要到最近才稍有定論。曾經，因為認為療法夠有成效，沙士卡其灣省還將其定為治療酒癮的標準療法。臨床報告充滿熱情，只不過當時進行的正式研究多半設計不良，控制也做得不好，甚至完全缺乏控制。進行研究的若是贊同此道的治療師（尤其是本身使用過ＬＳＤ的治療師），結果會尤其亮眼；若研究者沒有經驗，對病人施以巨量劑量，又不注意心境和場景，結果則尤為慘烈。

相關紀錄是徹頭徹尾的一本爛帳*，一直要到二〇一二年，才有一份統合分析把六〇、七〇年代最好的幾篇隨機對照實驗的數據整理在一起（當中共計有五百名以上病患），結果發現，單一劑量的ＬＳＤ「對於酒精濫用」的確是有統計上站得住腳、臨床上也「顯著的良效」，效果最多可持續六個月之久。作者結論：「既然證據證明，ＬＳＤ對於酒癮有良效，此種療法為何多半遭到忽略，實在令人不解。」*

自此以後，針對酒精及其他成癮問題的致幻療法就開始復興，有大學所做的研究，也在一些地下情境中進行，規模不大，但目前為止結果令人振奮。[12] 二〇一五年有個先導研究*，新墨西哥大學請來十名酗酒者，以裸蓋菇鹼搭配「動機增強療法」，這是一種專為治療上癮所設計的認知行為療法。心理治療本身對於酗酒問題的效果不大，但在裸蓋菇鹼療程之後，飲酒情況顯著減少，且後續三十六周的追蹤期間並未故態復萌。該研究的主持人麥可・勃良舒茲表示，對於酗酒行為，「療程的經驗強度與效果之間」有很強的相關性。新墨西哥大學的研究結果頗為正面，於是便有了規模大上許多的第二期試驗，共有一百八十名志願受試者，由勃良舒茲與羅斯、葛斯合作，於紐約大學進行研究。

10 閾限（limen，形容詞為liminal）：在心理學中指某種外在條件要引發感覺的最小刺激量，也因此閾限階段就是在「有感覺」和「沒感覺」之間的模糊、中間地帶。在人類學中則指兩個階段或文化結構之間過渡、模稜兩可的時空。——譯註

11 轉引自：Charles S. Grob, "Psychiatric Research with Hallucinogens: What Have We Learned?," *Heffter Review of Psychedelic Research* 1 (1998)。——作者註

12 伊玻蓋因（Ibogaine）是用非洲某種灌木的根部所製成的啟靈藥物，目前在墨西哥的診所當中用於鴉片類藥物成癮的地下治療。據說死藤水對於破除癮頭也有幫助。——作者註

「酒癮可以理解為一種靈性障礙。」第一次碰面時，羅斯在紐大的治療室中如此對我說。「隨著時間過去，酒這種化合物以外的一切事物，都不再與你有關聯。」

生命失去了所有意義。到最後，沒有什麼事情比杯中物更重要，即便老婆、孩子亦然。到最後，為了酒，什麼都可以犧牲。

最早告訴我匿名戒酒會創辦人威爾森的故事的人，也是羅斯。他說威爾森服用顛茄後經歷了神祕體驗，從此不再碰酒，一九五〇年代還想在戒酒會這個互助社團當中引入LSD。以藥物助人維持清醒，聽來或許不符直覺，甚至荒謬，但仔細一想，啟靈藥確實很能引發靈性突破，也能讓酗酒者深信，要想恢復，首先必須承認自己的「無力感」（這也是匿名戒酒會的中心思想）。這樣一想，利用藥物其實有幾分道理。匿名戒酒會並不看好人類自我，也和啟靈療法一樣，希望能將酗酒者的注意力從自身轉向「更崇高的力量」，還有夥伴情誼的慰藉，也就是彼此相連的感覺。

勃良舒茲替我聯繫上一名女子，是他在新墨西哥大學的酒癮治療先導研究當中的志願受試者，我稱她為泰芮．麥克丹尼爾斯。後來想想，他會介紹此人給我還頗令人訝異，畢竟研究人員都喜歡提供給記者全然成功的案例，而她的故事並不符合。麥克丹尼爾斯住在新墨西哥州阿布奎基城外的旅行拖車停車場中，離女兒住的地方只有幾個拖車遠。她靠身心障礙津貼過活，一九九七年「我前夫拿鑄鐵長柄鍋砸了我的腦袋，那件事之後我的記憶就出了嚴重毛病」，此後她就沒法工作了。

麥克丹尼爾斯生於一九五四年，從小日子過得很苦，小時候父母長時間將她留給兄姊照顧，兄姊也不太關心她。「直到今天，我還是都笑不太出來。」她跟我說，每天有很長時間都深陷悔恨、憤怒、忌妒、自厭的情緒當中，尤其對於孩子有深深的愧疚感。「想到要是我不碰酒，可以給他們什麼樣的生活，但我卻沒有，就覺得心情很不好。我總是想著自己有可能過什麼樣不同的日子。」

我問麥克丹尼爾斯，她戒酒多久了，她的回答嚇了我一跳：她沒戒。其實，就在不過幾周之前，在她女兒「要我把欠的錢還她，傷了我的心」之後，她還大喝特喝了一番。不過那次狂飲只維持了一天，而且她也只有啤酒跟葡萄酒可喝，換作是接受啟靈療程之前的那些年，她會連喝兩星期烈酒，中間只有喝到不省人事的時候才會停下來。以麥克丹尼爾斯而言，偶爾一次狂飲代表有進步。

麥克丹尼爾斯是在當地的另類周報上讀到關於裸蓋菇鹼試驗的消息，在此之前她從未用過啟靈藥，但願意也急著嘗試一些新事物。為了戒酒她試過多次，進過戒治所，做過治療，去過匿名戒酒會，但最後還是回到杯中物的懷抱。她擔心自己頭部的傷可能會使她不符試驗資格，但是她獲選了，而且過程中還有了極為震撼的靈性體驗。

靈遊的第一個部分黑暗得令人難受：「我看見自己和孩子嚎啕大哭，為他們從未有過的生活而哭泣。」不過最後事情急轉直下，出現了令人敬畏讚嘆的事物。

「我看見主耶穌在十字架上。」她回憶道。「我只看到祂的頭和肩膀，而我就好像是個小小孩，坐著小小的直升機在祂頭上盤旋。但祂是在十字架上。然後祂就兩手把我捧起來，就像是你會去安慰小小孩那樣。我感覺肩膀上很重的重擔被拿了起來，感覺非常安詳。那次經驗很美好。」

她感覺那次經驗的教誨，是要接納自我。「我現在不會花那麼多時間去想誰誰誰的日子過得比我好了。我明白了自己也不是個太壞的人，我是身上發生過很多壞事的人。主耶穌或許是想告訴我那沒關係，這些事情難免會發生。祂想要安慰我。」麥克丹尼爾斯說，現在「我每天都讀聖經，也很有意識地跟神接觸」。

在麥克丹尼爾斯自己看來，她現在就算不能說是過得很好，怎麼說也比從前要好。那次經驗幫助她開始重新思考自己講述給自己聽的人生故事：「以前我總覺得一切都是衝著我來，現在沒那麼嚴重了。我更接納自己，這是福氣，因為以前有很多年我不喜歡自己。但，我真的不是壞人。」

在外在條件沒有任何改變的狀況下，人的觀點竟能如此改變，讓我覺得既充滿希望又感傷。我想起來，好幾位訪問過的成癮現象研究者都告訴過我一個實驗，叫做「老鼠樂園實驗」，在藥物濫用研究領域十分有名。實驗讓籠裡的老鼠有機會接觸多種藥物，老鼠很快就會上癮，不斷踩踏小小的踏板，以獲得所提供的藥物，寧願不吃飯也要用藥，往往害自己因而喪命。不過，比較少人知道其實假如讓籠子「變豐富」，有許多機會可以玩遊戲、與其他老鼠互動、接觸大自然，那麼同樣一批老鼠就會完全無視藥物存在，也因此永遠不會上癮。老鼠樂園實驗佐證了一個想法：容易成癮的性格傾向，或許與基因和化學因素較無關係，反而與個人過往及環境更為有關。

現在，無論個人過往及環境多窮多苦，有一類化學物質或許能夠改變我們對此的體驗。「在你眼中，世界是牢籠還是遊樂場？」強森認為，這正是老鼠實驗要問的關鍵問題。如果成癮代表一個人的觀點、行為、情緒種類極度縮限，那麼靈遊則有可能扭轉這樣的局限，藉由干擾、豐富人的內在環境，使人願意敞開心胸接受改變的可能。

「結束靈遊體驗的人，看到的世界變得更像是個遊樂場。」

◆ ◆ ◆ ◆ ◆

無論是阿波羅計畫的太空人，還是靈遊中的志願者，以「驚嘆」一詞描述他們的體驗都很適合，而我訪談過的啟靈藥研究者所提出的天南地北、各色各樣的心理解釋，或許也能用這個人類情緒整理在一起。阿拉巴馬大學的年輕心理學家彼得・漢瑞克斯正在試驗利用裸蓋菇鹼來治療古柯鹼成癮者，正是他首先向我提議，若要從心理學角度解釋啟靈藥為何能夠改變根深柢固的行為模式，驚嘆的經驗或許正是關鍵所在。

「成癮的人都知道自己在傷害自己，傷害自己的健康、事業、人際關係，但往往看不見自身行為對於他人的傷害。」別的先不說，成癮其實是「自私」的一種非常極端的形式。成癮行為已然成為癮君子身分的定義，生活也都繞著癮頭安排，他在看待自身的癮之時，非常強烈地只在乎自利，而治療成癮者的一大難題，就在於將這種看事情的觀點擴大。漢瑞克斯認為，驚嘆就有能力做到這點。

漢瑞克斯提到了加州大學柏克萊分校的心理學家達契爾・克特納，兩人正好是摯友。「克特納認為，驚嘆是人類的一種基本情緒，由於能鼓勵利他行為，所以在人身上演化出來。我們的祖先，都曾因為經歷驚嘆而因此感到幸福滿盈，這是因為如果有某種情緒能讓我們體會，有其他事物比我們自身更為宏大，而我們是當中的一分子，這對物種有利。」這個更為宏大的存在，有可能是社會的集體，是大自然，或者是靈性世界，重點是它的力量銳不可當，足以讓我們自己還有狹隘的自利心顯得如此渺小。「驚嘆會催生『自身渺小』的感覺，使我們把注意力從個人轉向群體還有公益。」

克特納在柏克萊的實驗室做了一系列巧妙的研究，從中可知，當人有過驚嘆的體驗，即便並不是那麼驚天動地（比如欣賞高聳入空的樹木），這些人協助其他人的機率就會變得較高。（這個實驗的地點是柏克萊校園的一處桉樹林，志願者先花一分鐘的時間看樹，或者是盯著附近建築的門面看，接著實驗會安排一個路人走向受試者，突然一個踉蹌把筆撒了一地。相較於看建築的人，看樹的人較可能走過去協助。）*實驗室還做了另一個實驗，請受試者畫下自畫像，在欣賞圖片中的自然奇景之後再畫一幅，結果發現感受到驚嘆之後再畫，畫像在紙上所占的空間會比之前要小上許多。*驚嘆的體驗似乎是自尊自大的絕妙解方。

「現在，我們可以用藥理的方式介入，產生真正深刻的驚嘆體驗。」漢瑞克斯指出。小小藥丸，大大驚嘆。對於只看得見自己的癮君子而言，「感覺自己屬於某個比自身更宏大的事物，感覺和他人再次建立關聯，有可能是種福氣」，原先成癮必定會使社會及家庭關係網絡變得緊張，而現在又再次感到聯繫。「他們往往會察覺自己造成的傷害，不僅是對自身的傷害，還有對所愛的人的傷害。此時通常就會有動力想要改變，動力來自於再次有了關聯感、責任感，還有一種正面的感覺，感覺自身在更偉大的事物前十分渺小。」

在探訪啟靈療法這片風景的過程中，我收集到好些重點，而我發現驚嘆的概念可以助我連點成面。啟靈藥讓心智產生轉變，至於驚嘆是轉變的因還是果，並不完全清楚，但無論是因是果，啟靈意識的現象學，包括神祕經驗、總觀效應、自我超脫、內在環境變得豐富，甚至是產生新的意義等，多半都帶有驚嘆的成分。克特納就曾寫過，驚嘆具有難以招架之力、神祕奧妙之感，讓我們無法順手以習慣的思考框架來解讀此經驗。藉由動搖了這些概念框架，驚嘆便有能力改變我們的心智。

三：憂鬱

二〇一七年初發生了一件出乎意料之事，格里菲斯和羅斯將自己的臨床試驗成果呈報給美國食藥局，希望能獲准進行規模更大的第三期裸蓋菇鹼癌症病患試驗。沒想到食藥局的人員看到數據十分驚豔，也似乎並未被啟靈藥研究的獨有難題（比如：盲測問題、治療方法與藥物密不可分，還有藥物本身尚未合法）嚇到，竟然請研究人員擴大研究焦點與規模，測試裸蓋菇鹼是否能用於治療整體人口當中更大也更迫切的一項問題：憂鬱。在主管機關看來，數據中有足夠強烈的「跡象」顯示裸蓋菇鹼能減輕憂鬱，若不測試十分可惜，畢竟此方面需求十分龐大，現有療法又有限制。羅斯與格里菲斯之前之所以把重點放在癌症病患，是因認為在研究管制物質時，若研究對象本就是重病或臨終之人，應該比較容易獲得研究許可。現在，政府告訴他們，要把眼界放寬。「很超現實。」羅斯回想那次會議，如此跟我說，還說了兩次。對於政府的回應及最終結果，他仍有些吃驚。（關於這次會議，食藥局拒絕確認也不願否認此說法，僅表示該局不對正在研發或進行法規審查中的藥物進行評論。）

大抵相同之事也發生在歐洲，二〇一六年研究人員去找了歐盟的藥物管制單位「歐洲藥品管理局」，盼能獲准運用裸蓋菇鹼，替面臨重大診斷結果的病患治療焦慮與憂鬱情形。主管機關指出，「生死之苦」並非《精神疾病診斷與統計手冊》所列之正式診斷，因此國家醫療體系並不會給付，但既然有跡象顯示，裸蓋菇鹼對於治療憂鬱症可能有效，為何不對此進行大規模、多站點的試驗？

歐洲藥管局所回應的，不僅是霍普金斯大學及紐約大學的數據，還有卡哈特哈里斯的小型「可行性研究」。卡哈特哈里斯在帝國理工學院中努特的實驗室主持研究裸蓋菇鹼是否可能用於治療憂鬱症，初步結果刊登於《刺胳針精神醫學》期刊，研究人員給患有「難治型憂鬱症」的六男六女服用裸蓋菇鹼*（所謂「難治型憂鬱症」，指這些人已經至少接受過兩種治療，都沒有效果），沒有控制組，因此每個人都知道自己拿到的是裸蓋菇鹼。

一周後，所有志願受試者的症狀都可見改善，有三分之二的人完全沒有憂鬱狀況，就某些個案而言這還是多年來頭一遭。三個月後，十二名志願者中有七名仍顯示明顯從中獲益。後來研究擴大為二十名志願者，六個月後六名仍處於緩解期，其他人則憂鬱症復發，程度不等，顯示此種治療或許需要重複多次。研究的規模不大，也未隨機打亂，但顯示這個母群體對於裸蓋菇鹼的耐受性很高，並未發生不良事件，且多數受試者都看到了顯著且速效的益處。[13]歐洲藥管局對於數據印象頗佳，還建議要針對難治型憂鬱症進行更大型的試驗。根據世界衛生組織資料，歐洲患有各類憂鬱疾患的人有四千多萬，其中約超過八十萬人為難治型憂鬱症。

羅莎琳・瓦茲是個年輕的臨床心理師，服務於英國國民健保署，她在《紐約客》雜誌上讀到一篇關於啟靈療法的文章。[14]原來心理疾病竟有可能治癒，而非僅僅控制其症狀，這個想法讓她動了寫信給卡哈特哈里斯的念頭，後者後來雇用她協助進行憂鬱症研究，那也是他們實驗室第一次嘗試臨床研究。瓦茲擔任幾場療程的嚮導，並在治療結束六個月後，和所有志願者進行質性訪談，希望能了解啟靈療程對他們的影響到底如何。

瓦茲的訪談發現可以歸納出兩個「大」主題。*其一，志願者在敘述自己的憂鬱情況時，主要描述為一種「失連」的狀態，與他人、從前的自己、自己的感官和感覺、自己的核心信念和靈性價值，或者與自然失去連繫。有好些人提到活在「心牢」當中，其他人則說「困」在無窮無盡的反芻思考循環當中，並將那樣的循環比喻為心智「僵局」。這讓我想起卡哈特哈里斯的假說：憂鬱症或許是因為預設模式網絡過於活躍所導致。大腦之中，反芻思考的地點正是位於預設模式網絡。

帝國理工學院研究中的憂鬱症者也感覺與自己的感官知覺失連。其中一人跟瓦茲說：「我會看著蘭花，然後知性上理解這很美，可是並沒有體驗到。」

在大多數志願者看來，縱然只是暫時，但裸蓋菇鹼的體驗讓他們跳脫了心牢。研究中有名女性告訴我，療程後的那個月，是她自一九九一年以來第一次感到不受憂鬱所苦。其他人也敘述了類似經驗：

「像是離開我腦中的監獄去放了個假。我感到自由自在、無憂無慮、重新充電。」*

「像是在黑暗的屋裡打開了電燈開關。」

「你不再沉浸在思考模式當中，那層覆蓋的混凝土掉了下來。」

「就像是重組電腦硬碟一樣……我心想：『我的大腦正在重組，太棒了吧！』」

這些心智體驗的改變，在大多數志願者身上都持續下去：

「我的腦袋運作方式不一樣了，再三反芻的情況少了很多，我也覺得想法變得有條理，會去注意事情的前因後果。」

13 至於那三名沒有獲得益處的志願者，他們的療程不是很溫和就是很平淡無奇。原因或許是這三人仍在服用選擇性血清素回收抑制劑，有可能因而阻斷了啟靈藥的作用，又或者是因為母群體中就是有少數人對啟靈藥沒有反應。霍普金斯大學的團隊偶爾也會看到未使人受影響的「失效靈遊」（dud trip）的案例。——作者註

14 正好是在下寫的："The Trip Treatment," *New Yorker*, Feb. 9, 2015。——作者註

許多人都表示，和感官重新接上線：

「眼前的面紗掉了下來，突然事物一片清晰、光燦、明亮。我看著植物，感受到植物的美，現在看著我的蘭花，還能感覺到這點。要說真有哪件事持續下來，這是一件。」

有些則和自己重新接上線：

「我體驗到對自己的溫柔。」

「說白點，我覺得像是得憂鬱症以前的自己。」

其他人則與他人接上線：

「我跟陌生人講話。跟所有接觸到的人都有完整、長段的對話。」

「我會看著街上的人，心想：『我們多有意思啊！』感覺自己跟他們都有關聯。」

也跟自然接上線：

「以前我喜歡自然；現在我覺得自己是自然中的一部分。以前我看自然，覺得那是跟電視或者畫作一樣的事物；現在則是當中的一部分。沒有分離和區別，你就是自然。」

「我是大家，是合一，是一個擁有六十億面孔的生命。我索求愛，也給予愛，我在海中游泳，而我就是海。」

第二個大主題，是重新接觸到不舒服的情緒，通常憂鬱症會使這些情緒變得遲鈍，或將其完全關閉。瓦茲假設，憂鬱症患者無窮無盡的反芻思考，會導致自身的情緒種類受限。而在其他案例當中，憂鬱症患者之所以對情緒保持距離，是因為感受情緒太過痛苦。

童年創傷的個案尤其如此。瓦茲替我連繫上了一名三十九歲的受試男性，是個音樂記者，名叫伊恩・儒以爾，他和姊姊小時候曾經遭受父親虐待。長大以後，姊弟倆控告父親，父親因此坐了幾年牢，但這並沒有減輕伊恩大半輩子如影隨形的憂鬱症。

「我還記得第一次烏雲籠罩的時候，是在聖奧班斯一家叫『鬥雞』的酒吧的家庭包廂，我當時十歲。」抗憂鬱藥物的作用維持了一陣子，不過「只是把傷口包起來，什麼也治不好。」使用裸蓋菇鹼後，他第一次能夠正視自己一生的痛楚，以及自己的父親。

「通常，爸爸一出現在我腦海裡，我就把這個念頭推走。但這次，我反其道而行。」先前他的嚮導跟他說，旅程中出現任何嚇人的題材，都應該「走進去、走過去」。

「所以這次我看著他的眼睛。這對我來說可真是件大事，是不折不扣的面對心魔。他就在那兒。但，他竟然是匹馬！是匹用兩條後腿站立的戰馬，一身軍裝戴著頭盔，還拿著把槍。他很嚇人，我想把這個影像推開，但我沒這麼做。走進去、走過去，我反而看著那匹馬的眼睛，然後立刻大笑起來，太荒謬了。」

「本來應該會是場惡性靈遊，後來就變成這樣。現在我有各種各樣的情緒，有好的，有壞的，好壞不重要。我想到法國加來的那些（敘利亞）難民，替他們哭泣起來，我覺得每種情緒都跟其他情緒一樣站得住腳。不是只去挑選快樂、愉快這種所謂的好的情緒，有負面想法也沒關係，這就是人生。對我而言，試圖去抗拒情緒，只不過使情緒更增強。一旦我到了這個境界，就很美妙，是一種深深的滿足感。我有一種非常強烈的感受（那甚至不是想法），我感到所有的人事物都應該要以愛相待，包括對我自己。」

伊恩的憂鬱症減緩了好幾個月，對於人生也有了新的觀點，過去使用的抗憂鬱藥從未做到這點。「我就像Google地球一樣，把鏡頭拉遠了。」六個月後訪談時，他告訴瓦茲。療程之後有好幾個星期，「我和自己、一切生命、宇宙，都完全接上了線。」不過，伊恩感受到的總觀效應最終退去，他又開始吃抗憂鬱藥左洛復。

「試驗之後，人生、存在立即重獲光輝，維持了幾個星期，然後漸漸淡去。」*一年後他寫道。「我一直沒有淡忘試驗中獲得的體悟，以後也不會，但現在感覺起來那些體悟更像是想法。」他表示，自己現在的狀況比以前要好，也能保住工作，但他的憂鬱症又回來了。他跟我說希望能再接受一次帝國理工學院的裸蓋菇鹼療程。由於目前沒有這個選項，因此他有時會冥想，並聽聽療程當時播放的那幾首樂曲。「真的能幫助我回到當時。」

帝國理工學院試驗的志願者中，有超過一半的人發現憂鬱的烏雲最終又再次籠罩，顯示憂鬱症的啟靈療法若能證實有效並獲得許可，很可能也不會是一次性的干預。不過，就連這樣短暫的喘息，在志願者眼中都十分珍貴，原因在於這提醒他們：人生在世還有別的過活方式，而為了再次掌握這種方式，值得去努力。啟靈療法在某些方面有點像憂鬱症的電擊痙攣休克治療法，是去衝擊現有系統，去「重開機」或者「重組」，這可能需要經常重複進行。（此處假定重複治療也有效。）不過，這個療法的潛力，讓主管機關、研究人員以及心理衛生界的許多人都感覺懷抱希望。

瓦茲曾跟我說：「我相信這有可能替心理醫療帶來革命。」而我採訪過的其他啟靈研究學者，也全都如此深信。

◆ ◆ ◆ ◆ ◆

醫師兼作家契訶夫曾寫過：「一種病，若是開了許多藥方，或許就能確定這種病沒救了。」但是，若把契訶夫的說法反過來呢？要是有許多病，都開了同一種藥方，這該怎麼說呢？啟靈療法可能有助於憂鬱症、成癮、癌症病患焦慮，甚至強迫症（已有一項頗讓人感到鼓舞的研究）＊以及飲食疾患（霍普金斯大學計畫要研究）等各種天差地別的疾患，這怎麼可能呢？

別忘了，從一開始啟靈研究就容易太開心沖昏頭，也別忘了認為這些分子是萬靈丹、能治百病的想法，至少自利里的時代即有之。當前的熱血，最終或許會轉為更為中庸的潛力評估。新療法剛問世時，看起來總是最為閃耀、最充滿可能。研究人員通常期望看到療效，心中早有偏頗，而早期研究樣本數少，因此有餘裕可以去選擇最可能有反應的志願者。由於人數極少，這些志願者能獲益於訓練極精良、也極用心的治療師的照護及注意，而治療師同樣也期望看到治療成功。此外，新藥的安慰劑效應通常最強，然後往往隨時間淡去，這點在抗憂鬱藥的例子中就能看到，今天這類藥物的效果就沒有一九八〇年代甫推出時那麼好。這些啟靈療法都尚未能證明在大規模母群體當中也有效，已發表的成果，應視為一片數據雜訊當中一望可見、前景可期的跡象，而非能夠治癒的鐵證。

話又說回來，啟靈藥對於形形色色的適應症都產生了前述跡象，這件事或許也能用更為正面的方式解讀。化用契訶夫的話：多種病，若是都開了一種藥方，有可能代表這些疾病比我們慣常想的更為相近。假如宣稱可治療某種疾病的療法都隱含了對於該疾病的某種理論，那麼既然啟靈療法似乎能處理如此多的適應症，是否代表這些疾患可能有共通之處，共通之處是什麼呢？又能讓我們對整體的心理疾病有何認識呢？

我拿這些問題去問美國國家心理衛生研究院前院長因塞爾。對於同樣的療法竟在如此多的適應症上都顯示可能有效，他也說：「我一點也不驚訝。」他指出《精神疾病診斷與統計手冊》（簡稱DSM，目前已出到第五版）在劃分心理疾患時其實有些隨意，每次出的新版當中劃分方式都有改變。

「現有的DSM分類，並不反映現實。」因塞爾表示。分類之所以存在，一個主要原因是為了方便保險業作業。「疾患與疾患之間連續過渡的現象，DSM並未完全指出。」他指出，選擇性血清素再回收抑制劑發揮效用時，除了憂鬱症以外，對於治療焦慮、強迫症等各種狀況也很有幫助，顯示背後應有某種共通機制。

安德魯・所羅門在著作《正午惡魔》當中爬梳了成癮及憂鬱症間經常出現的關聯，以及憂鬱和焦慮之間的親密關係。書中引用了某名研究焦慮的專家的話，建議我們應把這兩種疾患想成「異卵雙生」：「憂鬱是回應過往所失，而焦慮則是回應未來所失。」＊兩者都反映了深陷反芻思考當中的心智，一個總想著過往，另一個老擔心未來。兩個疾患的主要區別，在於時態。

心理衛生領域有好些研究人員似乎都在逐漸摸索，往心理疾病的大一統理論前進，只不過他們沒那麼傲慢，不會貿然以此稱呼。前食藥局局長大衛・凱斯樂醫師近來出版了一本書，叫做《俘虜：揭開心智之苦謎團》，裡頭提出的正是這樣的主張。他以「俘虜」一詞形容成癮、憂鬱、焦慮、狂躁、強迫性思考背後的共同機制，在他看來，這些疾患都涉及習得的負面思考習慣及行為習慣，這些習慣劫持了我們的注意力，將我們困在自省的迴圈當中。他介紹了一種「反向學習」型的過程，「本來是做這件事會覺得開心，後來變成不得不做；本來是心情不好，後來變成不斷批判自己；本來是煩，後來變成煩不勝煩」。＊「我們每次（對刺激）反應，就強化了神經迴路，使我們重複」同樣的有害思考或行為。

有沒有這樣的可能，啟靈藥科學對於發展出心理疾病（或至少部分心理疾病）的大一統理論有所貢獻？從卡哈特哈里斯、格里菲斯、強森，到葛斯，這個領域中的研究者多半都已確信啟靈藥對大腦及心智當中的某些高階機制有作用，諸多類型的心理及行為疾患，甚至連最一般的不快樂，背後的深層原因或許正是這些高階心理機制，而理解機制也有助於解釋前述問題。

這有可能像「心智重開機」（強森所說的生物Ctrl+Alt+Del鍵）的概念一樣直截了當，是把大腦震離原先的有害模式（比如凱斯樂所說的「俘虜」），讓新模式有機會扎根。或者照佛倫懷德的假說，也可能是啟靈藥增加了神經可塑性。*帝國理工學院的神經造影顯示，啟靈體驗過程中，冒出無數新連結，原先常走的舊連結則分崩離析，這件事的功用很單純，用卡哈特哈里斯的話來說，就是「搖動雪花玻璃球」，以此為基礎，新的傳輸路徑才能建立起來。

帝國理工學院實驗室裡有個德國博士後研究員曼德爾・凱倫，他將雪的比喻進一步延伸：「把大腦想成是白雪覆蓋的山丘，思想則是滑下山丘的雪橇。隨著一座又一座雪橇滑下山，雪地上就會出現少少幾條主要的小徑。每回有新雪橇要下山，就會被帶進原有的小徑中，幾乎像是磁鐵一樣。」這些主要小徑代表大腦當中最常走的神經連結，當中許多都會經過預設模式網絡。「最後，要從其他路徑或者其他方向滑下這座小山，就變得越來越困難。」

「你把啟靈藥想成是暫時把那片雪壓平，日積月累的小徑消失了，突然雪橇可以往別的方向去，去探索新的風景，也真的另闢蹊徑。」雪剛落下時，心智是最容易受到影響的，稍稍一推（無論動力來源是一首歌，還是一個起心動念，或者是治療師的建議）都可能大幅影響未來走向。

這個概念很籠統，卡哈特哈里斯的大腦亂度理論則是概念的進一步延伸，而且大有可為，這也是第一次有人嘗試提出一個統一的心智疾病理論，幫助解釋本章節探討過的三個疾患。他認為，柔韌有彈性的大腦才會快樂，若大腦的路徑和連結變得極度僵化與固著，大腦井然有序過了頭，就會有憂鬱、焦慮、強迫性思考，還有癮頭上來的感覺。他在大腦亂度論文中所列出的光譜，從過度有序一路排到過度紊亂，而憂鬱、成癮、以及各種與強迫性思考有關的疾患都落在了過度有序的那一頭。（精神病則位於光譜高亂度的那一頭，這或許正是精神病對於啟靈療法沒有反應的原因。）

在卡哈特哈里斯看來，啟靈藥的治療價值在於能暫時提高缺乏彈性的大腦當中的亂度，將系統暫時震出預設模式。卡哈特哈里斯以冶金學當中的「退火」打比方：啟靈藥把能量引入心智系統當中，使系統獲得必需的彈性，變得柔軟可彎，於是得以改變。霍普金斯大學的研究人員也用類似的比喻提出相同主張：啟靈療法產生一段具有最大可塑性的時間，如經適當引導，則可以習得新的思考及行為模式。

這些對於大腦活動的比喻都只是比喻，而非實際情況。然而，帝國理工學院對於靈遊大腦做過神經造影（後來研究也被其他幾間實驗室複製，不僅使用裸蓋菇鹼，還用了ＬＳＤ與死藤水），造影指出大腦中的確有明顯改變，也替前述比喻提供了憑證。尤其，使用啟靈藥時，預設神經網絡的活動及連結情形都有改變，顯示某些類型心智疾患所感受到的體驗，或許可能和大腦當中某些看得見（也能改變）的現象拉上關聯。若預設模式網絡的功用確實如神經科學家所想，那麼針對這個網絡加以干預，就有可能幫助減輕幾種形式的心理疾病，包含啟靈研究人員目前已經試驗過的那幾種。

我訪談過的志願受試者，無論是臨終者、癮君子，還是憂鬱症病患，有那麼多人都描述感覺心裡「困住」，被俘虜囚禁於反芻思考的迴圈當中，覺得無力掙脫。他們談到「自我的囚籠」，那是螺旋反覆的強迫性自省，在他們和他人、自然、過去的自己、當下之間築起高牆。這些想法和感受或許都是因為預設模式網絡過度活躍而產生。預設模式網絡是一套連結緊密的腦部結構，涉及反芻、自我指涉式的思考，還有後設認知，也就是對於思考的思考。既然這個網絡負責反思自身，還負責對反思自身再反思，那麼若能讓它安靜下來，或許就能夠跳脫那條小徑，或是將它從雪中抹去，這麼想倒也合理。

預設模式網路似乎不只是自我（或自己）的所在地，也是人之所以能神遊時空的原因。當然，兩者息息相關。若是無法記得從前、想像往後，就很難說有一個一致的「自己」的概念存在，換言之我們定義自己之時，會參考個人往事及未來目標。（而冥想者最終也會發現，若人能做到不再思前想後，而是沉浸於當下，那麼『自己』似乎也就消失了。）神遊時空不斷把我們帶離此時此刻的邊界，這有可能對適應極有幫助，讓我們能夠從過去當中學習，並對未來進行規劃。然而，當人強迫性地一再神遊時空，便會強化憂鬱症回首過往以及焦慮症張望未來的情況。至於成癮，似乎也牽涉到不能自已的神遊時空。成癮者用自己的習慣來安排時間：上一次是什麼時候？什麼時候還能再來一次？

說預設模式網絡是『自己』的所在地，這個觀點並沒有那麼單純，況且各位可以想想，那個『自己』可能並不完全真實。然而，我們可以說有一套心智的運作方式，其中包含神遊時空，都和『自己』有關。把「自己」想成是這一套心智活動的發生地，當中許多活動的發源地都在預設模式網絡的結構當中。

神經造影在預設模式網絡（尤其後扣帶皮層）當中找到的另外一類心智活動，就是所謂的「自傳自我」或者「經驗自我」所進行的工作。這種心智運作方式負責的論述，將我們的第一人稱和世界拉上關係，也因此有助於定義我們是誰。「我就是這樣。」「我不值得被愛。」「我這種人，沒有戒掉這個癮的動力。」過度依附這些敘事，視這些為關乎我們自身的固定事實，而非能修改的故事，對於造成成癮、憂鬱、焦慮大有影響。或許藉由暫時拆解部分的預設模式網絡（也就是敘事運作之處），啟靈療法似乎能夠減弱這些敘事的影響。

還有自我，自我或許是預設模式網絡的創造物中最難對付的對象。自我努力捍衛我們不受內、外在威脅的傷害。一切按正常方式運作時，自我讓生物能夠維持正軌，幫助生物了解自己的目標，也提供所需，尤其是生存及繁衍之所需。自我能把該做的事做完，然而它本質上也極其保守。用強森的話來說：「自我讓我們待在習慣的溝槽裡。」這麼做是為了我們好，但有時也會害了我們。偶爾，自我變得跋扈霸道，拿它那難以匹敵的力量來對付我們之中除它以外的部分。[15]啟靈療法最能幫得上忙的心理疾病形形色色，這些疾病彼此間的關聯或許就在這裡，都牽涉到自我失調，自我變得專橫、嚴苛，或者弄錯了方向。[16]

知名美國作家大衛・華萊士自殺前三年，曾在大學畢業典禮致詞*，他請聽眾「想想『心智是良僕卻也是劣主』這句老話。這和很多老生常談一樣，表面聽起來那麼遜、那麼平淡無奇，其實傳遞了很了不起也很可怕的事實。」他說。

「拿槍自殺的成人幾乎都往自己的腦袋開槍，這一點也不是巧合。他們要射殺的，是那個劣主。」

◆ ◆ ◆ ◆ ◆

在我看來，使用啟靈藥的人所提到的種種現象學效果當中，自我消融似乎是最為重要，也最具療效的一項。我發現，採訪過的研究人員對於用詞沒什麼共識，但當我拆開他們外面包裝的比喻以及詞彙，無論那是靈性、人文、精神分析還是神經科學的語彙，到最後會發現經驗當中的關鍵心理驅動力，其實是他們言詞中暗指的那一種失去自我或者自己的狀況（也就是榮格所說的「心死」）。正是這件事，讓我們有了神祕經驗，預演死亡的過程，獲得總觀效應，產生心智重開機的概念，創造新的意義，以及經歷驚嘆之感。

以神祕經驗來說，大家所提到的那種超脫、神聖、意識合一、無邊無盡、幸福滿盈的感覺，都能以心智不再感到（或者不再擁有）分離的「自己」來加以解釋。

自身與世界間的邊界，平常有自我巡守；等到邊界消散，我們就會感到與宇宙合一，這點有什麼好奇怪的嗎？由於人是創造意義的生物，此時心智會努力想出新的故事，來解釋這個經驗當中所發生之事，而光是因為發生的現象太不尋常，無法用我們通常的概念分類來解釋，就必定會導致其中一些故事很超自然或者「靈性」。慣於預測的大腦此時獲得太多錯誤訊號，對於超出自己理解能力的經驗，不得不發展出誇大的新詮釋。

這些故事當中最精采的部分，究竟是回歸了佛洛伊德所相信的那套奇幻思維，還是邁向赫胥黎所信奉的「總體心識」這類超個人領域，這件事本身是個詮釋的問題，誰又能說得準呢？但在我看來，無論是誰，都會因為自己消失或者縮小而感到更有「靈性」（這個詞隨你如何定義），這樣就很容易讓人心情好起來。

通常，「靈性」的反義詞是「物質」。至少，在我開始探索這個主題的時候，我是如此認為的，我當時覺得整個靈性的議題都繞著形上學的問題在打轉。但現在，說到「靈性」，我倒比較覺得以「自我本位」作為反義詞會更好，而且絕對更有用。「己」與「靈」分屬光譜對立的兩端，但這個光譜並不需要上達天界，也可以對我們有意義，它可以留在這兒、留在人間就好。自我消融之時，隨之消融的不僅僅是對於自己的概念，還有對於自己利益的概念，兩者原本都有疆

15 這正是佛洛伊德對於憂鬱症的理解（不過他用的不是現今慣用的「depression」一詞，而是「melancholia」）：失去所欲之物後，自我分裂成二，其中一部分替代了失去的愛在我們注意力中的地位，另一部分則對前者施以懲罰。在他看來，憂鬱症是報復失去的一種形式，只是放錯了位置，錯把自己當成了報復的對象。——作者註

16 因塞爾在離開國家心理衛生研究院之後，就去了Google的生物科技子公司Verily，之後又加入了心理衛生新創公司智強健康（Mindstrong Health），他跟我說現在已經有演算法，可以根據一個人使用第一人稱代名詞的頻率以及上下文，準確診斷出此人是否有憂鬱症。——作者註

界。取而代之的人生重點，想法總是更為寬廣、開放、利他（也就是更為靈性），當中似乎明顯具有新的聯結感，或者說是愛的感覺（無論愛的定義為何）。

「靈遊或許不會帶給你想要的東西，但會給你需要的東西。」不只一位嚮導曾如此鄭重警告過我。我想，在我身上確實是如此。或許不是一開始報名參加時所想要的，但現在我看得出來，這趟旅程說到底還是一場靈性教育。

後記：去見見我的預設模式網絡

精神科學及神經科學家布魯爾研究冥想者的大腦，採訪他之後不久，我有機會（以非藥理學的方式）一窺自己的預設模式網絡。各位還記得，正是布魯爾發現了冥想老手的大腦和服用啟靈藥者看起來十分類似，修行和藥物都大幅減少了預設模式網絡的活動。

布魯爾邀請我去參觀他在麻州大學伍斯特校區醫學院正念中心的實驗室，好替我的預設模式網絡做幾項實驗。他的實驗室研發出一種神經回饋工具，讓研究人員（及志願受試者）能即時觀察到預設模式網絡中一個關鍵結構「後扣帶皮質」的活動。

至目前為止，我都很努力不要拿大腦解剖學各種部位的名字和功能來困擾諸位，但這個部位我得稍微更詳細地介紹一下。自我指涉的心智過程中，後扣帶皮質是位於預設模式網絡中心的一個節點。前額葉皮質是人的執行功能的所在地，也就是我們計畫、實行意志的地方，而後扣帶皮質位於大腦中部，負責將前額葉皮質與海馬迴當中的記憶及情緒中樞相連。據信，後扣帶皮質是經驗自我與敘事自我的產出地，似乎能生成敘事，讓發生在我們身上的事，與我們一直以來所感知的自己產生關聯。布魯爾認為，這個作用如果走偏了，就會成為多種心理疾患的根源，包含成癮。

布魯爾解釋，後扣帶皮質的活動和人的想法及感覺關聯較小，反而與「我們如何理解自身想法及感覺」更為有關。*我們「不斷被經驗推離或拉向某事而無可自拔」，正是位於此處。（這點和成癮者尤其有關，布魯爾便指出：「有欲求是一回事，但為欲求所困，那就是另一回事了。」）覺得某件事就是衝著我們個人來的？那就是後扣帶皮質在發揮它（自我中心）的本色。聽布魯爾如此介紹，讓人不禁懷疑神經科學或許終於找到了大腦「永遠都只講你自己的事」中樞的地址了。

佛教徒認為，心中一切形式的苦皆根源自「執」，若神經科學說得沒錯，那麼這些執著有許多都位於後扣帶皮質，此處正是孕育和維繫執著之處。布魯爾認為，無論是利用冥想還是啟靈藥，藉由消除此處的活動，我們就能學習「與所思所欲共處，而不被其所困」。能夠從心念、感覺、欲望當中抽離，在佛教（以及其他一些智慧傳統）的教誨中，便是必能脫離苦海之道。

布魯爾帶我走進一間光線昏暗的小房間，裡頭有張舒適的椅子，對著電腦螢幕。他的實驗室助理拿了個稀奇古怪的裝置進來，是個紅色的橡膠浴帽，上有一百二十八個感測器，間隔每一公分排列，在表面排成密密麻麻的方陣，每個感測器都連著電線。助理小心翼翼把帽子安在我的腦殼上，然後在一百二十八個電極點下方都擠了一坨導電凝膠，確保我大腦深處發射出的微弱電訊能夠確實橫越我的頭皮。布魯爾用我的手機給我照了張相，看來像是頭上冒出了縱橫交錯的高科技滑稽雷鬼頭。

為了替我的後扣帶皮質活動校準出基線水準，布魯爾在螢幕上投影出一連串形容詞：「勇敢」、「便宜」、「愛國」、「衝動」等。光是閱讀列出的文字並不會引發後扣帶皮質活動，正因如此，他才要我現在想想這些形容詞適不適用於我。換言之，就要針對你個人。後扣帶皮質之所以存在，正是要進行這樣的思考過程，要將思想、經驗與我們對於「自己是誰」的感知拉上關聯。

基線一建立，布魯爾就從另一個房間帶領我做一連串練習，看看我能否藉由改變想法來改變後扣帶皮質的活動。每一「輪」練習約數分鐘，結束時他會在我面前的螢幕上投影出一個長條圖，每個長條的長度以每十秒的增量為單位，顯示我後扣帶皮質的活動超越或落後基線的程度。我也能藉由監視器所發出的上揚及下降音調，來監聽後扣帶皮質活動的起起伏伏，但我覺得那太讓人分心了。

我試著冥想。開始探索啟靈意識的科學及實務之後不久，我就有了冥想的習慣，利用每天短暫的冥想，維持服用啟靈藥時的思考方式。我以前總做不到靜心，後來發現幾次靈遊讓我變得更容易進入狀態。於是我閉上眼，開始關注呼吸吐納。我從未在別人面前冥想過，感覺很尷尬，不過等布魯爾在螢幕上秀出圖表，可以看到我的確讓後扣帶皮質靜了下來，靜下的幅度不大，但多數長條都已降至基線以下。話雖如此，圖表還是有些參差不齊，有好幾條躍到了基線之上。布魯爾解釋說太努力冥想、對此變得有意識時，就會這樣。白紙黑字明明白白，這張圖顯示了我如何費心費力、自我批判。

接下來，布魯爾請我做「慈心禪」，得閉上眼以溫暖慈愛之心來觀想人，先想自己，再來是最親近的人，最後是不認識的人，是芸芸眾生。長條很俐落地降至了基線之下，比之前的幅度要大。這我很擅長呢！（洋洋自得的心念一動，果然就使一個長條飛竄而上。）

下一輪是最後一輪，我跟布魯爾說想到一個一直想試試的冥想練習，不過想等結束之後再告訴他是什麼。我閉上眼，試著召喚出先前靈遊的景象。第一個浮出腦海的，是一幅田園景致，田野、森林，和池塘，像拼布被子般緩緩開展。就在被子正上方，盤旋著某種巨大的長方形鋼架，有好幾層高，但是是空心的，看來像是座高壓電塔，或是哪個孩子用伊雷克特工程玩具組蓋的東西——那是我童年最喜歡的玩具。總之，根據啟靈經驗的奇怪邏輯，就算是那個當下，我也很清楚鋼架代表我的自我，悄悄逼近底下的景色，我想這景色應該就是自我以外的我。

如此描述，彷彿鋼架具有威脅性，在頂上如幽浮般盤旋，但其實這幅畫面的情緒基調大抵溫和。原來，鋼架既空洞又表面，而且已失去對地面的掌握，對我的掌握。這場景讓我獲得某種總觀效應：瞧你那自我，堅實、灰色、空洞、隨意漂浮，像是個沒繫上纜線的高壓電塔。想想，要是沒有它擋著，這場景會有多麼美麗？我腦海中突然冒出「兒戲」一詞，鋼架不過就是孩子可以任意組裝和拆解的玩具罷了。靈遊過程中，鋼架繼續逼近，在畫面上投射出錯綜複雜的陰影，不過現在我在回憶，我能把它想成是在逐漸漂離，離開我……任我存有。

浮想聯翩的過程中，我的預設模式網絡洩露了什麼樣的電訊號，又或者畫面象徵什麼意義，誰知道呢？各位都讀了本章，我顯然花了很多心思在思考自我及其種種不滿，當中的一些想法，說清道明了，是以下這樣。我成功把我自己跟自我拆開來，至少想像中如此，嘗試啟靈藥以前我絕對想不到有可能做到。我們不就等同於自我嗎？沒了自我，我們還有什麼呢？啟靈藥和冥想教我們的課題是一樣的。第一題是：不，不等同。第二題則是：還有更多。這也包括那片美好的心智風光，當我任那荒謬的鋼架漂離，帶著陰影一同遠去，風光變得更為美好。

嗶的一聲，這一輪結束了。布魯爾的聲音從擴音喇叭裡傳了出來：「你剛才到底在想什麼啊？」顯然，我的長條掉得比基線還要低很多。我籠統跟他說了說。光是回想啟靈體驗，不知怎麼地就能複製真正靈遊時腦部所發生之事。聽起來，這個想法讓他有些激動。或許實際的狀況就是這樣。又或許，是因為畫面實際的內容，還有光是想著要向我的自我說再會，看著它像熱氣球一般飄走，就能夠讓我的預設模式網絡安靜下來。

布魯爾開始冒出一個又一個假說。目前科學所能提供的其實也就這麼多：直覺的預感、理論、那麼多有待嘗試的實驗。我們已有不少線索，而且現在啟靈科學的復興方興未艾，然而無論是利用某種分子，還是藉由冥想改變意識，距離我們了解此時意識到底發生了什麼，還有很長一段距離。不過，盯著眼前圖表中的長條，盯著這些簡陋粗糙、代表啟靈思維的象形文字，我感覺自己彷彿站在遼闊開展的邊界，瞇著眼想瞧出什麼神奇美妙之事。

尾聲　謳歌神經多樣性

二〇一七年四月，國際啟靈藥界齊聚奧克蘭會議中心參加啟靈藥跨領域研究協會每隔幾年就會舉辦一次的活動「啟靈科學」。該協會由德布林成立於一九八六年，辦這個活動是希望達成使啟靈藥重獲科學及文化敬重的不可能任務，到了二〇一六年，事態發展之遠、之快，勝利竟顯得如此唾手可得，似乎連德布林本人都嚇了一跳。當年年初，美國食藥局通過了MDMA的第三階段試驗許可，裸蓋菇鹼的進度也落後不遠。試驗結果若是和第二期差不多，那麼政府應該就得重列這兩種藥物的法規地位，屆時醫師便可以將其列入處方。「我們並不是反文化。」*會議期間，德布林曾對某位記者如此說。「我們就是文化。」

這個活動二〇一〇年才開始，最初只是腦航員以及少數幾個改投啟靈陣營的研究人員的小聚會，現在則成了一連六天的大集會兼研討會，吸引全球各地三千多人來聽二十四國研究人員報告研究發現。不過，現場可也不乏腦航員，還有眾多對啟靈藥感到好奇的人。在講座、座談討論、全體會議之間，他們在分散四處的市集攤位瀏覽各式商品，其中包括啟靈藥相關的書籍、藝術品，還有音樂。

在我看來，這個活動成了某種同學會，把我故事當中寫的多數人物都湊到了一個屋簷下。我幾乎能找到所有採訪過的科學家聊聊近況（卡哈特哈里斯例外，他的孩子快出生了，只得作罷），此外還有好幾位靈遊中搭檔過的地下嚮導。

看來，所有人都到齊了，科學家與嚮導、薩滿、資深腦航員一同摩肩擦踵，還有一大群治療師迫不及待想在執業實務中加入啟靈藥，再加上金主與電影工作者，甚至還有少數企業家來此嗅探商機。雖說我也聽到隻字片語，憂心新上任的檢察總長正努力想重燃反藥物戰爭的戰火，不過整體而言，氣氛無疑是一片歡欣鼓舞。

我問與會者，覺得哪個場次最難忘，他們幾乎都會提到那場名為「啟靈神經醫學未來」的全體座談。*座談最值得一提的，是幾位與談人的身分，這幾個人竟在啟靈藥大會露臉，著實讓人認知失調。座談請來了前美國精神醫學會會長保羅・薩摩葛拉德博士，隔鄰而坐的是前美國國家心理衛生研究院院長因塞爾博士，至於安排並主持這場座談的，則是現居倫敦的美國企業家暨健康醫療產業顧問喬治・戈德史密斯。他的夫人葉卡捷琳娜・馬瀨福斯科雅是名醫師，生於俄國，為使啟靈輔助療法在歐洲能獲得許可，兩人近幾年投注了大量的心力及資源。

現場站著的聽眾都很清楚，講座的這三人究竟代表什麼意義：心理衛生體制對於啟靈療法的認可。因塞爾談到，與其他領域的醫療成就相比，心理衛生醫療的成績有多麼糟糕，他指出心理衛生醫療並未降低嚴重精神疾患的死亡率，也提到啟靈療法等新的心理衛生治療模式。「這裡的做法，真的讓我眼睛一亮。」他對觀眾說。「大家並不只是說『我們要開這種藥物』，反而在談『啟靈藥輔助療法』……我覺得，這做法真的很有新意。」不過，因塞爾也稍稍緩和了熱切的情緒，話鋒一轉，指出主管機關人員評估新藥時習慣一個項目、一個項目分開審查，而如此新範式將可能使他們無所適從。

戈德史密斯請兩人給現場的研究人員一些建議，在座的男男女女多年來孜孜矻矻，就是為了能把啟靈療法提供給病患。因塞爾毫不遲疑，轉向現場聽眾說：「別搞砸了！」

他說：「這個領域或許前景可期，但也很容易忘記跟安全、嚴謹、聲望風險相關的議題。」他建議，啟靈藥可能需要針對民眾印象進行品牌再造，也一定要和任何與「娛樂用」沾上邊的事物劃清界線。他和薩摩葛拉德都提出警告，只要有一個研究人員馬虎隨便，或是一個病人的經驗出了大差錯，就可能壞了一鍋粥。蒂莫西・利里，這個名字大家都心照不宣。

• • • • •

啟靈藥合法且常態使用的世界，離我們有多近？這樣的世界又將是什麼面貌？美國國家心理衛生研究院的前院長猛烈抨擊「娛樂用」之時，傑斯也在觀眾席中，雖說我沒親眼瞧見，但能想像他必定做了個難受的表情。自娛自樂再造一新，何錯之有？這些人主張啟靈藥「醫療化」才是唯一正道，傑斯擔心他們有可能錯了。

倒不是說醫療化就很容易，首先得克服重重法規難關，第三階段試驗須有多個試點、數百名志願受試者，可能花費數千萬美元。通常這類試驗的開銷，會由大藥廠買單，但目前為止藥品公司都還未顯現出對啟靈藥有分毫興趣。一來，他們能從這類藥物中獲得的智慧財產權幾乎是零——裸蓋菇鹼是自然產物，而LSD的專利早在數十年前過期。再者，大藥廠多半投資慢性疾病藥物，也就是每天都得吃的藥。要是有種藥，病人一生可能只需吃一次，為何要投資？

精神醫學也面臨類似困境。此領域早已習慣無止境的治療，可能是日日服用抗憂鬱劑，或者是周周進行心理治療……沒錯，啟靈療法要耗上好幾個小時，過程中通常需要兩名治療師在場，但若療法真發揮應有效用，那麼回頭客就不會太多。商業模式到底會如何，一點也不清楚。目前還不清楚。

我訪問過的研究人員與治療師當中，有好些人都期待不久後的未來，啟靈療法會是慣常做法，而且十分普及，治療形式很新穎，將融合藥理學和心理治療。戈德史密斯設想未來將有由啟靈療法中心構成的網絡，這些機構都位於宜人的自然環境中，病患來此進行療程，由嚮導引導。為了設立治療中心，他開了一間叫「羅盤途徑」的公司，深信中心能替各類心理疾病提供治療，而且效果良好、費用經濟，歐洲各國的國家健康醫療體系都會願意給付。戈德史密斯目前已經募集到三百萬英鎊，用以資助、安排歐洲各地多個試驗點的裸蓋菇鹼試驗（先從難治型憂鬱症開始），也已和國際設計公司IDEO的設計師合作，要重新設計啟靈療法的整個體驗。薩摩葛拉德及因塞爾都已加入了他的諮詢委員會。

麥克萊恩曾於霍普金斯大學進行研究，還寫下了那篇談論開放性的劃時代論文，她希望有一天能設立一間「啟靈安寧療護所」，不僅是臨終者，他們的家人也都能一起來到這所位於大自然中的靜修中心，利用啟靈藥物幫助自己放手。

她說明：「要是啟靈藥僅限病患使用，就是抱著舊有醫療模式不放，但啟靈藥可比那更激進。每次有人說啟靈藥只有醫師能開藥的時候，我就緊張起來，我想像的是更廣泛的應用。」

從麥克萊恩的話中，很容易就能聽出一九六〇年代啟靈藥經驗的回音，也就是熱血地認為啟靈藥不僅能幫助生病的人，而是對所有人都有幫助。這樣的想法（或者說法）則讓她身處主流的同行感到緊張，這正是因塞爾、薩摩葛拉德警告圈內人要注意的言論。加油囉。

「讓過得很好的人更好」，我採訪過的研究人員之中，雖說有些人不大願意像體制外的傑斯、德布林，和麥克萊恩那樣公開討論，但其實多數人都把這事放在心上。這三人認為，獲得醫界接納是邁向更普遍的文化接納的第一步。所謂文化接納，在德布林看來就是直接合法化，而麥克萊恩與傑斯的版本則包含更小心的管控。傑斯希望能看到藥物由受過訓練的嚮導負責施用，並將嚮導工作的環境稱為「縱向多世代情境」，從他的描述聽起來，很像是教會。（想想那些在儀式情境下使用死藤水的教會，由有經驗的長者在團體場景中施用。）其他人則設想未來某天，當大家或因心理健康因素，或有靈性追求，又或者只是因為好奇而想經歷啟靈經驗時，能夠（非常偶爾地）到類似「心理健康俱樂部」的地方去。這地方，據曾與羅斯在博衛醫學中心共事的精神科醫師茱莉・霍蘭德形容：「有點像結合了溫泉／靜修地還有健身房，大家可以在安全且有人支援的環境中體驗啟靈藥。」[1]

所有人都談到受過良好訓練（獲得專業證照）的嚮導有多麼重要，也談到事後必須幫助靈遊歸來的人彙整先前的震撼經驗，方能找出經驗的意義，確實發揮效用。對此，博西斯曾化用宗教學者（也是聖周五實驗的志願者）史密斯的話：「光有靈性經驗並不會成就靈性生活。」無論是否於醫療情境下進行，經驗彙整對於找出意義十分關鍵。否則，那就只是嗑藥經驗而已。

至於嚮導，早就已經在進行訓練並核發證照了。二〇一六年底，加州整體學院送走了第一屆的四十二個啟靈治療師畢業生。（這樣的發展，讓一些地下工作者很擔心，害怕療法一旦合法，自己便會被時代拋棄。然而我很難想像，像他們這樣經驗豐富、技藝精湛的實務工作者，會無法繼續找到案源，尤其是身心狀況良好的案主。）

我問德布林擔不擔心會有另一次強烈反彈，他指出美國文化從一九六〇年代以來已有長足發展，那個時代第一次想出來的新奇事物，我們可以看到現今文化已能消化其中大多數。

「那是個很不一樣的時代。癌症、死亡，大家連談都不會談。女人生產時會被開鎮定藥物，男人根本不准進產房！瑜伽、冥想又是什麼鬼玩意。現在，正念是主流，人人練瑜伽，到處都有

1 如果不是所有人都能用，至少也是能負擔得起的人可以用。將啟靈療法醫療化有一個好處：照理說，保了健康險的人應該都用得起。——作者註

生產中心、安寧療護機構。我們把這些東西都納入了自己的文化中。而現在我覺得，我們已經準備好要把啟靈藥納進來了。」

德布林指出，目前許多機構的負責人，都出身於熟悉這類分子的世代。他表示，這可能就是利里真正造福後世之處。今天的研究者大可憎惡他的「愚行」，責怪他把第一波研究帶離了正軌，但德布林也笑著指出：「要不是利里讓整個世代的人都嗑了藥，也就不會有第二波研究。」確實如此。以薩摩葛拉德為例，他就公開討論自己年輕時使用啟靈藥的經驗。二〇一五年美國心理學會會議上播放了他與拉姆・達斯的錄影訪談*，影片中他告訴同業，大學時代某次ＬＳＤ靈遊形塑了他的智性發展。（美國精神醫學會的另一位前會長傑佛瑞・利柏曼也撰文談論過從自己年少時接觸ＬＳＤ的經驗之中所獲得的點滴體悟。）[2]

可是啊可是……我雖想相信德布林如此萬里無雲的預測，但也不難想像事情很容易一不小心偏離正軌。博西斯儘管深切期盼啟靈藥有天能成為緩和醫療的常規用藥，卻也同意這樣的觀點。「我們美國人不得善終。問問大家想在哪裡離世，大家都會說在家裡和所愛的人一起，可是我們大部分人都在加護病房裡過世。美國最大的禁忌就是談論死亡。當然，現在已經有改善了，有了安寧療護，不久之前可還沒有。可是對於醫生而言，放手讓病患走，還是對這個醫生的侮辱。」在他看來，啟靈藥的潛力，不僅在於能夠開啟這個艱難的話題，還在於能夠改變臨終經驗本身。前提是醫療界要願意擁抱這些藥物。

「這個文化害怕死亡、超脫，和未知，但這三者都是啟靈輔助醫療蘊含的項目。」也許啟靈藥的本質太具顛覆性，我們的體制永遠也不可能加以擁抱。無論是何種權威，是醫療的還是靈性的，機構通常喜歡擔任個人接觸權威的中介，而啟靈體驗所提供的卻接近直接悟道，也因此具有「反對律法、唯信至上」的本質。話雖如此，在某些文化所構思的儀式中，形式已能容納啟靈藥的酒神狂歡之力，並化為己用。想想古希臘的厄琉息斯密儀，又或是現今美洲圍繞著南美仙人掌素或死藤水而生的薩滿儀典，這並非不可能。

我第一次向格里菲斯提到傑斯「讓過得很好的人更好」的想法時，他在座位上顯得有點局促，過了一會兒字斟句酌地說：「以現在的文化而言，鼓吹這樣的想法很危險。」不過，現在離我們說話那時又過了三年，顯然他也覺得我們當中很多人，而且不只是那些要處理癌症、憂鬱，或者成癮問題的人，都可望受惠於這些殊異的分子。不僅如此，他認為（他的研究也的確證實）這些分子還能打開靈性經驗之門，而經驗將能替人帶來更多益處。

「我們都在處理生死的問題。」第一次見面，他就這麼對我說。「這東西這麼有價值，不該局限於病人。」格里菲斯是個謹慎的人，對於前方可能的政治地雷區十分注意，他稍稍改動了最後一句話，用未來式重新說了一次：「這麼有價值，以後不該局限於病人。」

◆　◆　◆　◆　◆

像我，我就真心希望，之前服用啟靈藥的那類經驗，未來不會僅限於生病的人，某一天會普遍可及。這代表我覺得乾脆直接把這些藥合法化就好？不盡然。的確，我使用「娛樂用」裸蓋菇鹼的經驗非常正面，而且還是自己來，也就是沒有嚮導從旁輔助，這種做法可能在某些人身上沒

2 利柏曼曾在下列著作中講述過這些經驗：*Shrinks: The Untold Story of Psychiatry* (New York: Little, Brown, 2015), 190–93。——作者註

有問題。然而，或遲或早大家都會碰上這麼一次連「惡性」都不足以形容的靈遊，到那時我可不希望自己是孤身一人。就我而言，我發現在脫離日常生活的安全之處，與有經驗的嚮導一對一搭配，才是探索啟靈藥最理想的方式。不過，安排啟靈之旅，也就是提供安全的容器來承裝靈遊這可能排山倒海的力量，還有別的方式。死藤水和南美仙人掌素多半在團體中使用，有人領導，通常是個薩滿，但並非一定，此人扮演的是監督的角色，並幫助大家在經驗中找尋方向和詮釋。無論是個人還是團體，有個受過訓練也有經驗的人在場「護持空間」（借用新世紀運動的老掉牙說法），其實比我原先想像的更有意義，也更讓人安心。

我的幾個嚮導創造的場景讓我覺得夠安全，可以放心把自己交給啟靈經驗，不僅如此，之後他們也幫助我找到經驗的意義。還有一點也一樣重要，他們幫助我看到這當中確有值得弄清意義之事。這些可都不是顯而易見、不言可喻。靈遊時心智中發生的事，要將其貶為不過是「嗑藥經驗」太容易了，我們的文化也鼓勵這麼做。第一次談話時，強森就提出這點：「好比說現在有幾個十九歲的年輕人在派對中吃了蘑菇，其中一人有了非常深刻的體驗，他明白了神是什麼，或者是他和宇宙的聯繫。他的朋友會怎麼說？『唉，老兄，你昨晚嗑多啦！以後不准再嗑蘑菇啦！』」

「你是喝酒了還是嗑藥了？」當你有震撼體驗時，這就是我們的文化會說的話。

然而，只要稍微反思一下，就會知道把啟靈體驗的內容歸因於「藥物」，幾乎沒有解釋到任何事情。那些影像、敘事、洞悟，不是無中生有，也絕非來自化學物質。這些都來自我們的內心[3]，也至少能告訴我們一些與內心有關的事。如果夢境、幻想、自由聯想都值得詮釋，那麼靈遊帶給我們的材料更為鮮明和詳細，當然也值得詮釋。那是朝人的心智新開了一扇門。

就此而言，我的靈遊教了我許多有趣的事，很多都是在心理治療的過程中可能會學到的事，比如：對重要關係的體悟、通常看不到的恐懼及欲望的輪廓、壓抑的記憶及情緒，而最有趣也最有用的，或許則是對於自己的心智如何運作，產生了新觀點。

在我認為，探索意識的非平常狀態的重要價值就在於此，在於從今往後回看平常狀態，似乎也不再顯得那麼一望可知、那麼稀鬆平常。詹姆士的結論是，意識有諸多可能形式（各種感知或建構世界的方式），正常非睡眠意識只不過是其中之一，其他形式僅以「極薄如膜的屏障」與其相隔，如果理解了這點，便可以認知到我們對於真實的描述，無論是外在還是內在真實，頂多只能算是不完整的描述。正常非睡眠意識或許看似替真實的國度提供了一張如實的地圖，在許多方面也有好處，但那只不過是一張地圖，而且還不是唯一一張。至於為何會有其他模式的意識存在，我們只能推測。多數時候，正常非睡眠意識最能滿足生存利益，也最能適應環境。然而，意識的變化狀態會提出想像力豐富的種種新奇事物，而在一個人或者一個群體的生命當中，總有那麼些時候，正是因為這種變異，生命或者文化才能走上新路。

我呢，是在ＬＳＤ嚮導弗里茲的家所在的山頂上，明白自己的預設意識多麼薄弱，也並非絕對。當時他教我如何僅憑藉急促的呼吸模式和富有韻律的鼓聲，就進入出神狀態。我這一生為什麼從來不知道有這樣的事情？其實，倒不是說佛洛伊德或任何一個心理學家、行為經濟學家從未告訴過我們，但「精神的冰山巨大且多半未經探索，而『正常』意識只不過是冰山一角」的概念，現在對我而言不再僅是理論。心智那遼闊又隱而未見的部分，現在變得可感而真實。

我無意說自己已臻超越自我、大徹大悟之境，只是淺嘗而已。這些經驗並不持久，至少對我

3 不排除有可能來自其他地方，不過此處暫且採用比較符合簡約法則的解釋。——作者註

而言是如此。之前每回啟靈療程結束後，有好幾個星期的時間，我會感覺自己明顯不同，更加處於當下，掛念將來之事的情形也少得多。此外，情緒也明顯變得更豐富，有好幾次一點小事就讓我落淚或微笑，連自己也嚇了一跳。我發現自己在思考死亡、時間、永恆這類事物，但比較不是處於焦慮，而是好奇的情緒。（我花了多得誇張的時間在思考，此時此刻能夠活在兩個永恆無盡的空無之間的疆界，多麼令人難以置信，又多麼幸運啊。）有時冷不防會有一波波的同情、讚嘆、或哀矜之情淘洗拍打著我。

我十分珍惜這樣的存有方式，但唉呀，每回它終會消逝。很容易不知不覺就回到熟悉的心智習慣，這些溝壑年久日深，佛教徒所說的「習氣」，那浪潮般的巨大引力實在令人難以抵抗。此外還有別人的期待，無論你多麼想嘗試別種做自己的方式，別人的期待就是會隱約強化某種方式。大約一個月之後，一切幾乎又回到了原點。

但又不算回到原點，不完全是。我在倫敦採訪過的憂鬱症患者都描述自己因暫離憂慮的牢籠休個假而獲得滋養，甚而有所啟發。我跟他們很像，人生在世可以有另一種方式，這個經驗還是留在了記憶當中，成為一種可能、一個目的地。

在我看來，啟靈體驗替某種特定的意識模式開了一扇門，而我現在偶爾能在冥想時重新掌握這種意識模式。我現在說的，其實是種認知空間，會在靈遊尾聲時開啟，如果這次靈遊比較溫和，則會在過程當中展開。在這個空間中可以玩味各種想法、各種場景，而不需要下定任何一種決心。有點像是即將入睡前的意識，那種位於睡眠邊緣的模稜兩可狀態，各種各樣意象和故事的殘渣碎屑，都會短暫浮出，然後才杳然飄去。可是我所說的空間卻可以持續，出現過的事物之後也能清晰回想，而且雖然浮現的意象和想法不由你直接控制，但又似乎並非自顧自來去，你還是可以啟動或是改變主題，彷彿切換頻道。自我並非完全缺席，你並未被炸成粒子，卻也沒有從那個狀態回復，意識流自有其不按章法的流向，而你載浮載沉、隨波逐流，不瞻前也不顧後，沉浸於存有而非行動的水流之中。話雖如此，卻又完成了某種修心，偶爾我從那個狀態離開的時候，會帶回有用的點子、意象或是比喻。[4]

我的啟靈冒險讓我對這個心智領域變得熟悉，有時我發現自己會在每日冥思的時間回到那兒，但並非每次都回得去。這是不是冥想時該去的地方，我不得而知，但發現自己在這個意識流當中漂流時，總是很開心。若不是啟靈藥，我永遠也不會發現。我覺得這就是啟靈經驗的一大贈禮：有意識的狀態的種類，因此變得更加豐富。

靈遊發生在人的心智當中，但並不代表靈遊不是真的。那是一次經驗，而且對於我們某些人而言，還是一個人所可能擁有過最深刻的經驗。也因此，那也成為人生風景當中的一個風貌，可以作為一個參考點、一個路標、一口泉源，對某些人來說還可以是某種靈性象徵或是神龕。以我而言，那些經驗已成了地標，可以繞著四周走看、探詢意義，意義顯然是關於我的，但也是關於世界的。我無時不刻不在思考靈遊過程中出現的一些意象，那感覺像是富有意義的禮物，我希望能拆開它，至於禮物是哪兒來的、是誰或者什麼給的，不好說。那個在己之風景上盤旋的鐵塔；又或者是祖父的骷髏，從瑪莉家的鏡子裡回望著我；那些高大但已被挖空的樹，父母從樹中向我現身，下一次暴風來襲，樹很可能就會被吹倒；又或者是馬友友的大提琴裡墨黑的琴腹，與巴哈對死亡的溫暖擁抱共鳴。不過，還有一個意象還沒分享過，我一直覺得儘管那讓我百思不得其

4 潘克一九六九年曾在《哈佛神學評論》（*Harvard Theological Review*）上寫過一篇文章，文中介紹了啟靈意識幾種各不相同的模式，他稱其中一種為「認知型啟靈體驗」，「特色是思想甚為清明，能從嶄新觀點看待問題，能一眼看盡許多層次或面向間的內在關聯。創意經驗或許與此種啟靈經驗有相似之處，然而可能性仍有待未來研究結果證實。」——作者註

解，但當中一定包含了某些重要教誨。

最後一次靈遊，用的是死藤水。我獲邀參加一群婦女每三到四個月一次的聚會，和她們搭配的是個傳奇女嚮導，已高齡八十多歲，曾經受教於澤夫。（而她則訓練了瑪莉，也就是替我的裸蓋菇鹼靈遊做嚮導的那個女子。）這次靈遊和其他幾次不同，有十幾個旅人同遊，這些人我都不認識。這種啟靈藥是以兩種亞馬遜河流域植物泡成的茶（一種是藤蔓，另一種則是葉子），與現場大量薩滿式的儀式倒是頗為相配，儀式包括向「祖母」（也就是死藤水，又叫「植物師父」）吟唱傳統的「伊卡洛」歌[5]、禱祝、呼告，有鈴鐺、沙鈴、雨林竺做的扇子[6]，還有向我們吹來的各種香氣及煙霧，在在加深了濃濃的神祕感，也使人暫時擱置了懷疑……這點挺不錯，畢竟我們所在位置是個離叢林一點都不近的瑜伽工作室。

之前的靈遊，前一晚總有一部分的我努力想說服其餘的部分別做傻事，因此我總是難以入眠，這次也不例外。那個部分，當然是我的自我，面臨完整性即將受到威脅，每趟靈遊前它總要猛力使出各種手段來抵抗，在我心中種下各式揮之不去的懷疑以及災難場景：「兄弟，你的心臟怎麼辦？你可能會掛掉！要是把午餐都吐出來怎麼辦，或者更慘，直接挫屎？還有，要是『祖母』挖出了什麼童年創傷，那該如何是好？你真想要在陌生人面前失控嗎？在這些女人面前？」（自我的威力，有一部分源自於能夠指揮人的理性功能。）待抵達聚會現場，我已經成了神經質，不斷三思、四思自己要做的事是否明智。

不過，每回一吞下藥物，咻地過了那無法回頭的臨界點，懷疑的聲音就靜默下來，無論將要發生的是什麼，我都把自己交出去，這次也是。跟我其他的啟靈體驗並無不同，但有幾個明顯的例外。或許是因為那茶，又黏又嗆還出乎意料地甜，於是胃腸裡都有異物感，也因此比起其他某些啟靈藥，死藤水是一種更為肉身的體驗。我並沒有反胃作嘔，但對於那穿我而過的濃茶很有感，隨著二甲基色胺（死藤水的活性成分）開始作用，我想像那是條藤蔓，蜿蜒順著腸子的彎道、盤繞前行，占據我的身體，然後緩緩蛇行向上，進入頭部。

緊接而來的，是許多回憶及意象，有的駭人，有的壯麗，但我想特別描述其中一個，雖然我還沒完全弄明白，但它卻掌握了某些啟靈藥所教我的事物，某些重要的事。

儀式開始時，房內還有些光線，所以我們全都戴著眼罩，我的眼罩戴在頭上感覺有些緊。靈遊剛開始，那條繞著頭骨的黑色帶子就讓我很有感，而頭帶也幻化成柵欄。我的頭，被關在鋼籠當中。柵欄開始增生，自頭往下包圍了軀幹，接著是雙腳。我現在從頭到腳被困在了黑色的鋼籠裡。我用力壓了壓柵欄，柵欄不為所動。我出不去。驚慌逐漸累積，這時我注意到牢籠底部有株綠色的藤蔓冒出頭來，逐漸向上長，然後蜿蜒著轉了個圈，從兩根柵欄間溜了出去，獲得自由的同時又向光線探去。「植物是關不住的。」我聽見自己這麼想。「只有動物能被關住。」

就算這有意義，我也沒法告訴你是什麼。那株植物是在給我指引出路嗎？或許吧，但我也沒法照著那條路走啊，畢竟我是動物。然而，那株植物似乎是想要教我些什麼，是要傳授某種視覺的公案讓我開悟，從那以後我就在腦海裡不停反覆思量。或許那個教誨說的是，遇到障礙與它正面交鋒，很傻，有時答案不在於使用蠻力，而是要改變問題的問法，使障礙失去支配權但又不真的崩解。感覺像是柔術這種武術。藤蔓並非單純只逃離籠子的束縛，而是以這結構來改善自身處

5 伊卡洛歌（icaro）：原本是南美原住民對於魔法之歌的稱呼，現在多指薩滿主持的死藤水儀式中吟唱的歌曲，能夠使人進入療癒、察知、驚嘆的狀態。——譯註

6 南美原住民語奇楚瓦語中稱作Chakapa或shakapa，意思為一束葉子編成的沙鈴。有韻律地搖晃便能發出規律的沙沙聲，死藤水儀式中常在吟唱伊卡洛歌時使用。——編註

境，向高處攀爬，好替自己採集更多光線。

又或者箇中教誨可能更加普世通用一些，要談的是植物本身，以及我們了解植物的方式。我開始把那株藤蔓視為是我的植物師父，師父要教我的事情跟它及它所代表的綠界有關，這綠色的植物界總是在我的作品以及想像占有一席之地。長久以來我一直相信植物有智力，不必然是我們認為的智力，但對植物本身而言得其所哉。我們能做許多植物做不到的事情，但植物也能做各種我們做不到的事，比如從鋼籠脫逃，或者是以陽光為食。若智力的定義指有能力解決現實對活物所拋出的新問題，那麼植物確實有智力。植物還有能動性，能察知自身環境，還有某種主體性，也就是會追求某一套利益，也因此有某種觀點。然而這些想法，雖然我一直以來全都相信，也很願意為其辯護，但從未像靈遊之後那樣，感覺如此真實而根深柢固。

這株關不住的藤蔓讓我憶起第一次的裸蓋菇鹼靈遊，當時我感覺花園中的葉子和植物都在向我回望。啟靈藥的一項贈禮，便是讓世界重新動起來的方式，那彷彿是藥物將意識之福在這片景觀中散播得更廣、更平均，過程中打破了人類對於主體性的壟斷。現代人認為理所當然只有人才有主體性，在我們看來人是天地間唯一有意識的主體，其餘萬物皆由客體組成；甚至在我們當中比較自尊自大的人看來，就連其他人都算是客體。啟靈意識扭轉了那樣的看法，讓我們能夠透過更寬廣大度的鏡頭一窺萬事萬物，無論動物植物甚至礦物皆有主體（皆有靈！），而現在那全都以某種方式在朝我們回望。靈，似乎無所不在。在我們與這世上所有的他者之間，出現了一道道新的關聯。

就算是礦物，現代物理學（啟靈藥先放一邊吧！）也讓我們有理由好奇尋思，在現實的建構當中，說不定也包含某種形式的意識。唯物論者要我們相信物質本無心，但量子力學認為或許並非如此。舉例而言，一個「次原子粒子」可以同時在多個地點存在，它純粹是一種可能性，直到某天它被測量，也就是有心智感知到它，只有在這時次原子粒子會一刻不差落入我們所知的現實當中，也就是在時空當中獲得固定的座標。這當中隱含的道理，便是若沒有正在感知的主體，物質或許就不「存在」。不消說，唯物論者對於意識的了解，當然就因此面臨了某些棘手的問題。本以為腳下根基扎實，或許並非如此。

雖說這理論本身確實非常具有啟靈特色，但提出這觀點的，可是量子物理學家，而非什麼腦航員。之所以在此提出，是因為有些臆測本來聽起來可能像是徹頭徹尾精神錯亂，但這理論的例子能使一些科學的威信延伸到這些臆測那方。我還是傾向認為意識一定僅限於大腦，但對於這樣的信念，我現在比較沒有踏上這趟旅程之前那麼確定。或許，它也從牢籠的柵欄之間溜了出去。神祕依舊。不過有件事我倒是能非常肯定地說：心智比我一開始所知道的更為遼闊，而世界也生機盎然許多。

名詞解釋

活性安慰劑（active placebo）：此類安慰劑用於藥物試驗，使志願受試者誤以為拿到的是要測試的精神活性藥物。裸蓋菇鹼試驗中，研究人員曾用過會讓人感到刺麻的菸鹼酸，也用過興奮劑「派醋甲酯」，也就是「利他能」。

死藤水（ayahuasca）：南美原住民在聖禮當中使用的一種啟靈茶飲，由亞馬遜盆地多種原生植物製成，通常包含「南美皮卡木」及「綠九節」。綠九節含有二甲基色胺，但會因為消化酶而失去活性，除非與南美皮卡木等「單胺氧化酶抑制劑」一同服用。二〇〇六年，經美國最高法院裁定，源自巴西的UDV教會有權使用死藤水作為聖禮。

貝克利基金會（Beckley Foundation）：一九九八年阿曼達・費爾丁於英格蘭成立的組織，宗旨為支持啟靈藥研究，並在國際上提倡藥物法改革。基金會以費爾丁位於牛津郡的祖傳莊園命名。（網址：BeckleyFoundation.org）

靈修會（Council on Spiritual Practices，CSP）：一九九三年由鮑勃・傑斯創立的非營利組織，「致力於讓更多人能親炙神聖」。約翰・霍普金斯大學啟靈藥研究的首批實驗，便由靈修會協助安排及資助。此外，二〇〇六年美國最高法院裁定死藤水為UDV教會之聖禮，此訴訟案中，靈修會亦提供了協助。一九九五年，靈修會研擬並出版〈靈性嚮導倫理守則〉，已獲許多嚮導採用。（網址：csp.org）

預設模式網絡（default mode network，DMN）：一組彼此互動的腦部結構，最早由華盛頓大學神經科學家馬庫斯・賴希勒於二〇〇一年提出。稱為預設模式網絡，是因為這組腦部結構在大腦處於休息狀態時最為活躍，會將大腦皮層的部分區域連結上和情緒及記憶相關的深層結構（這類深層結構，在人類演化過程中較早就已發展出來）。預設模式網絡的主要結構包括後扣帶皮質、內側前額葉皮質、海馬迴，並將三者相連。神經造影研究顯示，預設模式網絡可能與某些高層次的「後設認知」活動有關，比如：自我反思、心理投射、神遊時空，以及心智理論，也就是推斷他人心理狀態的能力。啟靈經驗過程中，預設模式網絡活動程度會降低，下降幅度最高時，志願受試者往往會表示「自己」的感覺消融。

二甲基色胺（N,N-dimethyltryptamine，**又稱DMT**）：一種作用速度快、效果強烈且短暫的啟靈化合物，有時又稱為「商務人士的靈遊」。這種色胺分子可見於許多動植物中，至於原因為何，目前尚不清楚。

同感劑（empathogen）：一種具精神活性的藥物，能讓人產生極強的關聯感、情緒開放感，和同情心。搖頭丸（MDMA，又名快樂丸）便是此種藥物。有時同感劑也稱作「放心藥」。

宗教顯靈劑（entheogen）：具精神活性的物質，能產生或者促進靈性經驗，在許多文化中由薩滿使用，或者作為宗教或靈性活動的一部分，已有數千年歷史。辭源來自希臘文「產生內在之神」。不過，這個詞本身要到一九七〇年代才出現，由羅伯特・高登・華生、理查・舒爾茲、強納森・奧特、卡爾・拉克等學者所創，原意是要強調，啟靈藥物的古老靈性角色和一九六〇年代起常用的娛樂用途不同，希望替此類藥物正名。

依沙蘭（Esalen），**又稱依沙蘭中心**（Esalen Institute）：位於加州碧蘇爾的一家靜修中心，成立於一九六二年，目的是要探索各種拓展意識的方法，這些方法通常統稱為「人類潛能運動」。在藥物被禁之前，一般認為依沙蘭與啟靈運動密不可分，禁藥之後那幾年，在依沙蘭曾舉辦一系列會議，研擬出啟靈藥正名以及重啟研究的策略。許多現今在檯面下執業的啟靈嚮導都曾於依沙蘭受訓。

5—HT2A受體（5-HT2A receptor）：大腦中，有多種受體都對神經傳導物質「血清素」有反應，這是其中一種。啟靈化合物也會與這種受體結合，促發一連串事件（目前對此了解甚少），從而導致啟靈體驗。由於分子形狀特殊，LSD和5—HT2A受體的結合程度非常高，此受體有一部分還會摺疊覆蓋，把LSD分子納入受體內部，這或許就是作用程度高、時間久的原因。

5—甲氧基二甲基色胺（5-methoxy-N,N-dimethyltryptamine，5-MeO-DMT）：一種作用強而短暫的啟靈化合物，可見於南美洲某些植物以及索諾拉沙漠蟾蜍的毒液當中。蟾蜍毒液多半會經過蒸薰，採吸食方式，從植物中獲取的5—甲氧基二甲基色胺則通常做成鼻煙。在南美洲，聖禮中長年使用此種化合物，一九三六年首次人工合成，直到二〇一一年才被列為非法。

致幻劑（hallucinogen）：會產生幻覺的精神活性藥物，包含啟靈藥、解離藥、致譫妄藥。儘管啟靈藥並不一定會帶來完全的幻覺體驗，但致幻劑通常被當作啟靈藥的同義詞。

哈佛裸蓋菇鹼計畫（Harvard Psilocybin Project）：一九六〇年代，由蒂莫西・利里及李察・艾爾帕（後改名為拉姆・達斯）在哈佛大學社會關係系所創建的心理研究案。在「仿自然場景」中，研究人員（包括研究生雷夫・梅茨納）對數百名志願受試者施用裸蓋菇鹼，此外也分別在麻州州立康科德監獄以及波士頓大學馬許教堂中對受刑人以及神學院學生進行實驗。此後，團隊開始用LSD進行研究。一九六二年，此研究案爭議纏身，在艾爾帕被人舉報違反與哈佛的約定，提供裸蓋菇鹼給大學部學生之後，研究案中止。為接續此計畫，利里與艾爾帕在哈佛所在的劍橋市創建了一個校外組織，稱作「國際內在自由聯合會」。

海夫特研究院（Heffter Research Institute）：一九九三年，普渡大學化學家暨藥理學家大衛・尼可斯與幾名同事為支持啟靈化合物研究，成立此非營利組織。研究院以德國化學家亞瑟・海夫特命名，海夫特同時也是藥理學家與醫師，他在一八九〇年代末期首次辨識出南美仙人掌烏羽玉中的精神活性化合物為麥斯卡林。研究院成立之時，啟靈藥研究已沉寂二十年，海夫特研究院自一九九〇年代末期以來，一直協助美國大多數裸蓋菇鹼試驗，包括霍普金斯大學以及紐約大學的研究工作，是啟靈藥研究得以復興的關鍵力量，只是並未大肆宣揚。（網站：Heffter.org）

整體自療呼吸法（holotropic breathwork）：LSD遭禁之後，一九七〇年代中期由啟靈治療師史坦尼斯拉弗・葛羅夫及夫人克里斯蒂娜・葛羅夫所創之呼吸練習。藉由快速呼吸、深深吐氣，到幾乎過度換氣的程度，便能不使用藥物就進入意識的變化狀態。這種類似出神的境界，能使人接觸到潛意識中的題材。「holotropic」意思為「朝整體前進」。

麥角酸二乙胺（lysergic acid diethylamide，LSD）：在英語中又稱為「酸」，最早於一九三八年由山德士藥廠的瑞士化學家艾伯特・霍夫曼合成。霍夫曼原先在尋找刺激血液循環的藥物，LSD是他從麥角（一種會感染穀物的真菌）中提煉出的第二十種生物鹼。霍夫曼發現這種化合物沒有藥效，於是束之高閣，但五年後他突然有種預感，於是再次進行合成，他無意間攝入少量LSD，發現這種化合物竟能對精神產生極強作用。一九四七年，山德士開始用「得利喜得」為名，在市面上販售LSD，之後藥物在黑市出現，於是於一九六六年終止流通。

啟靈藥跨領域研究協會（Multidisciplinary Association for Psychedelic Studies，MAPS）：非營利組織，一九八六年由瑞克・德布林成立，目的是增進大眾對啟靈藥的認識，並支持與治療應用相關的科學研究。協會位於加州聖克魯斯，工作重心是用MDMA（即快樂丸）干預並治療創傷後症候群。二〇一六年獲美國食藥局核准，可進行ＭＤＭＡ用於治療創傷後症候群的第三階段試驗。二〇一七年，食藥局認定ＭＤＭＡ為創傷後症候群的「突破性療法」，替加速藥審排除了障礙。德布林與啟靈藥跨領域研究協會是啟靈藥研究復興的中流砥柱。此外，協會也贊助每隔幾年在北加州舉辦的國際啟靈藥會議「啟靈科學」。

MDMA，全名「3,4 亞甲雙氧甲基安非他命」（3,4-methylenedioxymethamphetamin）：最早由默克藥廠於一九一二年合成，但從未上市販售。灣區化學家亞歷山大・「薩沙」・舒爾金於一九七〇年代再次合成出此化合物，ＭＤＭＡ由於具有「同感」特性，能幫助病人與治療師建立強烈信賴關係，於是成為受歡迎的心理療法輔助劑。一九八〇年代，這種藥物開始在電音狂歡場合出現，以快樂丸（Ecstasy，簡稱Ｅ，之後又稱為Molly）之名販售。一九八六年美國政府宣布ＭＤＭＡ是濫用藥物，列為附表一管制品，不准予醫療用途。話雖如此，近期由啟靈藥跨領域研究協會贊助的藥物試驗證實，ＭＤＭＡ對於治療創傷後症候群頗有價值。由於ＭＤＭＡ似乎與ＬＳＤ、裸蓋菇鹼作用於不同腦部路徑，因此一般不認為是「典型啟靈藥」。

麥斯卡林（mescaline）：由烏羽玉、聖佩德羅仙人掌等多種仙人掌中提煉出的致幻化合物，最初於一八九七年由德國化學家亞瑟・海夫特辨識並加以命名。在《眾妙之門》書中，名作家阿道斯・赫胥黎以第一人稱敘述自己首次接觸麥斯卡林的體驗。

微量用藥（microdosing）：每隔數天攝取少量（「不影響感知」的份量）啟靈藥物，通常是ＬＳＤ或裸蓋菇鹼，幫助促進心理健康或是心智表現。常見的準則是每四天攝取十微克ＬＳＤ（也就是中等劑量的十分之一）。這是近期才發展出的新做法，效果好壞也只有傳聞可佐證，不過現在已有多起試驗正在進行中。

MK-Ultra：美國中情局一九五三年開始進行的啟靈藥物祕密研究計畫的代號，計畫於一九六三或六四年告終。中情局曾於不同時期，試圖確認ＬＳＤ及相關化合物是否可以作為控制人心的方法、偵訊工具（也就是吐真劑）、生化武器（加入水源當中），或者是政治工具（對敵對陣營的人下藥，讓對方做出蠢事）。研究案曾一度涉及四十四所大專院校，無論軍方人士還是一般民眾，都曾被下藥而不知情，有時後果十分慘烈。一九七五年丘奇委員會舉行聽證會質詢中情局，這是社會大眾首次聽說MK-Ultra，一九七七年又進一步舉辦多次聽證會。然而，關於此計畫的文件多半都於一九七三年經中情局局長李察・赫姆斯下令銷毀。

神祕經驗問卷（Mystical Experience Questionnaire）：一九六〇年代，沃特・潘克與威廉・理查茲研擬的心理調查問卷，用以評估啟靈藥物試驗的志願受試者是否經歷了神祕經驗。問卷設計是在一到五的量表上，衡量神祕經驗的七大屬性：內在合一、外在合一、超脫時空、無可名狀以及自相矛盾、神聖感、知悟性、深深感受正面情緒。此後又有人研擬了多種修訂版的神祕經驗問卷。

知悟性（noetic quality）：美國心理學家威廉・詹姆士提出的詞，指神祕狀態不僅是有所感，也是一種「知」的狀態。經歷過神祕的人，都一直深信悟得了重要的真理。詹姆士認為，知悟性是神祕經驗的四大指標之一，另外三個指標包括無可名狀、無常、被動。

苯乙胺（phenethylamines）：一種有機分子，與色胺（tryptamines）並列啟靈化合物中最主要的兩種。麥斯卡林以及ＭＤＭＡ都是苯乙胺的一種。

脫磷酸裸蓋菇素（psilocin）：裸蓋菇中有兩種主要的精神活性化合物，脫磷酸裸蓋菇素是其一，另一種則是裸蓋菇鹼，在某些情況下會分解成脫磷酸裸蓋菇素。兩種化合物皆由艾伯特・霍夫曼於一九五八年（從羅伯特・高登・華生所提供的蘑菇當中）分離並命名。裸蓋菇碰傷時會變藍，正是因為脫磷酸裸蓋菇素。

裸蓋菇屬（Psilocybe）：裸蓋菇屬當中約有兩百多種帶菌摺的蘑菇，大約半數會產生裸蓋菇鹼和脫磷酸裸蓋菇素等精神活性化合物。裸蓋菇屬遍布世界各地，在多數法律管轄區，持有裸蓋菇屬違法行為。裸蓋菇屬成員中，最為人所知的有：古巴裸蓋菇、暗藍裸蓋菇、半裸蓋菇以及深藍裸蓋菇。

裸蓋菇鹼（psilocybin）：裸蓋菇中的主要精神活性化合物，英語中「psilocybin」除指裸蓋菇鹼化合物之外，也用於簡稱含有此化合物的菇類。

啟靈藥（psychedelic）：辭源來自希臘文，意為「顯現心靈」，一九五六年漢弗萊・奧斯蒙德鑄詞命名，用於指稱LSD、裸蓋菇鹼等能造成意識劇烈改變的藥物。

精神鬆弛（psycholytic）：一九六〇年代新鑄的詞，指能放鬆心智束縛，讓人得以察知潛意識中題材的藥物，或是這類藥物的一劑。此外，也指一種心理治療的形式，利用低劑量的啟靈藥，讓病患可以放鬆自我，但又不徹底抹去自我。

擬精神病藥物（psychotomimetic）：能產生接近精神病效果的藥物。一九五〇年代，精神醫學界剛認識LSD及類似藥物時，很常如此稱呼。研究人員認為，此類藥物會暫時導致精神病，如此一來便能窺見心理疾病的本質，研究人員也有機會能第一手體驗何謂瘋狂。

減壓閥（reducing valve）：阿道斯・赫胥黎在《眾妙之門》當中以減壓閥形容心智的過濾器，僅允許生存所需的「那種意識，寥寥涓滴」通過。在他看來，啟靈藥的價值在於能打開減壓閥，讓我們得以接觸完整圓滿的經驗，以及普世的「整體心識」。

心境（set）**及場景**（setting）：開始一段用藥經驗時的內在及外在環境，「心境」是個人帶到經驗當中的心態以及預期，而「場景」則是使用藥物時的種種外在情況。若使用的藥物是啟靈藥，心境及場景的影響力特別大。一般認為這兩個詞是蒂莫西・利里所創，但更早期的研究者如阿爾弗雷德・哈伯德等人，對此概念早有認知也加以運用。

色胺（tryptamine）：自然界中常見的一種有機分子，也是啟靈化合物中最主要的兩種種類之一，另一類是苯乙胺。LSD、裸蓋菇鹼、二甲基色胺（DMT）都屬於色胺類。神經傳導物質血清素也是一種色胺。

謝辭

改變一個作家的心智或者主體，從非易事，而本書若無身邊的人支持、鼓勵，永遠不會啟程，更別說要完成。四十年來替我的書擔任編輯的安・戈德夫聽到我要寫一本關於啟靈藥的書，眼睛都不眨一下，臉色也沒有刷地發白。走過我倆合作的第八本書，她的熱情，還有在編輯方面一步一腳印的指引，確實是我的福氣。亞曼達・厄本同樣也在許多方面支援了這趟冒險，我從業以來欠她的人情，不計其數。此外也感謝以下幾個辦公室各自的優秀團隊：企鵝出版社的莎拉・赫蓀、凱西・丹尼斯、凱倫・梅爾，以及ICM文學經紀公司的莉茲・法婁、瑪莉絲・戴爾、黛西・梅瑞克、茱莉・阿特拉斯以及榮恩・伯恩斯坦。

身為記者，最棒的事情就是長大以後還有人付錢讓你學習全新的主題。然而，若不是因為我們請益的對象寬容大度，就不可能像這樣活到老學到老。科學家、志願受試者、病患、治療師、倡議者，每個人我都萬分感謝，感謝他們容忍一次次冗長的採訪以及所有的蠢問題。特別感謝鮑勃・傑斯、羅蘭・格里菲斯、馬修・強森、瑪莉・科西馬諾、比爾・理查茲、凱瑟琳・麥克萊恩、瑞克・德布林、保羅・史塔曼茲、詹姆斯・法迪曼、史蒂芬・羅斯、湯尼・博西斯、傑佛瑞・葛斯、喬治・戈德史密斯、葉卡捷琳娜・馬瀨福斯科雅、查爾斯・葛洛普、特里・克雷布斯、羅賓・卡哈特哈里斯、大衛・努特、大衛・尼可斯、喬治・薩洛、薇琪・杜萊、朱德森・布魯爾、碧亞・拉巴特、加博・馬代、麗莎・卡拉漢，以及安德魯・威爾。雖說並非所有受訪過的人在本書中都有具名引用，但每位都是良師，各位耐心包容我的問題並慷慨解答，我深懷感激。

對好些人而言，將自己的故事與我分享可是冒著不小的風險，雖然無法公開致謝，但我欠為數眾多的地下嚮導一份大人情，謝謝他們慷慨撥空傳授經驗與智慧。很可惜，至少目前為止，他們要從事治療，還得靠公民不服從的行為。

我在哈佛拉德克利夫研究所當了一年的研究員，那年過得十分充實、愉快。啟靈研究史的一頁重要篇章就發生在哈佛所在的劍橋市，而拉德克利夫研究所讓我有機會能在這個城市裡研究、撰寫啟靈研究的歷史。要進行這樣一個觸及如此多學科的專案，研究所提供了絕佳環境，只消走下穿堂，就能去請教腦科學家、生物學家、人類學家，還有調查報導記者。在拉德克利夫時，我有幸能與一位不屈不撓的大學部研究助理共識，他幫助我在哈佛的檔案庫中航行，找出一個又一個埋藏的珍寶——泰迪・德爾威奇，謝謝你！我也欠加州大學柏克萊分校新聞研究所所長艾德・沃瑟曼一份人情，謝謝所長准假，讓我能暫離教職到劍橋市去，之後也能把本書寫完。

回到柏克萊，布莉姬・休伯無論是擔任研究助理還是後來協助查證事實，表現都非常亮眼。本書是我所有著書中徵引最為詳盡的，這都要感謝她的努力及本領。柏克萊的好些同事也大力協助我認識神經科學以及心理學：大衛・普雷斯蒂、達契爾・克特納、艾莉森・高普尼克，都讓本書變得更為充實，他們自己可能都沒想到。大衛以及另一半克莉絲蒂・帕尼克還讀了神經科學那一章的草稿，讓我免於犯下大小錯誤。（但若是還有錯，也絕非他們責任。）馬克・埃德蒙遜初期提供的一些關鍵建議，幫助形塑了整個敘事，而在我們到加州健行步道「靈感點」附近散步的時候，馬克・丹那一如既往傾聽我的想法是否可行，惠我良多。能和傑瑞・馬素列迪這樣精明、慷慨的編輯成為至交，讓我感到尤為幸運。他對原稿提出的意見極有價值，也讓各位親愛的讀者不必閱讀數千贅字。

初試啟靈藥主題，是在二〇一五年《紐約客》雜誌上的一篇〈靈遊療法〉，感謝分派這個主題的天才編輯艾倫・柏狄克，也謝謝大衛・瑞姆尼克認為這篇文章適合發表，它開啟了形形色色的門。

感謝「地與火」，這個組織是目前啟靈藥最重要的相關資源「埃洛威德」網站的所有者，我要深深感謝他們在這一路上對於研究的重要協助，以及不可或缺的線上圖書館。去網站看看吧！

也謝謝我親愛的好友浩爾・索伯以及他瑞生國際律師事務所的同事馬文・普特南，知道有他們當我的後盾，我睡得好多了。

長期寫作的書總能略為影響家中情緒的陰晴風雨，這個案子的影響或許又更多。艾撒克，能和你從頭到尾聊過這一次次的遊歷，對我深具意義。每回聊完，我總有一些巧妙、有用、意料之外的收穫。你的支持、好奇心，和鼓勵都很有幫助。

甫踏上這趟稀奇古怪的長途旅行時，茱迪絲曾好奇，不知道這對於我們三十多年來的合作會有什麼影響。歸來時我會不會在某方面變了個人？都這麼多年了，我從未想過還有什麼能讓我倆變得更親近，但就是有啊。謝謝妳要我去嘗試新的事物，謝謝妳一路上打破砂鍋問到底、提出種種精闢見解，也謝謝妳仔細校閱每個章節，最重要的是謝謝妳與我同行。

翻譯詞彙表……………………………ii
出處附註………………………………xx
引用書目…………………………xxxviii

翻譯詞彙表

地名

1~12 劃

土桑 Tucson
大屋 Big House
小斯庫坎水灣 Little Skookum Inlet
中部美洲 Mesoamerica
厄琉息斯 Eleusis
太平洋西北地區 Pacific Northwest
巴爾的摩 Baltimore
巴賽爾 Basel
牛津郡 Oxfordshire
加來 Calais
北灘 North Beach
卡米切 Kamilche
卡沙格蘭德 Casa Grande
卡茨基爾 Catskills
史蒂文生堡 Fort Stevens
四角落地區 Four Corners
外西凡尼亞 Transylvania
失望角 Cape Disappointment
布魯克林區 Brooklyn
瓦哈卡州 Oaxaca
瓦烏特拉 Huautla de Jiménez
安納波利斯 Annapolis
沙士卡其灣省 Saskatchewan
貝克利園 Beckley Park
貝爾蒙 Belmont
貝魯特 Beirut
帕羅奧圖 Palo Alto
拉雷多 Laredo
芝華塔尼歐 Zihuatanejo
金門公園 Golden Gate Park
長灘 Long Beach
門洛帕克 Menlo Park
阿布奎基 Albuquerque
奎納瓦卡 Cuernavaca
威伯恩 Weyburn
威廉王子灣 Prince William Sound
胡士托 Woodstock
哥倫比亞河 Columbia River
哥倫比亞納 Columbiana
海特－艾許伯里區 Haight-Ashbury
神學大道 Divinity Avenue
紐約東村 East Village
馬斯洛室 Maslow Room
密爾布魯克 Millbrook
喀布爾 Kabul
揚斯敦 Youngstown
斯汀森海灘 Stinson Beach
普洛維登斯 Providence
華盛頓特區 Washington, D.C.

13~24 劃

塔瑪爾巴斯山 Mount Tamalpais

塞勒姆 Salem
奧克蘭會議中心 Oakland Convention Center
奧林匹克半島 Olympic Peninsula
溫莎山 Windsor Hill
瑟利托 El Cerrito
聖克魯斯 Santa Cruz
聖奧班斯 St. Albans
路易斯與克拉克自然史公園 Lewis and Clark National Historical Park
達奇斯郡 Dutchess County
碧蘇爾 Big Sur
德特里克堡 Fort Detrick
諾丁丘 Notting Hill
聯邦大道 Commonwealth Avenue
舊金山灣區 San Francisco Bay Area
薩里 Surrey
靈感點 Inspiration Point

25 劃以上

灣區 Bay Area
灣景醫學院院區 Bayview medical campus

組織

1~12 劃

AT&T AT&T
ICM文學經紀公司 ICM
IDEO設計公司 IDEO
UDV教派 UDV
山德士藥廠 Sandoz
山德士藥廠實驗室 Sandoz Laboratories
中情局 CIA
巴賽爾會議中心 Basel Congress Center
丘奇委員會 Church Committee
加州大學洛杉磯分校 UCLA
加州整體研究學院 California Institute of Integral Studies
加拿大特務單位 Canadian Special Services
北美真菌學會 North American Mycological Association
史丹佛研究院 Stanford Research Institute (SRI)
布里斯托大學 University of Bristol
布倫塢榮民醫院 Brentwood VA hospital
布蘭戴斯大學 Brandeis University
甘迺迪學院 Kennedy School
甲骨文公司 Oracle
企鵝出版社 Penguin
全球網絡 Whole Earth Network
共和黨全國委員會 Republican National Committee
「向前行」號 Farther
地與火 Earth and Fire
好萊塢醫院 Hollywood Hospital
安培公司 Ampex
成癮研究基金會 Addiction Research Foundation

托斯醫院 Towns Hospital
艾克森公司瓦爾狄茲號 Exxon Valdez
西方學院 Occidental College
西奈山醫院 Mount Sinai
西格拉姆酒業集團 Seagram
西爾斯百貨公司 Sears Roebuck
沙士卡其灣精神病院 Saskatchewan Mental Hospital
貝克利基金會 Beckley Foundation
貝爾實驗室 Bell Labs
依沙蘭中心（簡稱：依沙蘭） Esalen Institute (Esalen)
拉德克利夫研究所 Radcliffe Institute for Advanced Study
知悟科學研究所 Institute of Noetic Sciences
社會關係系 Department of Social Relations
肯尼恩學院 Kenyon College
門洛帕克榮民醫院 Menlo Park Veterans Hospital
「前行」號 further
帝國理工學院 Imperial College
帝國理工學院漢默史密斯校區精神醫學中心 Centre for Psychiatry, Hammersmith campus, Imperial College
春林州立醫院 Spring Grove State Hospital
柏衛醫院 Bellevue Hospital
柏衛醫學中心 Bellevue Hospital Center
洛克菲勒委員會 Rockefeller Commission
約翰・霍普金斯大學（簡稱：霍普金斯） Johns Hopkins
美國自然史博物館 American Museum of Natural History
美國法務部 U.S. Department of Justice
美國科學促進會 American Association for the Advancement of Science (AAAS)
美國食品藥物局（簡稱：食藥局） Food and Drug Administration (FDA)
美國真菌學會 Mycological Society of America
美國陸軍醫療團 U.S. Army Medical Corps
美國精神醫學會 American Psychiatric Association
美國緝毒局 DEA
英國國民健保署 National Health Service
哥廷根大學 University of Göttingen
哥倫比亞大學物質濫用研究組 Division on Substance Abuse, Universtiy of Columnia
哥倫比亞廣播公司 CBS
氣象員 Weathermen
海夫特研究院 Heffter Research Institute
海特—艾許柏里義診處 Haight-Ashbury Free Clinic
真好菌公司 Fungi Perfecti
納粹親衛隊 SS
紐約大學 New York University (NYU)
紐約州立精神病院 New York State Psychiatric Institute
紐約植物園 New York Botanical Garden

馬里蘭精神醫學研究中心 Maryland Psychiatric Research Center
匿名戒酒會 Alcoholics Anonymous
參議院行政組織再造子委員會 Subcommittee on Executive Reorganization
啟靈藥跨領域研究協會 Multidisciplinary Association for Psychedelic Studies (MAPS)
國立衛生研究院 National Institute of Health (NIH)
國防部高等研究計劃署 Pentagon's Defense Advanced Research Projects Agency (DARPA)
國家心理衛生研究院 National Institute of Mental Health (NIMH)
國家藥物濫用研究院 National Institute on Drug Abuse
國際內在自由聯合會 International Federation for Internal Freedom (IFIF)
國際先進研究基金會 International Foundation for Advanced Study
常青州立學院 Evergreen State College
教育政策研究中心 Educational Policy Research Center
麻州大學伍斯特校區醫學院正念中心 Center for Mindfulness, University of Massachusetts medical school in Worcester
麻州州立康科德監獄 Concord State Prison
麻省理工學院 MIT
凱撒醫院 Kaiser Hospital
創意想像研究委員會 Commission for the Study of Creative Imagination
勞倫斯利佛摩國家實驗室 Lawrence Livermore National Laboratory
普渡大學 Purdue University
智強健康公司 Mindstrong Health
菸酒槍炮及爆裂物管理局 Bureau of Alcohol, Tobacco, and Firearms
黑豹黨 Black Panther

13 劃以上

新墨西哥大學 University of New Mexico
瑞生國際律師事務所 Latham & Watkins
聖喬治醫院 St. George's Hospital
赫斯特報業集團 Hearst
歐洲藥品管理局 European Medicines Agency (EMA)
戰略情報局 OSS
默克藥廠 Merck
聯邦調查局 FBI
羅盤途徑公司 Compass Pathways
藥物依賴問題學院 College on Problems of Drug Dependence
藥物濫用顧問委員會 Advisory Council on the Misuse of Drugs
歡鬧一族 Merry Pranksters
靈性發現聯盟 League for Spiritual Discovery

靈修會 Council on Spiritual Practices (CSP)

生物名

1~12 劃

小棕菇 LBMs (little brown mushrooms)
天花 smallpox
木蹄層孔菌 horse's hoof fungus（學名：Fomes fomentarius）
冬蟲夏草 Cordyceps
半裸蓋菇 Psilocybe semilanceata
古巴裸蓋菇 Psilocybe cubensis
巨山蟻 carpenter ant
白橡 white oak
伊玻加 iboga
多孔菌 polypore
灰喇叭菌 black trumpets
羊肚菌 morel
冷杉 fir trees
秀珍菇 oyster mushroom
南美皮卡木 Banisteriopsis caap
洞熊 cave bear
秋生盔孢傘 Galerina autumnalis
科羅拉多河蟾蜍 Colorado River toad
紅菇屬 Russula
紅糖槭 swamp maple
美味牛肝菌 porcini
烏羽玉 peyote buttons
秘魯聖木 Palo Santo
索諾拉沙漠蟾蜍 Sonoran desert toad（學名：Incilius alvarius）
馬札提克人 Mazatec
梣樹 ash
深藍裸蓋菇 Psilocybe azurescens
盔孢傘屬 Galerina
麥角 ergot（學名：Claviceps purpurea）
博落回 plume poppy
菇菇 'shrooms
雲芝 Trametes versicolor

13 劃以上

暗藍裸蓋菇 Psilocybe cyanescens
聖佩德羅仙人掌 San Pedro
綠九節 Psychotria viridi (chacruna)
蜜環菌 honey fungus
裸蓋菇 Psilocybes
裸蓋菇屬 Psilocybe
黏菌 slime molds
雞油菌 chantarelle
藤本八仙花 petiolaris

書刊文件

1~12 劃

《LSD：我的問題孩子》 LSD, My Problem Child

《LSD：春林實驗》 LSD: The Spring Grove Experiment
〈LSD與臨終之苦〉 LSD and the Anguish of Dying
《一般精神醫學彙刊》 Archives of General Psychiatry
《人本主義心理學期刊》 Journal of Humanistic Psychology
《人類神經科學前線》 Frontiers in Human Neuroscience
《人類無意識的領域》 Realms of the Human Unconscious
《上師》 The Secret Chief
《上師揭示》 The Secret Chief Revealed
《大祭司》 High Priest
《世界各地的裸蓋菇》 Psilocybin Mushrooms of the World
〈令人瘋狂的植物〉 The Vegetable That Drives Men Mad
《正午惡魔》 The Noonday Demon: An Atlas of Depression
《民族藥理學期刊》 Journal of Ethnopharmacology
《生活》 Life
《全球型錄》 Whole Earth Catalog
《自然》 Nature
《自然心智》 The Natural Mind
《西藏生死書》 Tibetan Book of the Dead
〈利用裸蓋菇鹼以fMRI研究論斷啟靈狀態的神經相關性〉 Neural Correlates of the Psychedelic State as Determined by fMRI Studies with Psilocybin
〈初步報告：仿自然環境中的美國人與蘑菇〉 Americans and Mushrooms in a Naturalistic Environment: A Preliminary Report
〈我發瘋的十二小時〉 My 12 Hours as a Madman
《改變你的心智》 How to Change Your Mind
〈身為蝙蝠是什麼感覺？〉 What Is It Like to Be a Bat
〈具精神活性的新世界蟾蜍之特性〉 Identity of a New World Psychoactive Toad
《刺胳針》 Lancet
《刺胳針精神醫學》 Lancet Psychiatry
《宗教經驗之種種》 The Varieties of Religious Experience
〈明天永不知道〉 Tomorrow Never Knows
《波士頓先驅報》 Boston Herald
《俘虜：揭開心智之苦謎團》 Capture: Unraveling the Mystery of Mental Suffering
《哈佛評論》 Harvard Review
《哈潑雜誌》 Harper's
《昨日再現》 Flashbacks
《活在當下》 Be Here Now
《科技新時代》 Popular Science
《科學》 Science

《美國國家科學院院刊》 Proceedings of the National Academy of Sciences (PNAS)
《美國醫學會雜誌》 Journal of the American Medical Association (JAMA)
《美麗新世界》 Brave New World
〈胡思亂想的心是不快樂的心〉 A Wandering Mind Is an Unhappy Mind
〈致幻劑再度吸引醫生目光〉 Hallucinogens Have Doctors Tuning In Again
《英國皇家學會界面期刊》 Journal of the Royal Society Interface
《重思啟靈藥物》 Psychedelic Drugs Reconsidered
飛行操作指南 flight instructions
《展望》 Look
《時人》 People
《消費者報告》 Consumer Reports
《真：男性雜誌》 True: The Man's Magazine
《神之食》 Food of the Gods
神祕經驗問卷 Mystical Experience Questionnaires（MEQs）
《紐約客》雜誌 New Yorker
《紐約時報》 New York Times
《草葉集》 Leaves of Grass
《欲望植物園》 Botany of Desire
《動物與啟靈藥：自然世界與改變意識的本能》 Animals and Psychedelics: The Natural World and the Instinct to Alter Consciousness
《啟靈探索者指南》 The Psychedelic Explorer's Guide
《眾妙之門》 Doors of Perception
《組織人》 The Organization Man
《麥克林》 Maclean's
《悲慘奇蹟》 Miserable Miracle
《猶太律法書》 Torah
〈給旅人與嚮導的指南〉 Guidelines for Voyagers and Guides
《菌絲長》 Mycelium Running
《評論》 Commentary

13 劃以上

《嗨時代》 High Times
《意識的變化狀態》 Altered States of Consciousness
《當代生物學》 Current Biology
《腦中的心跳》 Heartbeat in the Brain
《精神疾病診斷與統計手冊》 Diagnostic and Statistical Manual of Mental Disorders (DSM)
《精神藥理學》 Psychopharmacology
《緋紅報》 Crimson
《裸蓋菇及其盟友》 Psilocybe Mushrooms and Their Allies
〈裸蓋菇鹼引發的神祕型體驗具有重大且持久的個人價值及靈性意義〉 "Psilocybin Can Occasion Mystical-Type Experiences Having Substantial and

Sustained Personal Meaning and Spiritual Significance"
〈裸蓋菇鹼輔助心理療法的病患體驗〉 Patient Experiences of Psilocybin-Assisted Psychotherapy
〈潘克—理查茲神祕經驗問卷〉 Pahnke-Richards Mystical Experience Questionnaire
〈趨亂的大腦：參考啟靈藥物神經造影研究所做出之意識狀態理論〉 The Entropic Brain: A Theory of Conscious States Informed by Neuroimaging Research with Psychedelic Drugs
《寶寶也是哲學家》 The Philosophical Baby
〈鐵約翰〉 Iron John
〈魔菇探祕〉 Seeking the Magic Mushroom
〈靈性嚮導倫理守則〉 Code of Ethics for Spiritual Guides
〈靈遊療法〉 The Trip Treatment

法案

《宗教自由恢復法》 Religious Freedom Restoration Act
《管制物質法》 Controlled Substances Act
《憲法第一修正案》 First Amendment
《權利法案》 Bill of Right

研究及活動

「生物護盾」計畫 Bioshield
人類大聚會 Human Be-In
人類潛能運動 human potential movement
厄琉息斯密儀 Eleusinian Mysteries
火人祭 Burning Man
老鼠樂園實驗 rat park experiment
哈佛裸蓋菇鹼計畫 Harvard Psilocybin Project
美拉達 velada
馬許教堂實驗 Marsh Chapel Experiment
啟靈科學 Psychedelic Science
康科德監獄實驗 Concord Prison Experiment
曼哈頓計畫 Manhattan Project
意識的實驗性擴張課程 Experimental Expansion of Consciousness
聖周五實驗 Good Friday Experiment

人名

1~12 劃

丁尼生 Lord Alfred Tennyson
大衛・尼可斯 David E. Nichols,

大衛・努特 David Nutt
大衛・麥克利蘭 David McClelland
大衛・凱斯樂 David Kessler
大衛・斯坦德拉修士 Brother David Steindl-Rast
大衛・普雷斯蒂 David Presti
大衛・華萊士 David Foster Wallace
大衛・瑞姆尼克 David Remnick
小約翰・羅勃茲 John G. Roberts Jr.
巴克 R. M. Bucke
比利・希區考克 William Mellon "Billy" Hitchcock
比爾・威爾遜 Bill Wilson
比爾・理查茲 Bill Richards
加博・馬代 Gabor Maté
卡萊・葛倫 Cary Grant
卡爾・孟寧格 Karl Menninger
卡爾・拉克 Carl Ruck
史丹利・庫柏力克 Stanley Kubrick
史坦尼斯拉弗・葛羅夫 Stanislav Grof
史金納 B. F. Skinner
史泰斯 W. T. Stace
史都華・布蘭德 Stewart Brand
史蒂芬・諾瓦克 Steven Novak
史蒂芬・羅斯 Stephen Ross
尼爾・卡薩迪 Neal Cassady
布莉姬・休伯 Bridget Huber
布萊恩・伊諾 Brian Eno
布萊恩・透納 Brian Turner
弗里茲 Fritz
瓦倫蒂娜 Valentina
伊娃・門德斯 Eva Mendez
伊恩・儒以爾 Ian Rouiller
休斯頓・史密斯 Huston Smith
安・戈德夫 Ann Godoff
安迪・萊徹謝爾 Andy Letcher
安・舒爾金 Ann Shulgin
安德烈・普列文 André Previn
安德雷 Andrei
安德魯・所羅門 Andrew Solomon
安德魯・威爾 Andrew Weil
托比・斯雷特 Toby Slater
托馬斯・貝葉斯 Thomas Bayes
朱德森・布魯爾 Judson Brewer
米克・傑格 Mick Jagger
老布希 George Bush
艾伯特・霍夫曼 Albert Hofmann
艾拉・格拉斯 Ira Glass
艾咪・夏赫內 Amy Charnay
艾倫・杜勒斯 Allen Dulles
艾倫・金斯堡 Allen Ginsberg
艾倫・柏狄克 Alan Burdick
艾祖若斯 Azureus
艾莉森・高普尼克 Alison Gopnik
艾瑟爾・甘迺迪 Ethel Kennedy
艾爾帕 Alpert
艾德・沃瑟曼 Ed Wasserman
艾撒克 Isaac
西德尼・柯恩 Sidney Cohen
西德尼・凱茲 Sidney Katz
亨利・米肖 Henri Michaux
亨利・魯斯 Henry Luce

伯克利勛爵 Lord Buckley
伯特・拉爾 Bert Lahr
克里斯塔莉亞・卡里翁茲 Krystallia Kalliontzi
克里斯蒂娜・葛羅夫 Christina Grof
克莉絲艾琳・約翰森 Chris-Ellyn Johanson
克莉絲蒂・帕尼克 Kristi Panik
克琳・索克 Karin Sokel
克萊兒・魯斯 Clare Boothe Luce
李察・艾爾帕 Richard Alpert
李察・赫姆斯 Richard Helms
杜斯提・姚 Dustry Yao
沃特・福格特 Walter Vogt
沃特・潘克 Walter Pahnke
貝蒂・艾絲納 Betty Eisner
貝爾納迪諾・德薩阿貢 Bernardino de Sahagún
亞伯特・庫蘭 Albert Kurland
亞伯蘭・賀弗 Abram Hoffer
亞曼達・厄本 Amanda Urban
亞歷山大・貝瑟 Alexander Belser
亞歷克斯・格雷 Alex Grey
彼得・舒瓦茲 Peter Schwartz
彼得・漢瑞克斯 Peter Hendricks
拉姆・達斯 Ram Dass
拉維・香卡 Ravi Shankar
法蘭克・奧森 Frank Olson
法蘭茲・佛倫懷德 Franz Vollenweider
波提切利 Sandro Botticelli
肯・克西 Ken Kesey
阿涅絲・尼恩 Anaïs Nin
阿特・林克萊特 Art Linkletter
阿曼達・費爾丁 Amanda Feilding
阿道斯・赫胥黎 Aldous Huxley
阿爾弗雷德・哈伯德 Alfred Hubbard
保羅・史塔曼茲 Paul Stamets
保羅・麥克修 Paul McHugh
保羅・薩摩葛拉德博士 Paul Summergrad
勃艮舒茲 Bogenschutz
哈里・溫斯頓 Harry Winston
哈洛德・布朗 Harold Brown
哈莉特・德維特 Harriet de Wit
契訶夫 Anton Chekhov
威利斯・哈曼 Willis Harman
威姆斯與馬奇女伯爵 Countess of Wemyss and March
威廉・布雷克 William Blake
威廉・英格里希 William English
威廉・班內特 William Bennett
威廉・詹姆士 William James
柏格森 Henri Bergson
查爾斯・「鮑勃」・舒斯特 Charles “Bob” Schuster
查爾斯・貝松 Charles Bessant
查爾斯・曼森 Charles Manson
查爾斯・舒斯特 Charles Schuster
查爾斯・塔特 Charles T. Tart
查爾斯・葛洛普 Charles Grob
查爾斯・薩維奇 Charles Savage
洪博 Alexander von Humboldt
派特・麥席尼 Pat Metheny

派翠克・麥特 Patrick Mettes
約翰・海斯 John Hayes
約翰・斯米瑟斯 John Smythies
約翰・藍儂 John Lennon
胡佛 J. Edgar Hoover
若瑟・加百列・德科斯塔 José Gabriel da Costa
茉莉・阿特拉斯 Molly Atlas
韋德・戴維斯 Wade Davis
哥頓・利迪 G. Gordon Liddy
唐・艾倫 Don Allen
埃克哈特大師 Meister Eckhart
埃爾南・科爾特斯 Hernán Cortés
埃爾德里奇・柯利佛 Eldridge Cleaver
埃德加・米切爾 Edgar Mitchell
泰芮・麥克丹尼爾斯 Terry McDaniels
泰咪・柏傑斯 Tammy Burgess
泰迪・德爾威奇 Teddy Delwiche
泰瑞司・麥肯南 Terence McKenna
浩爾・索伯 Howard Sobel
特里・克雷布斯 Teri Krebs
班克斯 Joseph Banks
茱迪絲 Judith
茱莉・霍蘭德 Julie Holland
馬文・普特南 Marvin Putnam
馬克・丹那 Mark Danner
馬克・克萊曼 Mark Kleiman
馬克・埃德蒙遜 Mark Edmundson
馬克・普洛特金 Mark Plotkin
馬修・強森 Matthew Johnson
馬修・麥克魯漢 Marshall McLuhan
馬庫斯・賴希勒 Marcus Raichle
馬斯洛 Maslow
商羯羅 Shankara
寇帝斯・萊特 Curtis Wright
強納森・奧特 Jonathan Ott
曼德爾・凱倫 Mendel Kaelen
理查・尹森 Richard Yensen
理查・尼克森總統 Richard Nixon
理查・布思比 Richard Boothby
理查・舒爾茲 Richard Evans Schultes
莉茲・法婁 Liz Farrell
莎拉・赫蓀 Sarah Hutson
連恩 R. D. Laing
陶德・季特林 Todd Gitlin
陶德・費海 Todd Brendan Fahey
麥可・巴利可 Michael Balick
麥可・別格 Michael Beug
麥可・勃艮舒茲 Michael Bogenschutz
麥倫・斯杜拉洛夫 Myron Stolaroff
傑佛瑞・布朗夫曼 Jeffrey Bronfman
傑佛瑞・利柏曼 Jeffrey Lieberman
傑佛瑞・葛斯 Jeffrey Guss
傑克・尼克遜 Jack Nicholson
傑克・凱魯亞克 Jack Kerouac
傑拉德・赫爾德 Gerald Heard
傑若米・比格伍德 Jeremy Bigwood
傑瑞・馬素列迪 Gerry Marzorati
凱西・丹尼斯 Casey Denis
凱倫・梅爾 Karen Mayer
凱瑟琳・麥克萊恩 Katherine MacLean
喬・海姆斯 Joe Hyams

喬治・戈德史密斯 George Goldsmith
喬治・薩洛 George Sarlo
喬治・薩莫里尼 Giorgio Samorin
惠特曼 Walt Whitman
提莫西・普洛曼 Timothy Plowman
斯坦斯菲爾德 特納 Stansfield Turner
普羅提諾 Plotinus
湯尼・博西斯 Tony Bossis
湯瑪士・因塞爾 Thomas Insel
湯瑪斯・內格爾 Thomas Nagel
菲利普・葛拉斯 Philip Glass
萊斯・布蘭克 Les Blank
萊斯特・葛林斯朋 Lester Grinspoon
萊奧・澤夫 Leo Zeff

13 劃以上

奧托・蘭克 Otto Rank
奧茲 Ötzi
奧斯卡・傑尼格 Oscar Janiger
愛默生 Ralph Waldo Emerson
愛麗絲・歐丹那 Alice O'Donnell
瑞克・斯特拉斯曼 Rick Strassman
瑞克・德布林 Rick Doblin
聖十字若望 Saint John of the Cross
葉卡捷琳娜・馬瀨福斯科雅 Ekaterina Malievskaia
蒂埃里・大衛 Thierry David
蒂莫西・利里 Timothy Leary
詹姆士・柯本 James Coburn
詹姆斯・巴卡拉 James Bakalar
詹姆斯・法迪曼 James Fadiman
詹姆斯・摩爾 James Moore
道格拉斯・恩格爾巴特 Douglas Engelbart
達契爾・克特納 Dacher Keltner
雷夫・梅茨納 Ralph Metzner
榮恩・伯恩斯坦 Ron Bernstein
榮格 Carl Jung
漢弗萊・奧斯蒙德 Humphry Osmond
瑪莉・科西馬諾 Mary Cosimano
瑪莉絲・戴爾 Maris Dyer
瑪麗亞・莎賓娜 Maria Sabina
碧亞・拉巴特 Bia Labate
蓋瑞・林可夫 Gary Lincoff
赫布・肯恩 Herb Caen
赫伯特・克勒貝爾 Herbert D. Kleber
赫伯特・凱爾曼 Herbert Kelman
赫爾德 Heard
德瑞克・基特 Derek Jeter
賴希 Wilhelm Reich
鮑勃・傑斯 Bob Jesse
鮑柏・狄倫 Bob Dylan
薇琪・杜萊 Vicky Dulai
黛西・梅瑞克 Daisy Meyrick
黛娜・貝澤爾 Dinah Bazer
薩凡娜・米勒 Savannah Miller
薩沙・舒爾金 Sasha Shulgin
薩莫里尼 Samorini
羅尼・溫斯頓 Ronnie Winston
羅伊・格林克爾 Roy Grinker
羅伯特・史密斯 Robert Ellis Smith

羅伯特・甘迺迪 Robert F. Kennedy
羅伯特・格雷夫斯 Robert Graves
羅伯特・高登・華生 R. Gordon Wasson
羅納・桑迪遜 Ronald Sandison
羅素 Bertrand Russel
羅莎琳・瓦茲 Rosalind Watts
羅雷司 Lorax
羅賓・卡哈特哈里斯 Robin Carhart-Harris
羅蘭・格里菲斯 Roland Griffiths
羅蘭・費雪 Roland Fischer
麗莎・卡拉漢 Lisa Callaghan
蘇斯博士 Dr. Seuss
蘋果佬強尼 Johnny Appleseed
蘿西歐 Rocío
靈遊艦長 Captain Trips

其他名詞

1~4 劃

5—羥色胺2A受體 5-hydroxytryptamine 2-A receptor
5—HT2A 受體 5-HT2A receptor
5—甲氧基二甲基色胺 5-MeO-DMT (5-methoxy-N,N-dimethyltryptamine)
5—羥基色胺 5-hydroxytryptamine
LSD測試 Acid Tests
LSD靈遊 acid trip
MDMA MDMA
一級管制品 schedule 1 substance
二甲基色胺、DMT DMT (N,N-dimethyltryptamine)
人格解體 Depersonalization
人格障礙 personality disorder
人類潛能運動 human potential movement
入眠前意識 hypnagogic consciousness
土耳其基里姆薄毯 kilim
子實體 fruiting body
不二意識 non-dual consciousness
不影響感知 subperceptual
中樞神經系統 central nervous system
內科醫師 internist
內側前額葉皮質 medial prefrontal cortex
反文化（運動） counterculture
反面能力 negative capacity
反芻思考 rumination
反對律法、唯信至上 antinomian
巴哈第二號無伴奏大提琴曲 the second of Bach's unaccompanied cello suites
幻覺 hallucination
引力場 gravitational field
心死 psychic death
心理投射 mental projection
心理師 psychologist
心智理論 theory of mind
心境 set
火絨 amadou

5~8 劃

代謝途徑 metabolic pathway
功能性磁振造影 fMRI
加泰隆尼亞人 Catalans
去模式化因素 depatterning factor
史塔曼茲法則 Stametsian Rule
左洛復 Zoloft
本我 id
正常非睡眠意識 normal waking consciousness
生死之苦 existential distress
生命徵象 vital signs
生物鹼 alkaloid
白袍薩滿信仰 White-Coat Shamanism
皮質 cortex
石像怪 gargoyle
伊卡洛歌 icaro
伊雷克特工程玩具組 Erector
先驗 priors
全人醫療 holistic medicine
共同演化 coevolution
共筆 wiki
同志自豪周 Gay Pride Week
同感劑 empathogen
回饋環路 feedback loop
因努特人 the Inuit
地下啟靈界 psychedelic underground
如是 is-ness
存在 being
宇宙心靈 Universal Mind
宇宙靈識 cosmic consciousness
州議會 legislature
托拉靈 Thorazine
有分別入三昧 savikalpa samadhi
次原子粒子 subatomic particle
次級代謝物 secondary metabolite
次級意識 secondary consciousness
死藤水 ayahuasca
死藤水薩滿 ayahuasquero
自己，或「己」 self
自我 ego
自我反思 self reflection
自我界限 ego boundaries
自我感消失 deper-sonalization
自傳自我 autobiographical self
色胺 tryptamine
艾迪獎 Eddy Award
血清素 serotonin
低溫 low temperature
克爾特人 Celts
利他能 Ritalin
否定能力 negative capability
吲哚 indole
巫祝 curandera
形上學 metaphysics
快樂丸 Ecstasy
我之網絡 the me network
抗精神病藥 antipsychotic
沙利竇邁 thalidomide
貝氏推論 Bayesian inferences
亞甲雙氧甲基安非他命 3,4-methylenedio

xymethamphetamin
受體 receptors
咖啡因戒斷症候群 caffeine withdrawal syndrome
奇幻思維 magical thinking
孢子 spore
孢子拓印 spore prints
宗教裁判所 Inquisition
宗教顯靈劑 entheogen
放心藥 entactogen
明尼蘇達多重性格量表測驗 Minnesota Multiphasic Personality Inventory test
松果體 pineal gland
泡疹 herpes
波洛領帶 bolo tie
注意網絡 attentional networks
知悟 noetic
知悟性 noetic quality
知識論 epistemology
空白螢幕 blank screen
返祖思想 atavistic thinking
長青哲學 Perennial Philosophy
非智 unsanity

9~12 劃

信仰療法 faith healing
信任、放手、開放 Trust, Let Go, Be Open.
前額葉皮質 prefrontal cortex
南美仙人掌素 peyote
哈伯德法 Hubbard Method
哈伯德室 Hubbard Room
哈伯德能量轉換器 Hubbard Energy Transformer
垮掉的一代 Beat Generation
客觀對應物 objective correlatives
後扣帶皮質 posterior cingulate cortex (PCC)
後設認知 metacognitive
急性呼吸道系統症候症 SARS
染色體 chromosome
活性安慰劑 active placebo
派醋甲酯 methylphenidate
突現效應 the pop-out effect
致幻劑 hallucinogen
致譫妄藥 deliriants
苯乙胺 phenethylamines
苯二氮平類藥物 benzodiazepines
迪吉里杜管 didgeridoo
重度自我意識 heavy self-consciousness
面對面 Person to Person
音色 timbre
原人 protohuman
原初意識 primary consciousness
家族系統排列 family constellation
恐菇 mycophobia
恩典 grace
效應值 effect size
海馬迴 hippocampus
盎格魯薩克遜人 Anglo-Saxons
真菌殺蟲劑 mycopesticide

真菌調解 mycoremediation
神奇蘑菇 magic mushroom
神經可塑性 neuroplasticity
神經相關性 neural correlates
神經傳導物質 neurotransmitter
神遊時空 time travel
索麻 soma
脈輪 chakras
財星五百大公司 Fortune 500
退火 annealing
馬札提克族 Mazatec
高溫 high temperature
乾重量 dry weight
動機增強療法 motivational enhancement therapy
唯靈論者 spiritist
啟靈 psychedelic
啟靈療法 psychedelic therapy
啟靈藥 psychedelics
強迫性思考 obsession
強迫症 obsessive-compulsive disorder
得利喜得 Delysid
悉達瑜伽 Siddha Yoga
控制組 control group
現象學 phenomenology
異象藝術家 visionary artist
粒子加速器 particle accelerator
習氣 habit energies
脫磷酸裸蓋菇素 psilocin
通過儀禮 rite of passage
造化 Cosmos
麥角酸二乙胺 lysergic acid diethylamide
麥斯卡林 mescaline
凱其翁聖酒 kykeon
創傷後壓力症候群 post-traumatic stress disorder (PTSD)
單胺氧化酶 monoamine oxidase
單胺氧化酶抑制劑 monoamine oxidase inhibitor
場景 setting
惡性靈遊 bad trip
提歐那納卡托（神之肉身） teonanácatl (flesh of the gods)
斯拉夫人 Slavs
斯堪地那維亞人 Scandinavians
期望效應 expectancy effects
殼頂 umbo
無常 transiency
無意識 unconscious
無塵室 clean room
焦慮精神官能症 anxiety neurosis
菌株 strain
菌絲 hyphae
菌絲體 mycelium
菌絲體的 mycelial
菌膜 pellicle
菸鹼酸 niacin
虛無主義式的 nihilistic
視覺皮質 visual cortex
超個人心理學 transpersonal psychology
超靈 Oversoul
開放式 open-label

開啟、諧調、抽離 turn on, tune in, drop out
飲食疾患 eating disorder
減壓閥 reducing valve

13~16劃

亂度 entropy
傳訊分子 signaling molecule
嗑茫猿理論 stoned ape theory
奧洛留基 ololiuqui
微量用藥 microdosing
愛之夏 Summer of Love
慈心禪 loving-kindness meditation
新世紀 New Age
暗示性 suggestibility
煩寧 Valium
經驗自我 experiential self
腦航員 psychonaut
腦磁波儀 magnetoencephalography
腦磁波儀 MEG
蜂群崩壞症候群 Colony collapse disorder (CCD)
解離藥 dissociatives
路徑 pathways
過度換氣 hyperventilation
電訊號 electrical signals
電擊痙攣治療法 electroconvulsive therapy
預設模式網絡 default mode network (DMN)
預測編碼 predictive coding
境界 plane
對照實驗 control experiment
榮福直觀 Beatific Vision
精神官能症者 neurotics
精神病 psychoses
精神興奮劑 psychostimulants
精神醫學 psychiatry
精神鬆弛 psycholytic
腐生生物 saprophytes
與自然之關聯性 nature relatedness
蒙古包 yurt
蓋革計數器 Geiger counter
蓋婭 Gaia
蓋婭假說 Gaia hypothesis
裸蓋菇、裸蓋菇 Psilocybin
德魯伊 druid
憂鬱症 depression
憂鬱現實主義 depressive realism
模控學 cybernetics
潛意識 unconscious mind
線上 online
線下 offline
適應症 indications
遮心放鬆眼罩 Mindfold Relaxation Mask
銳舞 rave
震顫性譫妄 DT
餘韻 afterglow
鴉片類 opiates
戰慄奧祕 mysterium tremendum
操作制約 operant conditioning

整體自療呼吸法 holotropic breathwork
橘色陽光牌 Orange Sunshine
蕈褶 gills
選擇性血清素回收抑制劑 selective serotonin reuptake inhibitors (SSRIs)
閾限 liminal
靜修中心 retreat center

17 劃以上

應用神祕主義 applied mysticism
擬精神病藥物 psychotomimetic
瞬間幻覺重現 flashback
總體心識 Mind at Large
總觀效應 overview effect
聯合意識 unitive consciousness
聯覺 synesthesia
黏質 viscid
嚮導 guide
薩滿 shamans
薩滿信仰 shamanism
鎮靜安眠藥 sedative hypnotics
雙目深度反轉錯覺 binocular depth inversion illusion
雙盲 double blind
羅夏克墨漬測驗 Rorschach ink blots
藥理 pharmacological
藥理學 pharmacology
贊安諾 Xanax
關係鑲嵌 relational embeddedness
難治型憂鬱症 treatment-resistant depression
難題 the hard problem
顛茄鹼 belladonna
譫妄 delirium
譫妄震顫 delirium tremens
屬靈心理學 spirituality psychology
戀菇 mycophilia
變化狀態 altered state
顯聖容 transfiguration
顯影 imaging
顯靈藥 phanerothyme
靈祕 numinous
靈遊 trip
靈境追尋 vision quest
靈語 tongues
顱骨穿孔術 trepanation

出處附註

序曲　一扇新門

頁 9　**前述兩種分子，第一種**：Hofmann, LSD, *My Problem Child*, 40–47

頁 10　**第二種分子**：Wasson and Wasson, *Mushrooms, Russia, and History*, vol. 2

頁 10　**十五頁長的文章**：Wasson, “Seeking the Magic Mushroom”

頁 13　**LSD會導致染色體紊亂**：Cohen, Hirschhorn, and Frosch, “In Vivo and In Vitro Chromosomal Damage Induced by LSD-25”

頁 15　**二〇一〇年春天**：Tierney, “Hallucinogens Have Doctors Tuning In Again”

頁 17　**以經過同儕審查的科學論文而言**：Griffiths et al., “Psilocybin Can Occasion Mystical-Type Experiences Having Substantial and Sustained Personal Meaning and Spiritual Significance”

頁 20　**因啟靈藥送急診的病患**：Johansen and Krebs, “Psychedelics Not Linked to Mental Health Problems or Suicidal Behavior”

頁 21　**近千名志願者**：與馬修・強森博士（Matthew W. Johnson, PhD）的私人通信中提及

頁 24　**我主要採用「啟靈藥」（psychedelics）**：Dyck, Psychedelic Psychiatry, 1–2

第一章　復興

頁 28　走入人生第二個世紀：Langlitz, Neuropsychedelia, 24–26.

頁 28　「唯一令人歡欣的發明」：Hofmann, LSD, *My Problem Child*, 184–85

頁 29　是個年輕化學家：同上，36–45

頁 29　這一放就放了五年：同上，46–47

頁 30　世上第一場「惡性」LSD靈遊便於焉展開：同上，48–49

頁 30　「我的自我空懸在某處」：轉引自Nichols, "LSD"

頁 30　「照得萬物閃耀」：Hofmann, LSD, *My Problem Child*, 51

頁 31　「在唯物論的理性結構當中」：強納森・奧特（Jonathan Ott）於前述書籍中的譯者序，25

頁 31　「『眾生為一體』的感受」：Langlitz, *Neuropsychedelia*, 25–26。

頁 32　二〇〇六年第二個分水嶺事件：*Gonzales v. O Centro Espirita Beneficente Uniao do Vegetal*

頁 34　「大有可能用於治療」：Kleber, "Commentary On: Psilocybin Can Occasion Mystical-Type Experiences," 292

頁 35　「期望此篇劃時代論文」：Schuster, "Commentary On: Psilocybin Can Occasion Mystical-Type Experiences," 289

頁 35　「若使用得當」：Nichols, "Commentary On: Psilocybin Can Occasion Mystical-Type Experiences," 284

頁 35　「使人脫離每日所知所感」：Wit, "Towards a Science of Spiritual Experience"

頁 45　知悟性：James, *Varieties of Religious Experience*, 370

頁 45　「夢境禁不起如此試煉。」：同上，389

頁 47　曾有上千篇科學論文討論啟靈藥物：比如可參考：Grinspoon and Bakalar, *Psychedelic Drugs Reconsidered*, 192

頁 48　正在哈佛寫博士論文：沃特・潘克（Walter Pahnke）的論文〈藥物與神祕主義：分析啟靈藥物與神祕意識〉（Drugs and Mysticism: An Analysis of the Relationship Between Psychedelic Drugs and the Mystical Consciousness）PDF檔可於下列網址下載：http://www.maps.org/images/pdf/books/pahnke/walter_pahnke_drugs_and_mysticism.pdf

頁 48　「一直到聖周五實驗前」：Huston Smith, *Huston Smith Reader*, 73

頁 48　聖周五實驗的後續研究：Doblin, "Pahnke's 'Good Friday Experiment'"

頁 48　德布林又回顧了：Doblin, "Dr. Leary's Concord Prison Experiment"

頁 49　「之於精神醫學」：轉引自Nutt, "Brave New World for Psychology?," 658

頁 51　進行了裸蓋菇鹼治療癌症患者的首次現代試驗：Grob et al., "Pilot Study of Psilocybin Treatment for Anxiety in Patients with Advanced-Stage Cancer"

頁 59　內部備忘錄：朝鮮薊專案（Project Artichoke）相關中情局（CIA）解密檔案可至此處下載：http://www.paperlessarchives.com/FreeTitles/ARTICHOKECIAFiles.pdf

頁 68　「自身之體質」：James, *Varieties of Religious Experience*, 369

頁 69　「其主題會立即表示自己無以名狀」：同上，370

頁 69　「神祕狀態對經歷者而言」：同上

頁 70　「深有感觸」：同上，372

頁 71　「而從一次再現至另一次」：同上，371

頁 71　「經歷神祕者，感覺彷彿自身意志」：同上

頁 73　對許多人的性格都造成深遠改變：MacLean et al. , "Mystical Experiences Occasioned by the Hallucinogen Psilocybin Lead to Increases in the Personality Domain of Openness"

頁 75　「這種怪異……醫生會」：McHugh, review of *The Harvard Psychedelic*

Club, by Don Lattin

頁 75　對於「經歷到的人而言是難以撼動的」：James, *Varieties of Religious Experience*, 415

頁 75　「從前大家」：同上，419

頁 76　「儘管有種種說不清、道不明之處」：同上，420

頁 76　「飛升至一個更無所不見的視角」：同上。

頁 76　「彷彿那是現世的反面」：同上，378

頁 77　戒菸的先導研究：Johnson et al., "Pilot Study of the 5-HT2AR Agonist Psilocybin in the Treatment of Tobacco Addiction"

第二章　自然史：著了「蘑」道

頁 89　森林中的菌絲體：Simard et al. , "Net Transfer of Carbon Between Ectomycorrhizal Tree Species in the Field"

頁 91　人類在聖禮中使用裸蓋菇：Stamets, *Psilocybin Mushrooms of the World*, 11

頁 91　「裸蓋菇與文明」：同上，16

頁 92　「認錯菇可能致命。」.：同上，30-32

頁 92　「史塔曼茲法則」：同上，53

頁 101　「因個人經歷而對啟靈藥有所認識」：Lee and Shlain, *Acid Dreams*, 71

頁 101　「以快樂且聰穎的孩子之眼」：Siff, *Acid Hype*, 93。

頁 101　《生活》給他一張優渥的合約：同上，80

頁 102　「描述自身……之感受及幻想」：同上，73

頁 102　發行量達五百七十萬本：同上

頁 102　〈魔菇探祕〉：所有引文皆出自：Wasson, "Seeking the Magic

Mushroom"

頁 104 「於凌晨佐蜂蜜食用」：Wasson and Wasson, *Mushrooms, Russia, and History*, 223

頁 105 「其人所拜惡魔」：Davis, *One River*, 95

頁 105 「迷信之舉」：Siff, *Acid Hype*, 69

頁 105 「帶你到神之所在」：Wasson, Hofmann, and Ruck, *Road to Eleusis*, 33

頁 105 一九五五年六月二十九、三十日的晚上：Wasson, "Seeking the Magic Mushroom"

頁 108 「在華生之前，沒有人」：Estrada, *María Sabina*, 73

頁 108 「莎賓娜若想找到主」：Letcher, *Shroom*, 104

頁 108 《面對面》（Person to Person）：Siff, *Acid Hype*, 80

頁 108 多家雜誌：同上，83

頁 108 神奇蘑菇展：同上，74

頁 108 霍夫曼分離出：Hofmann, LSD, *My Problem Child*, 128

頁 109 「吃下蘑菇三十分鐘後」：同上，126

頁 109 一九六二年……霍夫曼與之同行：同上，139-52

頁 109 「害得美麗的瓦烏特拉」：Wasson, "Drugs," 21

頁 109 「那些老外一到」：Estrada, *María Sabina*, 90–91

頁 110 可以在YouTube上找到：「泰瑞司・麥肯南談論嗑茫猿理論」（*The Stoned Ape Theory* by Terence McKenna）的影片位置：https://www.youtube.com/watch? v=hOtLJwK7kdk

頁 110 「踏入超自然力量的領域」：McKenna, *Food of the Gods*, 26

頁 110 「催生了人類的自我反思」：同上，24

頁 110 「帶領我們走出動物心智」：參見麥肯南在YouTube上的演講：https://www.youtube.com/watch? v=hOtLJwK7kdk

頁 117 薩莫里尼稱此為「去模式化因子」：Samorini, *Animals and*

Psychedelics, 84–88

頁 119 「自然處處發聲對人說話」：Wulf, *Invention of Nature*, 54

頁 120 「我與自然合一」：同上，128

頁 120 洪博曾說：「萬事萬物相互作用、互惠互利。」：同上，59

頁 127 「自然總是帶著靈魂的色彩」：Emerson, Nature, 14

頁 127 那是另一種形式的意識……「（與我們）相隔」：James, *Varieties of Reli gious Experience*, 377

頁 128 靈性方面「通悟之人」：Huston Smith, *Cleansing the Doors of Perception*, 76

頁 128 「不可太早蓋棺論定。」：James, *Varieties of Religious Experience*, 378

第三章 歷史：第一波浪潮

頁 130 聯邦當局：Leary, *Flashbacks*, 232–42

頁 130 美國參議院的委員會……列備詢：Greenfield, *Timothy Leary*, 267–72

頁 130 「參議院聽證會還有法庭太沉悶」：Leary, *Flashbacks*, 251–52

頁 136 「大禍臨頭之感，令人著急」：Novak, “LSD Before Leary,” 91

頁 136 「進入此病之中，以瘋人之眼視物」：Osmond, “On Being Mad”

頁 136 二戰之後的幾年間：Dyck, *Psychedelic Psychiatry*, 17

頁 136 之後就開始在研究中探索：同上

頁 137 仍是富有成效的假說：以下作品概述了此研究如何促成神經化學興起，相當精彩，請見：Nichols, “Psychedelics,” 267

頁 137 沙士卡其灣精神病院：威伯恩不久後成為啟靈藥研究的世界第一流重鎮，見：Dyck, P*sychedelic Psychiatry*, 26–28

頁 138 〈我發瘋的十二小時〉：本篇文章的相關討論，請見：同上，31–33

頁 138 原先的重點：同上，40–42

頁 139 「當時感覺這個想法太怪了，我們忍不住大笑」：同上，58–59

頁 139 「從第一場開始」：同上，59

頁 140 以此次成功為基礎：同上，71

頁 140 好到難以置信：同上，73

頁 141 藥物能帶來：請見：Novak, "LSD Before Leary," 97; anonymously published "Pass It On," Kindle location 5372

頁 142 自一九五六年開始：Eisner, "Remembrances of LSD Therapy Past," 14, 26–45; Novak, "LSD Before Leary," 97

頁 142 柯恩一九一〇年出生於紐約：Novak, "LSD Before Leary," 88–89

頁 143 「吃了一驚」：同上，92

頁 143 「問題、困頓」：同上

頁 143 柯恩逐漸認為：Betty Grover Eisner, draft of "Sidney Cohen, M.D.: A Remembrance," box 7, folder 3, Betty Grover Eisner Papers, Stanford University Department of Special Collections and University Archives

頁 143 「精神鬆弛」……義為「放鬆心智」：Grinspoon and Bakalar, Psychedelic Drugs Reconsidered, 7

頁 144 葛羅夫這位訓練有素的精神分析師：關於此研究的詳細介紹，請見：Grof, *LSD*

頁 145 一九六七年有篇評論：Grinspoon and Bakalar, *Psychedelic Drugs Reconsidered*, 208

頁 145 知名作家阿涅絲・尼恩、導演史丹利・庫柏力克：Lee and Shlain, *Acid Dreams*, 62

頁 145 這些病患中最有名的還是演員卡萊・葛倫：Siff, *Acid Hype*, 100

頁 145 宣稱自己「重獲新生」：Stevens, *Storming Heaven,* 64

頁 145 「所有的哀傷、虛榮」：Siff, *Acid Hype*, 100

頁 145 「我不再孤獨」：同上
頁 145 「我比以前更得年輕女性的青睞」：Novak, "LSD Before Leary," 103
頁 146 LSD療法的需求一時大增：同上
頁 146 「LSD對我們而言，成了一種享受腦力的藥物」：同上，99
頁 146 讓柯恩非常不安：同上，99–101
頁 146 他一直陷在矛盾中：同上，100
頁 147 「使用LSD時，治療師最心儀的理論」：Cohen, *Beyond Within*, 182
頁 147 「對病患問題的任何解釋」：同上
頁 147 「藉由超脫自我而進行的療法」：Cohen, "LSD and the Anguish of Dying," 71
頁 148 「不嚮往」：Dyck, *Psychedelic Psychiatry*, 1
頁 149 「無疑是最非凡而重要的體驗」：Huxley, Moksha, 42
頁 149 「我身上的灰色法蘭絨褲子」：Huxley, *Doors of Perception*, 33
頁 149 「亞當造出之日的早晨」：同上，17
頁 149 「『恩典』與『顯聖容』等詞」：同上，18
頁 149 「寥寥涓滴」：同上，23
頁 150 「閃耀著內在的光芒」：同上，17
頁 150 共同的核心，由神祕經驗構成：Huxley, *Perennial Philosophy*
頁 150 「九成九的赫胥黎」：Novak, "LSD Before Leary," 93
頁 150 「將有損此藥名聲」：同上，95
頁 150 顯然，這類藥物得取個新名字：Dyck, *Psychedelic Psychiatry,* 1–2
頁 151 「並未暗含瘋癲」：同上，2
頁 151 「未受其他聯想汙染」：Osmond, "Review of the Clinical Effects of Psychotomimetic Agents," 429
頁 151 目的是要為靈性頓悟創造條件：Grinspoon and Bakalar, *Psychedelic Drugs Reconsidered*, 194–95

頁 152 美國聯邦調查局的檔案：哈伯德的聯邦調查局檔案可在「網際網路檔案館」（Internet Archive）中查到：https:// archive.org/details/AlHubbard

頁 152 也是目前他的生平介紹中最好的一篇：Fahey, "Original Captain Trips"

頁 153 哈伯德的人生之路：此處所述之生平事蹟以及相矛盾之處，皆引自下列作品： Lee and Shlain, *Acid Dreams;* Fahey, "Original Captain Trips"

頁 154 政府都緊盯著：Lee and Shlain, *Acid Dreams*, 45

頁 154 「從沒看過那麼深刻的神祕事物」：同上

頁 155 「觸媒」：同上，52

頁 155 「要是能讓……體驗啟靈藥」：Fahey, "Original Captain Trips"

頁 156 「深信哈伯德就是要將LSD帶到世上之人」：同上

頁 156 放棄了模擬精神病的模型：Lee and Shlain, *Acid Dreams*, 54

頁 156 他是第一個明白……影響啟靈感受的人：Dyck, P*sychedelic Psychiatry*, 93

頁 157 「他說：『現在，討厭這些玫瑰吧。』」： R.C., "B.C.'s Acid Flashback"

頁 158 「我們都翹首盼望他來，就像大草原上的老太太」：Lee and Shlain, *Acid Dreams*, 51

頁 158 成功率據說相當亮眼：Stevens, *Storming Heaven*, 17

頁 158 「中情局的工作爛透了」：Lee and Shlain, *Acid Dreams*, 52

頁 159 「我試過告訴他們怎麼用」：同上

頁 159 「從關著的門穿越而來的」：Stevens, *Storming Heaven*, 56

頁 160 「森林裡的嬰孩」：同上，54

頁 160 「當明白了在愛中合一」：同上，57

頁 160 「創意想像研究委員會」：Eisner, "Remembrances of LSD Therapy Past," 10

頁 161 「探險家不見得都是最科學」：同上，57

頁 161 「為了科學而科學」：Dyck, *Psychedelic Psychiatry*, 97–98

頁 161 賈伯斯經常跟人說：Markoff, *What the Dormouse Said*, xix

頁 162 「他度量會大一點」：Isaacson, *Steve Jobs*, 172–73

頁 162 「那對我而言是很非凡的啟發」：Goldsmith, "Conversation with George Greer and Myron Stolaroff"

頁 162 「第一次體驗LSD之後」：Fahey, "Original Captain Trips"

頁 163 「世上最棒的事」：Markoff, *What the Dormouse Said,* 58

頁 164 七十八%的個案：Stevens, Storming Heaven, 178

頁 165 「我們的療程……受試者也是。」：Fadiman, Psychedelic Explorer's Guide, 185

頁 166 「當前影響教育之社會運動，部分經本院調查」：Lee and Shlain, *Acid Dreams*, 198

頁 166 「提供LSD體驗」：Fahey, "Original Captain Trips."

頁 166 「老哈的工作跟維安沒有半點關係」：同上。

頁 171 首次經歷裸蓋菇鹼的震撼教育：Leary, *Flashbacks*, 29–33

頁 172 「泳池畔四小時」：同上，33

頁 172 聽啊！起來吧！你就是神！：Leary, *High Priest*, 28

頁 173 意識的實驗性擴張：此處的課程介紹出自紐約公立博物館（New York Public Library）所收藏的利里論文：http://archives. nypl.org/mss/18400#detailed

頁 174 「我們只能靠自己」：Stevens, *Storming Heaven*, 135

頁 175 利里做出的結果令人瞠目結舌：Lee and Shlain, *Acid Dreams*, 75

頁 175 啟靈藥跨領域研究協會的德布林曾鉅細靡遺地重建了：Doblin, "Dr. Leary's Concord Prison Experiment."

頁 175 「是那種會讓科學家皺眉的研究」：Cohen, *Beyond Within*, 224

頁 176 「要說從那次經驗學到什麼教訓」： Lattin, *Harvard Psychedelic Club*, 74

頁 176 「當時我們在思考哈佛最新穎的史觀」：Leary et al., *Neuropolitics*, 3

頁 176 「我們要教導大家」：Lee and Shlain, *Acid Dreams*, 77

頁 177 「而啟靈藥則讓此地開放大眾旅遊」：Grinspoon and Bakalar, *Psychedelic Drugs Reconsidered*, 86

頁 178 麥克利蘭一九六一年寫過一張便箋："Some Social Reactions to the Psilocybin Research Project," Oct. 8, 1961

頁 178 「客觀、仔細分析手中數據」：一九六二年十二月十九日，麥克利蘭寫給梅茨納的便箋

頁 179 「我很希望自己能把這」： Lattin, *Harvard Psychedelic Club*, 89

頁 179 第二天《緋紅報》：Robert Ellis Smith, "Psychologists Disagree on Psilocybin Research"

頁 179 〈哈佛致幻藥物大戰〉：Lattin, Harvard Psychedelic Club, 91

頁 179 「啟靈藥物會導致恐慌」：Grinspoon and Bakalar, *Psychedelic Drugs Reconsidered*, 66

頁 180 「此類物質效力過強」：Leary and Alpert, "Letter from Alpert, Leary"

頁 180 「現在，繼宗教裁判所之後」：同上

頁 180 「這場科學遊戲，我們玩完了。」：Stevens, Storming Heaven, 189

頁 181 「如此胡說八道」：Ibid. , 190

頁 181 「效力強大的化學物質當成無害的玩具」：Eisner, "Remembrances of LSD Therapy Past," 145

頁 181 又一次再鑄新詞：Dyck, *Psychedelic Psychiatry*, 132

頁 181 「你得去面對這些反對意見」：同上，108

頁 182 「嚴重傷害我們這些在全國各地」：Stevens, *Storming Heaven*, 191

頁 182 利里很樂意開誠布公：Leary, *High Priest*, 132

頁 182 「他穿著那身制服闖了進來」： Fahey, "Original Captain Trips"
頁 182 「第一次見面的時候，我很喜歡他」：Lee and Shlain, *Acid Dreams*, 88
頁 183 「老哈變得一心想著」：Fahey, "Original Captain Trips."
頁 183 「你這麼毅然決然……希望也不大吧」：Stevens, *Storming Heaven*, 191
頁 184 「學生及其他人利用致幻劑作為誘姦藥物」：Weil, "Strange Case of the Harvard Drug Scandal"
頁 184 「有的，主任」：Lattin, *Harvard Psychedelic Club*, 94
頁 184 應該就只有艾爾帕跟利里：Lee and Shlain, *Acid Dreams*
頁 184 「大學部有個學生社團」：Weil, "Strange Case of the Harvard Drug Scandal
頁 186 是麥克魯漢「送給他的」：Strauss, *Everyone Loves You When You're Dead*, location 352
頁 187 「吃LSD的孩子」：此段話引自「回顧報導」（Retro Report）所做的影片，可至以下網址觀賞：https://www.retroreport.org/video/the-long-strangetrip-of-lsd/
頁 188 說到這位克西：Lee and Shlain, *Acid Dreams*, 124
頁 189 「由於模糊了宗教與科學……」：Grob, "Psychiatric Research with Hallucinogens."
頁 190 「藥物在自己身上」：Grinker, "Lysergic Acid Diethylamide"
頁 190 「致使結論出現偏誤」：Grinker, "Bootlegged Ecstasy."
頁 190 「怪力亂神之氣」：Cole and Katz, "Psychotomimetic Drugs," 758
頁 190 「玄妙進入精神醫學」：Eisner, "Remembrances of LSD Therapy Past," 112
頁 190 然而之後該研究遭到推翻：Presti and Beck, "Strychnine and Other Enduring Myths," 130–31

頁 191 **柯恩的第一個研究**：Cohen, "Lysergic Acid Diethylamide"

頁 192 **「有自殺、長期精神病反應……的危險」**：Cohen and Ditman, "Complications Associated with Lysergic Acid Diethylamide (LSD-25)," 162

頁 192 **發表了一篇論文**：Cohen and Ditman, "Prolonged Adverse Reactions to Lysergic Acid Diethylamide"

頁 192 **第四篇文章**：Cohen, "Classification of LSD Complications"

頁 193 **如今這本雜誌也同聲譴責**：Moore and Schiller, "Exploding Threat of the Mind Drug That Got out of Control"

頁 193 **「LSD已成了你的科學怪人」**：Novak, "LSD Before Leary," 109

頁 197 **「這些研究案若是六個月前值得做」**：Lee and Shlain, *Acid Dreams*, 93。

頁 198 **「躺著四個大男人，他們的意識也真的在伸展開來」**：Fadiman, *Psychedelic Explorer's Guide*, 186

頁 199 **有人拍了活動的錄影帶**：YouTube上也看得到：https://www.youtube.com/watch?v=rjylxvQqm0U

頁 199 **平素住在亞利桑那州卡沙格蘭德**：Fahey, "Original Captain Trips."

第四章 旅行誌：地下之旅

頁 203 **人害怕三件事**：轉引自以下著作：Epstein, *Thoughts Without a Thinker*, 119

頁 205 **三千名病患，還訓練了一百五十位嚮導**：Stolaroff, *Secret Chief Revealed*, 28, 59

頁 206 **「把律法書放在我的胸前」**：同上，36

頁 206 **「很多時候我煎熬」**：同上，61
頁 206 **「隨他們去就好！」**：同上，50
頁 207 **調查他們實務上如何運用音樂**：Barrett et al., "Qualitative and Quantitative Features of Music Reported to Support Peak Mystical Experiences During Psychedelic Therapy Sessions"
頁 222 **「全然不同型態的意識」**：James, *Varieties of Religious Experience*, 377
頁 230 **「那好事的神經質」**：Huxley, *Doors of Perception*, 53
頁 240 **「察知的整體屬於總體心識」**：同上，24
頁 251 **「面對真實，在真實的壓力下，會無法招架、分崩離析」**：同上，55
頁 254 **「人若是總這樣看」**：同上，34–35
頁 259 **「站在空地上」**：Emerson, *Nature*, 13
頁 260 **「在我四周快速升起擴散」**：Whitman, *Leaves of Grass*, 29
頁 260 **「個體性的意識驟然沒了強度」**：Tennysons, "Luminous Sleep"
頁 262 **「眼前所見」**：轉引自James, *Varieties of Religious Experience*, 391。

第五章 神經科學：服用啟靈藥後的大腦

頁 267 **其中一個可能的化學物質**：詳情請見大衛・尼可斯（David Nichols）的演講「二甲基色胺與松果體：事實與想像」（DMT and the Pineal Gland: Facts vs. Fantasy），可至以下網址觀賞：https://www.you tube.com/watch? v=YeeqHUiC8Io
頁 267 **LSD及裸蓋菇鹼等啟靈藥……產生作用**：Vollenweider et al., "Psilocybin Induces Schizophrenia-Like Psychosis in Humans via a Serotonin-2 Agonist Action"
頁 268 **「人最為確定的」**：Freud, *Civilization and Its Discontents*, 12

頁 268 經典的假想實驗：Nagel, "What Is It Like to Be a Bat?"

頁 268 意識或有可能遍及整個宇宙：Frank, "Minding Matter"

頁 274 一篇劃時代的論文：Raichle et al., "Default Mode of Brain Function."

頁 276 「能夠避免混亂」：Raichle, "Brain's Dark Energy"

頁 276 收到「讚」的時候，此處也會有反應：Brewer, *Craving Mind*, 46

頁 276 有一篇論文……經常為人所引用：Killingsworth and Gilbert, "Wandering Mind Is an Unhappy Mind"

頁 277 卡哈特哈里斯在《美國國家科學院刊》發表：Carhart-Harris et al. , "Neural Correlates of the Psychedelic State as Determined by fMRI Studies with Psilocybin"

頁 280 蜜蜂能感知的光譜，就和人大不相同：Srinivasan, "Honey Bees as a Model for Vision, Perception, and Cognition"; Dyer et al., "Seeing in Colour"

頁 280 蜜蜂還有一種感官：Sutton et al., "Mechanosensory Hairs in Bumblebees (*Bombus terrestris*) Detect Weak Electric Fields"

頁 281 音樂中傳遞情緒的層面：Kaelen, "Psychological and Human Brain Effects of Music in Combination with Psychedelic Drugs"

頁 283 「能促進實事求是」：Carhart-Harris et al., "Entropic Brain"

頁 287 「有所區隔的各種網絡變得沒那麼區隔」：Carhart-Harris, Kaelen, and Nutt, "How Do Hallucinogens Work on the Brain?"

頁 287 平時的溝通路線：Petri et al., "Homological Scaffolds of Brain Functional Networks"

頁 292 她寫的絕妙好書：Gopnik, *Philosophical Baby*

頁 295 「成人變得固著於自己的信念」：Lucas et al., "When Children Are Better (or at Least More Open-Minded) Learners Than Adults"

第六章 靈遊療法：心理治療中的啟靈藥

頁 302 「在我看來，這不是醫學概念」：Kupferschmidt, "High Hopes," 23。

頁 302 「若想發展出最好的研究設計」：Grob, "Psychiatric Research with Hallucinogens."

頁 303 其中僅有一半的人：Beacon Health Options, "We Need to Talk About Suicide," 10

頁 303 「精神醫學已經從無腦」：Solomon, *Noonday Demon*, 102

頁 306 「改變臨終經驗」：Cohen, "LSD and the Anguish of Dying"

頁 307 「與大千世界合一」：Richards et al., "LSD-Assisted Psychotherapy and the Human Encounter with Death."

頁 314 「我是這世上最幸運的人。」：Grob, Bossis, and Griffiths, "Use of the Classic Hallucinogen Psilocybin for Treatment of Existential Distress Associated with Cancer," 303

頁 316 二〇一六年十二月，《紐約時報》以頭版報導：Hoffman, "Dose of a Hallucinogen from a 'Magic Mushroom,' and Then Lasting Peace."

頁 317 紐大的試驗有個後續研究：Belser et al. , "Patient Experiences of Psilocybin-Assisted Psychotherapy: An Interpretative Phenomenological Analysis"

頁 321 「就是讓你的利益逐漸放寬」：Bertrand Russell, "How to Grow Old"

頁 324 「突然我明白了，自己身上的分子」：Hertzberg, "Moon Shots (3 of 3)"

頁 326 確認有八成的志願者未再碰菸：Johnson et al., "Pilot Study of the 5-HT2AR Agonist Psilocybin in the Treatment of Tobacco Addiction."

頁 330 這顯示，能使想法在眼前浮現：與神經科學家德拉里奧・阿羅約（Draulio Araujo）的私人通信

頁 333 相關紀錄是徹頭徹尾的一本爛帳：Krebs and Johansen, “Lysergic Acid Diethylamide (LSD) for Alcoholism”

頁 333 「既然證據證明，LSD對於酒癮有良效」：同上

頁 333 二〇一五年有個先導研究：Bogenschutz et al., “Psilocybin-Assisted Treatment for Alcohol Dependence”

頁 338 志願者先花一分鐘的時間看：Piff et al. , “Awe, the Small Self, and Prosocial Behavior.”

頁 338 有過驚嘆之感後再畫：Bai et al., “Awe, the Diminished Self, and Collective Engagement”

頁 340 研究人員給患有「難治型憂鬱症」的六男六女服用裸蓋菇鹼：Carhart-Harris et al. , “Psilocybin with Psychological Support for Treatment-Resistant Depression”

頁 340 瓦茲的訪談發現了兩個「大」主題：Watts et al., “Patients’ Accounts of Increased ‘Connectedness’ and ‘Acceptance’ After Psilocybin for Treatment-Resistant Depression”

頁 341 「像是離開我腦中的監獄去放了個假」：同上

頁 343 「人生、存在立即重獲光輝」：儒以爾的完整敘述，請見：http://inandthrough.blogspot.com/2016/08/psilocybin-trial-diary-one-year-on.htm

頁 344 強迫症：Moreno et al., “Safety, Tolerability, and Efficacy of Psilocybin in 9 Patients with Obsessive-Compulsive Disorder”

頁 346 「憂鬱是回應過往所失」：Solomon, Noonday Demon, 65

頁 346 「本來是做這件事會覺得開心，後來變成不得不做」：Kessler, Capture, 8–9

頁 347 啟靈藥增加了神經可塑性：Vollenweider and Kometer, “Neurobiology of Psychedelic Drugs.”

頁 350 曾在大學畢業典禮致詞：部分文字可見於「腦選文摘」（Brain Pickings）部落格：https://www.brainpickings.org/2012/09/12/this-is-water-david-foster-wallace/

頁 353 「我們如何理解自身想法及感覺」：Brewer, Craving Mind, 115

後記 謳歌神經多樣性

頁 357 「我們並不是反文化」：Schwartz, "Molly at the Marriott"

頁 358 提到那場名為「啟靈神經醫學未來」的全體座談：座談影片可見於：https://www.youtube . com/watch? v=_oZ_v3QFQDE

頁 362 與拉姆・達斯的錄影訪談：影片可見https://www.youtube . com/watch? v=NhlTrDIOcrQ&feature=share

引用書目

Bai, Yang, Laura A. Maruskin, Serena Chen, Amie M. Gordon, Jennifer E. Stellar,Galen D. McNeil, Kaiping Peng, and Dacher Keltner. "Awe, the Diminished Self, and Collective Engagement: Universals and Cultural Variations in the Small Self."*Journal of Personality and Social Psychology* 113, no. 2 (2017): 185–209. doi:10.1037/pspa0000087.

Barrett, Frederick S., Hollis Robbins, David Smooke, Jenine L. Brown, and Roland R.Griffiths. "Qualitative and Quantitative Features of Music Reported to Support Peak Mystical Experiences During Psychedelic Therapy Sessions." *Frontiers in Physiology* 8 (July 2017): 1–12. doi:10.3389/fpsyg.2017.01238.

Beacon Health Options. "We Need to Talk About Suicide." 2017.

Belser, Alexander B., Gabrielle Agin-Liebes, T. Cody Swift, Sara Terrana, Ne e Devenot, Harris L. Friedman, Jeffrey Guss, Anthony Bossis, and Stephen Ross. "Patient Expericnccs of Psilocybin-Assisted Psychotherapy: An Interpretative Phenomenological Analysis." *Journal of Humanistic Psychology* 57, no. 4 (2017): 354–88. doi:10.1177/0022167817706884.

Bogenschutz, Michael P., Alyssa A. Forcehimes, Jessica A. Pommy, Claire E. Wilcox, P. C. R. Barbosa, and Rick J. Strassman. "Psilocybin-Assisted Treatment for Alcohol Dependence: A Proof-of-Concept Study." *Journal of Psychopharmacology* 29, no. 3 (2015): 289–99. doi:10.1177/0269881114565144.

Brewer, Judson. *The Craving Mind: From Cigarettes to Smartphones to Love—Why We Get Hooked and How We Can Break Bad Habits.* New Haven, Conn.: Yale

University Press, 2017.

Buckner, Randy L., Jessica R. Andrews-Hanna, and Daniel L. Schacter. "The Brain's Default Network: Anatomy, Function, and Relevance to Disease." *Annals of the New York Academy of Sciences* 1124, no. 1 (2008): 1–38. doi:10.1196/annals.1440.011.

Carbonaro, Theresa M., Matthew P. Bradstreet, Frederick S. Barrett, Katherine A. MacLean, Robert Jesse, Matthew W. Johnson, and Roland R. Griffiths. "Survey Study of Challenging Experiences After Ingesting Psilocybin Mushrooms: Acute and Enduring Positive and Negative Consequences." *Journal of Psychopharmacology* 30, no. 12 (2016): 1268–78.

Carhart-Harris, Robin L., et al. "Neural Correlates of the Psychedelic State as Determined by fMRI Studies with Psilocybin." *Proceedings of the National Academy of Sciences of the United States of America* 109, no. 6 (2012): 2138–43. doi:10.1073/pnas.1119598109.

———. "Psilocybin with Psychological Support for Treatment-Resistant Depression: An Open-Label Feasibility Study." *Lancet Psychiatry* 3, no. 7 (2016): 619–27. doi:10.1016/S2215-0366(16)30065-7.

Carhart-Harris, Robin L., Mendel Kaelen, and David J. Nutt. "How Do Hallucinogens Work on the Brain?" *Psychologist* 27, no. 9 (2014): 662–65.

Carhart-Harris, Robin L., Robert Leech, Peter J. Hellyer, Murray Shanahan, Amanda Feilding, Enzo Tagliazucchi, Dante R. Chialvo, and David Nutt. "The Entropic Brain: A Theory of Conscious States Informed by Neuroimaging Research with Psychedelic Drugs." *Frontiers in Human Neuroscience* 8 (Feb. 2014): 20. doi:10.3389/fnhum.2014.00020.

Cohen, Maimon M., Kurt Hirschhorn, and William A. Frosch. "In Vivo and In Vitro Chromosomal Damage Induced by LSD-25." *New England Journal of*

Medicine 277, no. 20 (1967): 1043–49. doi:10.1056/NEJM197107222850421.

Cohen, Sidney. *The Beyond Within: The LSD Story*. New York: Atheneum, 1964.

———. "A Classification of LSD Complications." *Psychosomatics* 7, no. 3 (1966): 182–86.

———. "LSD and the Anguish of Dying." *Harper's Magazine,* Sept. 1965, 69–78.

———. "Lysergic Acid Diethylamide: Side Effects and Complications." *Journal of Nervous and Mental Disease* 130, no. 1 (1960): 30–40.

Cohen, Sidney, and Keith S. Ditman. "Complications Associated with Lysergic Acid Diethylamide (LSD-25)." *Journal of the American Medical Association* 181, no. 2 (1962): 161–62.

———. "Prolonged Adverse Reactions to Lysergic Acid Diethylamide." *Archives of General Psychiatry* 8, no. 5 (1963): 475–80.

Cole, Jonathan O., and Martin M. Katz. "The Psychotomimetic Drugs: An Overview." *Journal of the American Medical Association* 187, no. 10 (1964): 758–61.

Davis, Wade. *One River: Explorations and Discoveries in the Amazon Rain Forest*. New York: Simon & Schuster, 1996.

Doblin, Rick. "Dr. Leary's Concord Prison Experiment: A 34-Year Follow-Up Study." *Journal of Psychoactive Drugs* 30, no. 4 (1998): 419–26. doi:10.1080/02791072.1998.10399715.

———. "Pahnke's 'Good Friday Experiment': A Long-Term Follow-Up and Methodological Critique." *Journal of Transpersonal Psychology* 23, no. 1 (1991): 1–28. doi:10.1177/0269881108094300.

Dyck, Erika. *Psychedelic Psychiatry: LSD from Clinic to Campus*. Baltimore: Johns Hopkins University Press, 2008.

Dyer, Adrian G., Jair E. Garcia, Mani Shrestha, and Klaus Lunau. "Seeing in

Colour: A Hundred Years of Studies on Bee Vision Since the Work of the Nobel Laureate Karl von Frisch." *Proceedings of the Royal Society of Victoria* 127 (July 2015): 66–72. doi:10.1071/RS15006.

Eisner, Betty Grover. "Remembrances of LSD Therapy Past." 2002. http://www.maps.org/images/pdf/books/remembrances.pdf.

Emerson, Ralph Waldo. *Nature*. Boston: James Munroe, 1836.

Epstein, Mark. *Thoughts Without a Thinker: Psychotherapy from a Buddhist Perspective*. New York: Basic Books, 1995.

Estrada, Alvaro. *María Sabina: Her Life and Chants*. Santa Barbara, Calif.: Ross-Erikson, 1981.

Fadiman, James. *The Psychedelic Explorer's Guide*: *Safe, Therapeutic and Sacred Journeys*. Rochester, Vt.: Park Street Press, 2011.

Fahey, Todd Brendan. "The Original Captain Trips." *High Times,* Nov. 1991.

Frank, Adam. "Minding Matter." *Aeon,* March 2017.

Freud, Sigmund. *Civilization and Its Discontents*. New York: Norton, 1961.

Goldsmith, Neal. "A Conversation with George Greer and Myron Stolaroff." 2013. https://erowid.org/culture/characters/stolaroff_myron/stolaroff_myron_interview1.shtml.

Gonzales v. O Centro Espirita Beneficente Uniao do Vegetal, 546 U.S. 418 (2006).

Gopnik, Alison. *The Philosophical Baby: What Children's Minds Tell Us About Truth, Love, and the Meaning of Life*. New York: Farrar, Straus and Giroux, 2009.

Greenfield, Robert. *Timothy Leary: A Biography*. Orlando, Fla.: Harcourt, 2006.

Griffiths, R. R., W. A. Richards, U. McCann, and R. Jesse. "Psilocybin Can Occasion Mystical-Type Experiences Having Substantial and Sustained Personal Meaning and Spiritual Significance." *Psychopharmacology* 187, no. 3

(2006): 268–83. doi:10.1007/s00213-006-0457-5.

Grinker, Roy R. "Bootlegged Ecstasy." *Journal of the American Medical Association* 187, no. 10 (1964): 768.

———. "Lysergic Acid Diethylamide." *Archives of General Psychiatry* 8, no. 5 (1963): 425. doi:10.1056/NEJM196802222780806.

Grinspoon, Lester, and James B. Bakalar. *Psychedelic Drugs Reconsidered.* New York: Basic Books, 1979.

Grob, Charles S. "Psychiatric Research with Hallucinogens: What Have We Learned?" *Yearbook for Ethnomedicine and the Study of Consciousness,* no. 3 (1994): 91–112.

Grob, Charles S., Anthony P. Bossis, and Roland R. Griffiths. "Use of the Classic Hallucinogen Psilocybin for Treatment of Existential Distress Associated with Cancer." In *Psychological Aspects of Cancer: A Guide to Emotional and Psychological Consequences of Cancer, Their Causes and Their Management,* edited by Brian I. Carr and Jennifer Steel, 291–308. New York: Springer, 2013. doi:10.1007/978-1-4614-4866-2.

Grob, Charles S., Alicia L. Danforth, Gurpreet S. Chopra, Marycie Hagerty, Charles R. McKay, Adam L. Halberstadt, and George R. Greer. "Pilot Study of Psilocybin Treatment for Anxiety in Patients with Advanced-Stage Cancer." *Archives of General Psychiatry* 68, no. 1 (2011): 71–8. doi:10.1001/archgenpsychiatry.2010.116.

Grof, Stanislav. *LSD: Doorway to the Numinous: The Groundbreaking Psychedelic Research into Realms of the Human Unconscious*. Rochester, Vt.: Park Street Press, 2009.

Hertzberg, Hendrik. "Moon Shots (3 of 3): Lunar Epiphanies." *New Yorker,* Aug. 2008.

Hoffman, Jan. "A Dose of a Hallucinogen from a 'Magic Mushroom,' and Then Lasting Peace." *New York Times,* Dec. 1, 2016.

Hofmann, Albert. *LSD, My Problem Child.* Santa Cruz, Calif.: Multidisciplinary Association for Psychedelic Studies, 2009.

Huxley, Aldous. *The Doors of Perception, and Heaven and Hell*. New York: Harper & Row, 1963.

———. *Moksha: Writings on Psychedelics and the Visionary Experience (1931–1963)*. Edited by Michael Horowitz and Cynthia Palmer. New York: Stonehill, 1977.

———. *The Perennial Philosophy*. London: Chatto & Windus, 1947. doi:10.1017/S0031819100023330.

Isaacson, Walter. *Steve Jobs*. New York: Simon & Schuster, 2011.

James, William. *The Varieties of Religious Experience*. EBook. Project Gutenberg, 2014.

Johansen, Pal-Orjan, and Teri Suzanne Krebs. "Psychedelics Not Linked to Mental Health Problems or Suicidal Behavior: A Population Study." *Journal of Psychopharmacology* 29, no. 3 (2015): 270–79. doi:10.1177/0269881114568039.

Johnson, Matthew W., Albert Garcia-Romeu, Mary P. Cosimano, and Roland R. Griffiths. "Pilot Study of the 5-HT2AR Agonist Psilocybin in the Treatment of Tobacco Addiction." *Journal of Psychopharmacology* 28, no. 11 (2014): 983–92. doi:10.1177/0269881114548296.

Kaelen, Mendel. "The Psychological and Human Brain Effects of Music in Combination with Psychedelic Drugs." PhD diss., Imperial College London, 2017.

Kessler, David A. *Capture: Unraveling the Mystery of Mental Suffering*. New York:

Harper Wave, 2016.

Killingsworth, Matthew A., and Daniel T. Gilbert. "A Wandering Mind Is an Unhappy Mind." *Science* 330, no. 6006 (2010): 932. doi:10.1126/science.1192439.

Kleber, Herbert D. "Commentary On: Psilocybin Can Occasion Mystical-Type Experiences Having Substantial and Sustained Personal Meaning and Spiritual Significance." *Psychopharmacology* 187 (2006): 291–92.

Krebs, Teri S., and Pal-Orjan Johansen. "Lysergic Acid Diethylamide (LSD) for Alcoholism: Meta-analysis of Randomized Controlled Trials." *Journal of Psychopharmacology* 26, no. 7 (2012): 994–1002. doi:10.1177/0269881112439253.

Kupferschmidt, Kai. "High Hopes." *Science* 345, no. 6192 (2014).

Langlitz, Nicolas. *Neuropsychedelia: The Revival of Hallucinogen Research Since the Decade of the Brain*. Berkeley: University of California Press, 2013.

Lattin, Don. *The Harvard Psychedelic Club: How Timothy Leary, Ram Dass, Huston Smith, and Andrew Weil Killed the Fifties and Ushered in a New Age for America*. New York: HarperCollins, 2010.

Leary, Timothy. *Flashbacks: A Personal and Cultural History of an Era: An Autobiography*. New York: G. P. Putnam's Sons, 1990.

———. *High Priest*. Berkeley, Calif.: Ronin, 1995.

Leary, Timothy, and Richard Alpert. "Letter from Alpert, Leary." *Harvard Crimson,* 1962.

Leary, Timothy, and James Penner. *Timothy Leary, The Harvard Years: Early Writings on LSD and Psilocybin with Richard Alpert, Huston Smith, Ralph Metzler, and Others*. Rochester, Vt.: Park Street Press, 2014.

Leary, Timothy, Robert Anton Wilson, George A. Koopman, and Daniel Gilbertson.

Neuropolitics: The Sociobiology of Human Metamorphosis. Los Angeles: Starseed/Peace Press, 1977.

Lee, Martin A., and Bruce Shlain. *Acid Dreams: The Complete Social History of LSD: The CIA, the Sixties, and Beyond*. New York: Grove Press, 1992.

Lieberman, Jeffrey A. *Shrinks: The Untold Story of Psychiatry.* New York: Little, Brown, 2015.

Lucas, Christopher G., Sophie Bridgers, Thomas L. Griffiths, and Alison Gopnik. "When Children Are Better (or at Least More Open-Minded) Learners Than Adults: Developmental Differences in Learning the Forms of Causal Relationships." *Cognition* 131, no. 2 (2014): 284–99. doi:10.1016/j.cognition.2013.12.010.

MacLean, Katherine A., Matthew W. Johnson, and Roland R. Griffiths. "Mystical Experiences Occasioned by the Hallucinogen Psilocybin Lead to Increases in the Personality Domain of Openness." *Journal of Psychopharmacology* 25, no. 11 (2011):1453–61. doi:10.1177/0269881111420188.

McHugh, Paul. Review of *The Harvard Psychedelic Club,* by Don Lattin. *Commentary,* April 2010.

McKenna, Terence. *Food of the Gods: The Search for the Original Tree of Knowledge*. New York: Bantam Books, 1992.

Markoff, John. *What the Dormouse Said: How the Sixties Counterculture Shaped the Personal Computer Industry*. New York: Penguin, 2005.

Moore, Gerald, and Larry Schiller. "The Exploding Threat of the Mind Drug That Got out of Control." *Life,* March 25, 1966.

Moreno, Francisco A., Christopher B. Wiegand, E. Keolani Taitano, and Pedro L. Delgado. "Safety, Tolerability, and Efficacy of Psilocybin in 9 Patients with Obsessive-Compulsive Disorder." *Journal of Clinical Psychiatry* 67, no. 11

(2006): 1735–40. doi:10.4088/JCP.v67n1110.

Nagel, Thomas. "What Is It Like to Be a Bat?" *Philosophical Review* 83, no. 4 (1974): 435–50. doi:10.2307/2183914.

Nichols, David E. "Commentary On: Psilocybin Can Occasion Mystical-Type Experiences Having Substantial and Sustained Personal Meaning and Spiritual Significance." *Psychopharmacology* 187, no. 3 (2006): 284–86. doi:10.1007/s00213-006-0457-5.

———. "LSD: Cultural Revolution and Medical Advances." *Chemistry World* 3, no. 1(2006): 30–34.

———. "Psychedelics." *Pharmacological Reviews* 68, no. 2 (2016): 264–355.

Nour, Matthew M., Lisa Evans, and Robin L. Carhar-Harris. "Psychedelics, Personality and Political Perspectives." *Journal of Psychoactive Drugs* (2017): 1–10.

Novak, Steven J. "LSD Before Leary: Sidney Cohen's Critique of 1950s Psychedelic Drug Research." *History of Science Society* 88, no. 1 (1997): 87–110.

Nutt, David. "A Brave New World for Psychology?" *Psychologist* 27, no. 9 (2014): 658–60. doi:10.1097/NMD.0000000000000113.

———. *Drugs Without the Hot Air: Minimising the Harms of Legal and Illegal Drugs.* Cambridge, England: UIT Cambridge, 2012.

Osmond, Humphry. "On Being Mad." *Saskatchewan Psychiatric Services Journal* 1, no. 2 (1952).

———. "A Review of the Clinical Effects of Psychotomimetic Agents." *Annals of the New York Academy of Sciences* 66, no. 1 (1957): 418–34.

Pahnke, Walter, "The Psychedelic Mystical Experience in the Human Encounter with Death." *Harvard Theological Review* 62, no. 1 (1969): 1–22.

"Pass It On": The Story of Bill Wilson and How the A.A. Message Reached the World. New York: Alcoholics Anonymous World Services, 1984.

Petri, G., P. Expert, F. Turkheimer, R. Carhart-Harris, D. Nutt, P. J. Hellyer, and F. Vaccarino. "Homological Scaffolds of Brain Functional Networks." *Journal of the Royal Society Interface* 11, no. 101 (2014).

Piff, Paul K., Pia Dietze, Matthew Feinberg, Daniel M. Stancato, and Dacher Keltner. "Awe, the Small Self, and Prosocial Behavior." *Journal of Personality and Social Psychology* 108, no. 6 (2015): 883–99. doi:10.1037/pspi0000018.

Pollan, Michael. "The Trip Treatment." *New Yorker,* Feb. 9, 2015.

Preller, Katrin H., Marcus Herdener, Thomas Pokorny, Amanda Planzer, Rainer Krahenmann, Philipp Stampfli, Matthias E. Liechti, Erich Seifritz, and Franz X. Vollenweider. "The Fabric of Meaning and Subjective Effects in LSD-induced States Depend on Serotonin 2A Receptor Activation." *Current Biology* 27, no. 3 (2017): 451–57.

Presti, David, and Jerome Beck. "Strychnine and Other Enduring Myths: Expert and User Folklore Surrounding LSD." In *Psychoactive Sacramentals: Essays on Entheogens and Religion,* edited by Thomas B. Roberts, 125–35. San Francisco: Council on Spiritual Practices, 2001.

Raichle, Marcus E. "The Brain's Dark Energy." *Scientific American* 302, no. 3 (2010): 44–49. doi:10.1038/scientificamerican0310-44.

Raichle, Marcus E., Ann Mary MacLeod, Abraham Z. Snyder, William J. Powers, Debra A. Gusnard, and Gordon L. Shulman. "A Default Mode of Brain Function." *Proceedings of the National Academy of Sciences* 98, no. 2 (2001): 676–82. doi:10.1073/pnas.98.2.676.

R.C. "B.C.'s Acid Flashback." *Vancouver Sun,* Dec. 8, 2001.

Richards, William, Stanislav Grof, Louis Goodman, and Albert Kurland. "LSD-

Assisted Psychotherapy and the Human Encounter with Death." *Journal of Transpersonal Psychology* 4, no. 2 (1972): 121–50.

Samorini, Giorgio. *Animals and Psychedelics: The Natural World and the Instinct to Alter Consciousness*. Rochester, Vt.: Park Street Press, 2002.

Schuster, Charles R. "Commentary On: Psilocybin Can Occasion Mystical-Type Experiences Having Substantial and Sustained Personal Meaning and Spiritual Significance."*Psychopharmacology* 187, no. 3 (2006): 289–90. doi:10.1007/s00213-006-0457-5.

Schwartz, Casey. "Molly at the Marriott: Inside America's Premier Psychedelics Conference." *New York Times,* May 6, 2017.

Siff, Stephen. *Acid Hype: American News Media and the Psychedelic Experience*. Urbana: University of Illinois Press, 2015.

Simard, Suzanne W., David A. Perry, Melanie D. Jones, David D. Myrold, Daniel M. Durall, and Randy Molina. "Net Transfer of Carbon Between Ectomycorrhizal Tree Species in the Field." *Nature* 388 (1997): 579–82.

Smith, Huston. *Cleansing the Doors of Perception*: *The Religious Significance of Entheogenic Plants and Chemicals*. New York: Jeremy P. Tarcher/Putnam, 2000.

———. *The Huston Smith Reader*. Edited by Jeffery Paine. Berkeley: University of California Press, 2012.

Smith, Robert Ellis. "Psychologists Disagree on Psilocybin Research." *Harvard Crimson,* March 15, 1962.

Solomon, Andrew. *The Noonday Demon: An Atlas of Depression*. New York: Scribner, 2015.

Srinivasan, Mandyam V. "Honey Bees as a Model for Vision, Perception, and Cognition." *Annual Review of Entomology* 55, no. 1 (2010): 267–84.

doi:10.1146/annurev.ento.010908.164537.

Stamets, Paul. *Psilocybin Mushrooms of the World.* Berkeley, Calif.: Ten Speed Press, 1996.

Stevens, Jay. *Storming Heaven: LSD and the American Dream*. New York: Grove Press, 1987.

Stolaroff, Myron J. *The Secret Chief Revealed.* Sarasota, Fla.: Multidisciplinary Association for Psychedelic Studies, 2004.

Strauss, Neil. *Everyone Loves You When You're Dead: Journeys into Fame and Madness*. E-Book, 2011.

Sullivan, Walter. "The Einstein Papers. A Man of Many Parts," *New York Times,* March 29, 1972.

Sutton, Gregory P., Dominic Clarke, Erica L. Morley, and Daniel Robert. "Mechanosensory Hairs in Bumblebees (*Bombus terrestris*) Detect Weak Electric Fields." *Proceedings of the National Academy of Sciences* 113, no. 26 (2016): 7261–65. doi:10.1073/pnas.1601624113.

Tennyson, Alfred. "Luminous Sleep." *The Spectator*, Aug. 1, 1903.

Tierney, John. "Hallucinogens Have Doctors Tuning In Again." *New York Times,* April 12, 2010.

U.S. Congress Senate Subcommittee on Executive Reorganization of the Committee on Government Operations: Hearing on the Organization and Coordination of Federal Drug Research and Regulatory Programs: LSD. 89th Cong., 2nd sess., May 24–26, 1966.

Vollenweider, Franz X., and Michael Kometer. "The Neurobiology of Psychedelic Drugs: Implications for the Treatment of Mood Disorders." *Nature Reviews Neuroscience* 11, no. 9 (2010): 642–51. doi:10.1038/nrn2884.

Vollenweider, Franz X., Margreet F. I. Vollenweider-Scherpenhuyzen, Andreas

Babler, Helen Vogel, and Daniel Hell. "Psilocybin Induces Schizophrenia-Like Psychosis in Humans via a Serotonin-2 Agonist Action." *NeuroReport* 9, no. 17 (1998): 3897–902. doi:10.1097/00001756-199812010-00024.

Wasson, R. Gordon. "Drugs: The Sacred Mushroom." *New York Times,* Sept. 26, 1970.

———. "Seeking the Magic Mushroom." *Life,* May 13, 1957, 100–120.

Wasson, R. Gordon, Albert Hofmann, and Carl A. P. Ruck. *The Road to Eleusis: Unveiling the Secret of the Mysteries*. Berkeley, Calif.: North Atlantic Books, 2008.

Wasson, Valentina Pavlovna, and R. Gordon Wasson. *Mushrooms, Russia, and History*. Vol. 2. New York: Pantheon Books, 1957.

Watts, Rosalind, Camilla Day, Jacob Krzanowski, David Nutt, and Robin Carhart-Harris. "Patients' Accounts of Increased 'Connectedness' and 'Acceptance' After Psilocybin for Treatment-Resistant Depression." *Journal of Humanistic Psychology* 57, no. 5 (2017): 520–64. doi:10.1177/0022167817709585.

Weil, Andrew T. "The Strange Case of the Harvard Drug Scandal." *Look,* Nov. 1963.

Whitman, Walt. *Leaves of Grass: The First (1855) Edition*. New York: Penguin, 1986.

Wit, Harriet de. "Towards a Science of Spiritual Experience." *Psychopharmacology* 187, no. 3 (2006): 267. doi:10.1007/s00213-006-0462-8.

Wulf, Andrea. *The Invention of Nature: Alexander von Humboldt's New World*. New York: Alfred A. Knopf, 2015.